疾病の成り立ちと回復の促進❾ 疾病と治療6
内分泌／栄養・代謝

メヂカルフレンド社

まえがき

『疾病と治療』の目的

　教科書シリーズ「新体系看護学全書」の中の一角を占めることになった『疾病と治療』全10巻は，看護に必要な疾病と治療についての最新の知識を系統臓器別にまとめて，看護学生用の教材としたものである。看護基礎教育の位置づけで言えば，専門基礎分野の一つ「疾病の成り立ちと回復の促進」に含まれる。

なぜ疾病と治療を学ぶのか？

　医療者が相手にするのは，心をもち社会活動を行う多面的で複雑で興味尽きない「人間」であるが，人が医療の対象になるのは，主として身体に健康問題を生じたときである。

　人間の活動は，精神活動も社会活動もすべて身体を基礎としており，解剖生理学で学ぶ様々な身体の機能がなければ，いかなる活動も成り立たない。それだけに，疾病により身体の機能に異常が生じることは人間の生活に深刻な影響を及ぼす。そのような状態の人々が患者と呼ばれ，医療の対象となる。

　医療チームのメンバーは，医師，看護師，理学療法士など職種によって患者を見る角度は異なるが，共通して目指すのは，患者の希望に沿って，病気を治し，社会復帰を支援することである。

　疾病の治療という共通の目的のために最も重要なものが，「人体の構造と機能」についての理解と，その異常の理解，さらにその異常を克服して生命を維持し，生活を続けることを可能にするために，科学と試行錯誤によって人類が積み上げてきた，そして今も日進月歩で進歩している治療方法についての知識である。

　看護師は患者を「全人的にみる」職種であり，疾病と治療だけに目を向けるものではないが，疾病と治療についての知識は必須である。看護師が行う患者の療養上の世話，回復過程や異常の有無の観察，機能低下の予防，急変時の対応など多くの場面で，どのような行為，どのような見方が正しいのかを考える際に，人体，疾病，治療についての医学的知識こそが，確実な根拠を与え，看護師を助けるのである。

　このように人体，疾病，治療についての知識は，医療チームが共通の目的を果たすために共有していなければならない知識，いわば共通言語であるとともに，看護師が独自の業務を行っていくうえでも必要な知識なのである。

編集方針

　『疾病と治療』全10巻の編集において私たちが最も重要だと考えたのは，レベル感をどこに置くかであった。看護師に疾病と治療についての知識が必要な理由は述べたとおりであるが，ではどのレベルの医学的知識が看護師に求められるのか。

それは医療現場の変化とともに変化してきている。

　近年，看護師の活躍の場は多様化し，その役割は顕著に拡大し，これに伴い求められる知識・技能も高度専門的なものになってきた。特定行為研修が制度化されたこともその一環であり，この傾向はさらに強まっていくものと予想される。このような時代の看護基礎教育の教材に必要なことは，卒業後もさらにその上に積み上げていけるだけの，しっかりした基礎を据えることだけでなく，記述内容も臨床での傾向に合わせレベルアップすることである。そのため，卒業後のレファレンスとしての使用にもある程度耐えるレベル感を目指すこととした。

　なお，学生の一つの指針となるよう，また教育にあたる医師講師の便宜ともなるよう，各章末に当該章で学んだ事項がどのように看護師国家試験に出題されているかの実例を示すこととした。これは看護師として備えるべき最低限のレベルを示すものであり，その意味で参照されたい。

『疾病と治療』の構成
　『疾病と治療』各巻（各診療科）の基本的な構成は下記のとおりとした。また，診療科によっては，その特性に合わせて理解しやすい構成とした。

第1章＝当該系統臓器の構造と機能のおさらいである。もちろんただのおさらいでなく，スムーズに以下の章の学習ができるよう，また以下の章の学習から戻って参照できるよう，根拠とつながりを意識してまとめた。

第2章＝その症状が起こるメカニズムに焦点を当て当該疾患群の症状をまとめた。メカニズムを理解することは，看護を考えるうえでも大切である。

第3章＝当該疾患群に関する今日の診断と治療についての共通事項をまとめた。

第4章＝主な疾患の病態・診断・治療などについてまとめた。看護師国家試験出題基準で特に名指しされている疾患については，その疾患の記述箇所の冒頭で「疾患Digest」と称する要点まとめを掲載したので，お役立ていただきたい。

＊＊＊

　看護師として学ぶべきことは多い。求められる事項を求められるレベルで身につけることは，相応に困難を伴うであろう。しかし，困難の大きい学びは見返りも大きい。学んだ知識は必ずや，医療チームの一員としての活動の基礎として生き続けるはずである。本書『疾病と治療』が，そのための学習の一助になれば幸いである。

2018年11月
編者ら

執筆者一覧

内分泌

編集

竹内　靖博	虎の門病院内分泌センターセンター長

執筆（執筆順）

竹内　靖博	虎の門病院内分泌センターセンター長
辰島　啓太	虎の門病院内分泌代謝科
伊藤　純子	虎の門病院小児科部長
永井　まり子	虎の門病院内分泌代謝科
川端　英孝	虎の門病院乳腺・内分泌外科部長
栗川　美智子	虎の門病院乳腺・内分泌外科
山田　正三	東京脳神経センター病院間脳下垂体センターセンター長
三浦　大周	赤坂三浦クリニック院長，虎の門病院乳腺・内分泌外科
岡根谷　利一	虎の門病院泌尿器科部長
竹下　彰	虎の門病院内分泌代謝科医長
宮川　めぐみ	宮川病院内科

栄養・代謝

編集

森　保道	虎の門病院内分泌代謝科部長

執筆（執筆順）

大久保　実	虎の門病院内分泌代謝科医長
森　保道	虎の門病院内分泌代謝科部長
小田原　雅人	東京医科大学糖尿病・代謝・内分泌・リウマチ・膠原病内科学分野主任教授

目次

▶ 内分泌

第1章 内分泌器官の構造と機能
竹内靖博 003

I 内分泌器官の構造と機能 004
- **A** 視床下部・下垂体の構造と機能 004
  1. 視床下部・下垂体の構造 004
  2. TSH-甲状腺ホルモン系 006
  3. ACTH-コルチゾル系 006
  4. GH-IGF-1（ソマトメジンC）系 006
  5. ゴナドトロピン-性腺ホルモン系 008
  6. プロラクチン 009
  7. バソプレシン（ADH系） 009
  8. オキシトシン 009
- **B** 甲状腺の構造と機能 010
- **C** 副甲状腺（上皮小体）の構造と機能 011
- **D** 副腎皮質・髄質の構造と機能 013
- **E** 消化管ホルモン分泌組織の構造と機能 017
- **F** 性腺の構造と機能 018
- **G** 乳腺の構造と機能 019

II ホルモンの種類とホルモンによる生体調節のしくみ 020
- **A** ホルモンの種類 020
  1. ペプチドホルモン 020
  2. アミンホルモン 022
  3. ステロイドホルモン 022
- **B** ホルモンによる生体調節のしくみ 023
  1. 負のフィードバック 023
  2. 正のフィードバック 024
  3. 細胞膜受容体を介したホルモン作用 025
  4. 細胞内受容体を介したホルモン作用 026

第2章 内分泌疾患の症状と病態生理 029

I 体重変化
辰島啓太 030
- **A** 肥満 030
  1. 定義 030
  2. 病態生理 030
  3. 原因疾患 030
  4. 分類・程度 031
  5. 治療・対処法 031
- **B** るいそう 032
  1. 定義 032
  2. 病態生理 032
  3. 原因疾患 033
  4. 分類・程度 033
  5. 治療・対処法 033

II 身長の異常
伊藤純子 034
- **A** 高身長 034
  1. 定義 034
  2. 病態生理 034
  3. 原因疾患 035
  4. 分類・程度 035
  5. 治療・対処法 035
- **B** 低身長 036
  1. 定義 036
  2. 病態生理 037
  3. 原因疾患 037
  4. 分類・程度 038
  5. 治療・対処法 038

III 体毛の異常
辰島啓太 039
- **A** 多毛 039
  1. 定義 039
  2. 病態生理 039
  3. 原因疾患 039
  4. 分類・程度 039
  5. 治療・対処法 039
- **B** 脱毛 040
  1. 定義 040
  2. 病態生理 040
  3. 原因疾患 040
  4. 分類・程度 040
  5. 治療・対処法 040
- **C** 男性化徴候 041
  1. 定義 041
  2. 原因疾患 041
  3. 病態生理 041
  4. 治療・対処法 043

IV 容貌変化 　　　　　　　　　永井まり子 043
- **A** 骨格異常　043
- **B** 眼の異常　045
  1. 甲状腺眼症（バセドウ眼症）　045
  2. 下垂体腫瘍と眼の異常　046
- **C** 甲状腺腫大　046
  1. 定義　046
  2. 原因・分類　047
  3. 甲状腺腫大を伴う疾患　047

V 乳腺の異常 　　　　　川端英孝, 栗川美智子 047
- **A** 女性化乳房症　047
  1. 定義　047
  2. 病態生理　047
  3. 原因疾患　047
  4. 診断および治療・対処法　049
- **B** 乳汁漏出症　050
  1. 定義　050
  2. 病態生理　050
  3. 原因疾患　050
  4. 治療・対処法　050

VI リンパ浮腫 　　　　　川端英孝, 栗川美智子 051
  1. 定義　051
  2. 病態生理　051
  3. 原因疾患　052
  4. 程度・分類　052
  5. 治療・対処法　052

VII そのほかの症状 　　　　　　　辰島啓太 054
- **A** 神経・筋症状　054
- **B** 消化器症状　056
- **C** 循環器症状　057
- **D** 皮膚の変化　059
- **E** 無月経　059

第3章 内分泌疾患にかかわる診察・検査・治療 063

I 内分泌疾患にかかわる診察 　　　　　竹内靖博 064
- **A** 問診　064
  1. 主訴　064
  2. 現病歴　065
  3. 家族歴　066
  4. 社会歴　066
- **B** 身体所見　067
  1. 視診　067
  2. 触診　067
  3. 打診　068
  4. 聴診　068

II 内分泌疾患にかかわる検査 069
- **A** 内分泌機能検査 　　　　　　　竹内靖博 069
  1. ホルモンの血中・尿中濃度測定検査　069
  2. ホルモン分泌基礎値　070
  3. ホルモン負荷試験　070
  4. 画像検査（超音波検査, CT検査, MRI検査, 核医学検査）　072
- **B** 乳がんの検査 　　　　川端英孝, 栗川美智子 073
  1. 乳房超音波検査　073
  2. マンモグラフィ　074
  3. 細胞診・組織診検査　075

III 内分泌疾患にかかわる治療 077
- **A** 薬物療法 　　　　　　　　　　竹内靖博 077
  1. ホルモン補充療法　077
  2. ホルモン分泌抑制療法　079
- **B** 手術療法　082
  1. 下垂体手術 　　　　　　　　山田正三 082
  2. 甲状腺手術 　　　　　　　　三浦大周 084
  3. 副甲状腺（上皮小体）手術　087
  4. 副腎手術 　　　　　　　岡根谷利一 088
  5. 乳腺手術 　　　　川端英孝, 栗川美智子 089

第4章 内分泌疾患と診療 093

I 間脳・下垂体疾患 　　　　　　　竹下彰 094
- **A** 視床下部・下垂体前葉疾患 Digest　094
  1. 先端巨大症　096
  2. クッシング症候群とクッシング病（ACTH産生下垂体腫瘍）　098

    3 プロラクチノーマ
      (プロラクチン産生下垂体腫瘍) 101
    4 甲状腺刺激ホルモン(TSH)産生下垂体腫瘍 102
    5 非機能性下垂体腫瘍 102
    6 下垂体前葉機能低下症 102
  B 視床下部・下垂体後葉疾患 104
    1 尿崩症 104
    2 ADH不適合分泌症候群 106

II 甲状腺疾患　　宮川めぐみ 108
  A 甲状腺機能障害 108
    1 甲状腺機能亢進症(バセドウ病) Digest 108
    2 甲状腺機能低下症(クレチン症) Digest 112
  B 甲状腺の炎症 115
    1 慢性甲状腺炎(橋本病) Digest 115
    2 無痛性甲状腺炎 117
    3 亜急性甲状腺炎 119
  C 甲状腺腫瘍 121
    1 良性腫瘍 121
    2 悪性腫瘍 Digest 123
    3 甲状腺手術後の合併症と管理 125

III 副甲状腺(上皮小体)疾患　　竹内靖博 126
    1 原発性副甲状腺(上皮小体)機能亢進症 126
    2 続発性副甲状腺(上皮小体)機能亢進症 127
    3 副甲状腺(上皮小体)機能低下症 128
    4 悪性腫瘍による高カルシウム血症 129

IV 副腎皮質・髄質疾患　　辰島啓太 130
  A 副腎皮質機能障害 130
    1 クッシング症候群 130
    2 アルドステロン症 131
    3 慢性副腎不全(アジソン病) 132
    4 急性副腎不全(副腎クリーゼ) 133
  B 副腎髄質機能障害 133
    1 褐色細胞腫 133

V 消化管ホルモンの疾患　　辰島啓太 134
    1 インスリノーマ 134
    2 ガストリノーマ 134
    3 VIP産生腫瘍(WDHA症候群) 135
    4 グルカゴノーマ 135
    5 ソマトスタチノーマ 135

VI 多発性内分泌腫瘍症　　竹内靖博 136
    1 MEN1型 136
    2 MEN2型 137

VII 性腺疾患　　永井まり子 137
  A 男性性腺機能低下症 138
  B 女性性腺機能低下症 138

VIII 内分泌疾患の救急治療　　辰島啓太 140
    1 甲状腺クリーゼ 140
    2 粘液水腫性昏睡 140
    3 高カルシウム血症クリーゼ 141
    4 副腎クリーゼ 141
    5 低ナトリウム血症による意識障害 142

IX 乳腺疾患　　川端英孝, 栗川美智子 142
  A 炎症 142
    1 急性乳腺炎 142
    2 慢性乳腺炎 142
    3 乳輪下膿瘍 143
    4 肉芽腫性乳腺炎 143
  B 乳がん Digest 143
  C 乳腺良性腫瘍 151
    1 乳腺線維腺腫 151
    2 葉状腫瘍 151
    3 乳管内乳頭腫 152
  D 乳腺良性腫瘍性疾患 152
    1 乳腺症 Digest 152
    2 乳瘤 153

栄養・代謝

第1章 栄養・代謝機能　157

I 栄養素とエネルギー　大久保実　158
1. 栄養素　158
2. エネルギー　160

II 糖代謝　森保道, 小田原雅人　161
1. 血糖値の調節　161
2. インスリンの分泌と作用　162
3. 消化管からのインクレチンと膵β細胞　162

III 脂質代謝　大久保実　163
1. リポたんぱく質と脂質　163
2. リポたんぱく質代謝　165
3. 細胞内での脂質代謝　167

IV 尿酸代謝　大久保実　167

第2章 栄養・代謝疾患の症候と病態生理　森保道, 小田原雅人　169

I 高血糖の病態生理と症候　170
- A 高血糖の病態生理　170
- B 高血糖の症候　170

II ケトーシスの病態生理と症候　172

III 低血糖の病態生理と症候　173

第3章 栄養・代謝疾患の検査　175

I 糖尿病にかかわる検査　森保道, 小田原雅人　176
1. 75g経口ブドウ糖負荷試験　176
2. ヘモグロビンA1c（HbA1c）　177
3. グリコアルブミン　177
4. 1,5-アンヒドログルシトール（1,5-AG）　177
5. 空腹時血中インスリン値, 空腹時血中Cペプチド値, 24時間尿中Cペプチド排泄量　177
6. インスリン抵抗性の指標　177

II そのほかの栄養・代謝疾患にかかわる検査　大久保実　178

第4章 栄養・代謝の疾患と診療　181

I 糖尿病　森保道, 小田原雅人　182
- A 糖尿病の定義・分類　182
  1. 定義　182
  2. 分類　182
- B 各病型における臨床像と病態生理　183
  1. 1型糖尿病　183
  2. 2型糖尿病　184
  3. その他の特定の機序, 疾患による糖尿病　186
  4. 妊娠糖尿病　189
  5. 境界型耐糖能障害　190
- C 糖尿病の病期　190
- D 急性合併症　190
  1. 糖尿病ケトアシドーシス　191
  2. 高浸透圧高血糖状態　194
  3. 感染症　195
- E 慢性合併症　195
  1. 糖尿病網膜症　196
  2. 糖尿病腎症　199
  3. 糖尿病神経障害　203
  4. 動脈硬化性疾患（冠動脈疾患, 脳血管障害, 下肢末梢動脈疾患）　205
  5. 糖尿病足病変（diabetic foot）　208
  6. 糖尿病による骨病変　208
  7. 手の病変　209
  8. 歯周病　209
  9. 認知症　210
- F 糖尿病の治療　210
  1. 目的　210
  2. 治療の指標　210
  3. 生活習慣の改善　212
  4. 肥満の是正　213
  5. 食事療法　213
  6. 運動療法　215
  7. 薬物療法（経口血糖降下薬）　215
  8. 薬物療法（インスリン療法）　220

- 9 薬物療法（GLP-1受容体作動薬） 222
- 10 糖尿病に合併した高血圧の治療 223
- 11 糖尿病に合併した脂質異常症の治療 223
- 12 糖尿病の薬物療法の注意すべき点（低血糖，シックデイと乳酸アシドーシス） 225
- 13 患者教育 228

II 肥満症　　大久保実　230

- A 肥満症の定義・分類 230
  - 1 肥満・過体重 230
  - 2 原因別にみた肥満の分類 230
  - 3 肥満の成因 232
- B 病態生理 235
- C 検査・診断 236
- D 治療 239

III メタボリックシンドローム　大久保実　241

- A 概念と診断基準 241
- B 病態と治療 243

IV 脂質異常症　大久保実　245

- A 脂質異常症の定義・分類 245
- B 病態生理 245
  - 1 原発性高リポたんぱく血症 245
  - 2 続発性高リポたんぱく血症 248
  - 3 低HDLコレステロール血症 249
- C 症状 249
- D 検査・診断 250
- E 治療 251
  - 1 治療の目的と脂質管理目標 251
  - 2 生活習慣の改善 252
  - 3 薬物療法 254
  - 4 LDLアフェレシス 255

V 痛風（尿酸代謝異常）　大久保実　256

- A 痛風の定義・分類 256
  - 1 高尿酸血症・痛風の定義 256
  - 2 高尿酸血症・痛風の分類 256
- B 病態生理 257
- C 症状 257
  - 1 痛風関節炎（痛風発作） 258
  - 2 痛風関節炎の誘因 259
- D 検査・診断 259
- E 治療 260
  - 1 治療目的と方法 260
  - 2 食事療法 260
  - 3 薬物療法 260
  - 4 患者教育 262

VI ビタミン欠乏症・過剰症　大久保実　263

- A 脂溶性ビタミン 264
- B 水溶性ビタミン 265

国家試験問題　解答・解説 270
略語一覧 274
索引 277

本書では，看護師国家試験出題基準に掲載されている疾患について，当該疾患の要点をまとめた Digest を掲載しました。予習時や試験前の復習などで要点を確認する際にご活用ください。

內分泌

内分泌

第1章

内分泌器官の構造と機能

この章では

- ホルモンの基本的な働きと内分泌のしくみをおさえる。
- 正のフィードバックと負のフィードバックを理解する。
- 視床下部・下垂体の構造と機能を理解する。
- 甲状腺,副甲状腺の構造と機能を理解する。
- 副腎皮質・髄質の構造と機能を理解する。
- 消化管ホルモン分泌組織の構造と機能を理解する。
- 性腺,乳腺の構造と機能を理解する。

I 内分泌器官の構造と機能

視床下部・下垂体の構造と機能

1. 視床下部・下垂体の構造

　生体の恒常性（ホメオスタシス）を維持するしくみとして，神経系と並んで内分泌系が重要な役割を担っている。両者が統合される領域が**視床下部**であり，神経系を介する情報と液性因子であるホルモンの情報が視床下部で集約され，必要なシグナルに変換される。視床下部から発信されるシグナルの一部は直接に下垂体に伝達され，甲状腺や副腎など末梢の内分泌腺を調節する種々のホルモンの合成と分泌が制御される。視床下部は間脳（第三脳室の下側壁）に存在し，多様な機能を有する神経核の集合体である（図 1-1，2）。

　下垂体は視床下部の下方に下垂体柄とよぶ索状の構造物で連結される組織である。下垂体柄には**下垂体門脈**と神経連絡路が含まれており，血流と視床下部に存在する神経の軸索を介して，視床下部からのシグナルが下垂体に伝達される（図 1-2）。

　下垂体は，ホルモン産生細胞からなる**前葉**と視床下部に存在する神経細胞の軸索終末で構成される**後葉**の2つの領域に分類される。下垂体前葉からは甲状腺刺激ホルモン（thyroid-stimulating hormone；TSH），副腎皮質刺激ホルモン（adrenocorticotropic hormone；ACTH），成長ホルモン（growth hormone；GH），ゴナドトロピン（gonadotropin），プロラクチン（prolactin；PRL）が分泌される。下垂体後葉からは抗利尿ホルモン（antidiuretic hormone；ADH）であるバソプレシン（vasopressin）とオキシトシン（oxytocin；OXY）が分泌される（図 1-2）。

　下垂体は甲状腺などと同様の内分泌腺の一つであり，解剖学的には骨構造であるトルコ鞍の内部に存在し，鞍隔膜とよぶ硬膜で脳と隔てられている。下垂体の上方で下垂体柄の前方に視（神経）交叉が位置するため，下垂体およびその近傍の疾患では視野・視力障害を認めることがある（図 1-1）。

　下垂体が位置するトルコ鞍の底面は**蝶形骨洞**と接している。下垂体腫瘍の外科的治療においては，経鼻的に蝶形骨洞を経て，トルコ鞍底から下垂体に到達する**経蝶形骨洞下垂体腫瘍摘除術**（ハーディ［Hardy］法の変法）が選択されることが多い。

　下垂体の機能は，視床下部の制御下に多くのホルモンを分泌することである。それらのホルモンは個別に，甲状腺・副腎・性腺（精巣と卵巣）という**末梢内分泌腺の機能調節**に関与している。また，成長と**糖代謝**や**乳汁分泌**あるいは腎臓における**水の再吸収**に関与するホルモンが下垂体から分泌される。

　視床下部には下垂体ホルモン分泌の調節以外に，①体温調節，②摂食調節，③飲水調

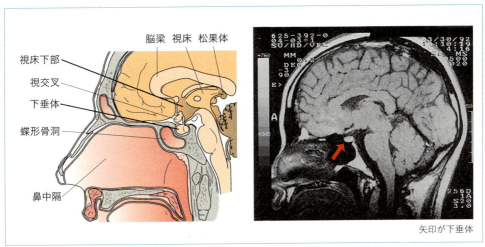

図1-1 下垂体の位置

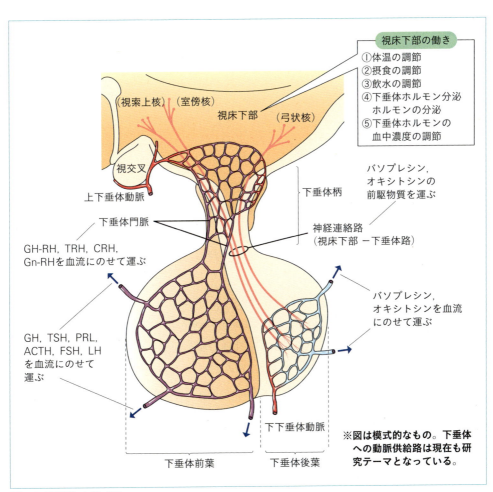

図1-2 下垂体の模式図

I 内分泌器官の構造と機能　　005

節，④睡眠調節，⑤性行動調節および⑥情動調節の役割があるとされている。これらの自律機能制御においても，神経系と内分泌系の情報が視床下部において統合されている。

2. TSH-甲状腺ホルモン系

下垂体前葉から分泌される **TSH** により甲状腺ホルモンの合成と分泌が促進される。甲状腺ホルモンは甲状腺濾胞細胞においてヨウ素を4個有する**サイロキシン**（thyroxine；T_4）として合成され，濾胞内に蓄積された後に，血中に分泌される（図1-3）。サイロキシンは脱ヨウ素化酵素によりトリヨードサイロニン（triiodothyronine；T_3）に変換されホルモン作用を発揮する。T_4とT_3を合わせて甲状腺ホルモンとよぶ。

血液中ではT_4とT_3のほとんどは甲状腺ホルモン結合たんぱく（サイロキシン結合グロブリン）（thyroxine binding globulin；TBG）と結合して存在しており，生物学的な活性を有する遊離T_4（free T_4；fT_4）と遊離T_3（free T_3；fT_3）は全体のごく一部である。fT_3とfT_4の血中濃度が上昇すると，中枢に作用して視床下部からの甲状腺刺激ホルモン放出ホルモン（thyrotropin-releasing hormone；**TRH**）の分泌が抑制される。TRHの減少は下垂体からのTSH分泌を阻害することにより，甲状腺におけるホルモン合成を抑制する。このように，下位のホルモンが上位のホルモンを抑制することで，下位ホルモンの血中濃度を一定に保つしくみは，負のフィードバック機構と総称される。これは，多くのホルモン分泌の制御機構として重要な役割を果たしている。

3. ACTH-コルチゾル系

下垂体前葉から分泌される **ACTH** は，副腎皮質ホルモンである**コルチゾル**の分泌を促進する。コルチゾルは血糖値や血圧の上昇作用のみならず水・電解質の調節作用を有し，生命維持に必須のホルモンである。また，コルチゾルは**ストレス応答性**のホルモンであり，発熱・外科的侵襲・感染・低血糖などのストレス時には，ACTHとコルチゾルの分泌が増加する。

コルチゾルの欠乏あるいは発熱や低血糖などのストレスが中枢で感知されると，**副腎皮質刺激ホルモン放出ホルモン**（corticotropin-releasing hormone；**CRH**）を含む複数のホルモンが視床下部から分泌され，下垂体からのACTH分泌を刺激する。

ACTHの分泌にはサーカディアンリズム（日内変動）の存在が知られており，早朝から起床時に分泌が高まり，その後はしだいに低下して深夜に最低となる。ACTH分泌の日内変動につれて，血中コルチゾル濃度も同様の変動を示す。

4. GH-IGF-1（ソマトメジンC）系

小児期におけるGHは，まさにからだの成長を促すホルモンである。GHの主要な作用は，**インスリン様成長因子1**（insulin-like growth factor 1；**IGF-1**）により発揮される。IGF-1は，GHの刺激により主に肝臓で合成・分泌されるホルモンであり，**ソマトメジン**

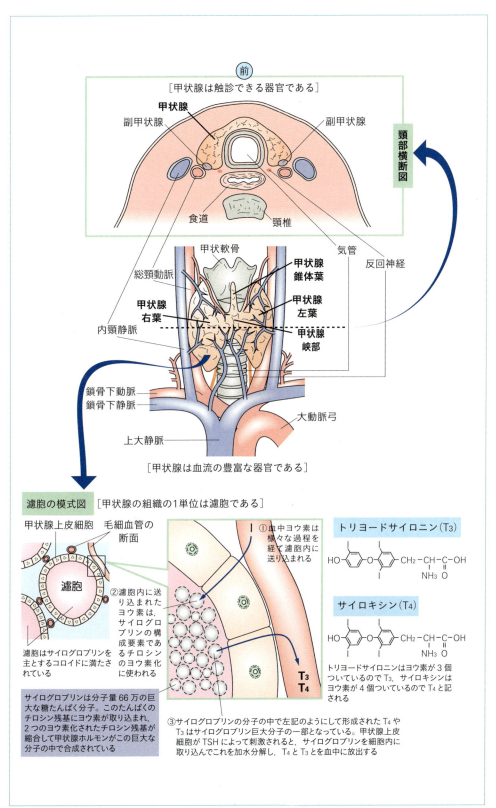

図1-3 甲状腺の構造と機能

Cとよばれることもある。

　成長期には，IGF-1が成長板の骨端軟骨の増殖と基質産生を促進することにより，身長の増加がもたらされる。成長後には血中GHとIGF-1濃度は低下するものの，生涯をとおして，糖代謝や骨代謝をはじめとした生体の代謝調節に重要な役割を果たす。

　GH分泌の調節は，**成長ホルモン放出ホルモン**（growth hormone-releasing hormone；**GH-RH**）を含む多くのホルモンで制御されている。GH分泌刺激としては，低血糖やアミノ酸のアルギニンなどが代表的なものである。胃から分泌されるグレリンは，GH分泌を促進する分子として発見されたホルモンである。

5. ゴナドトロピン–性腺ホルモン系

　下垂体から分泌される**性腺刺激ホルモン**（ゴナドトロピン）には**黄体形成ホルモン**（luteinizing hormone；**LH**）と**卵胞刺激ホルモン**（follicle-stimulating hormone；**FSH**）の2種類がある。いずれも，視床下部から分泌される**性腺刺激ホルモン放出ホルモン**（gonadotropin-releasing hormone；**Gn-RH**）により分泌が促進される。Gn-RHは**LHRH**（LH-releasing hormone）とよばれることもある。

　FSHは卵巣に作用して卵胞発育を促すと同時にエストロゲン分泌を刺激する。LHは排卵を促すとともに，排卵後の黄体形成を促進し，黄体ホルモン（progesterone）の分泌を維持する（図1-4）。

　FSHは精巣ではセルトリ細胞に作用して精子形成に重要な役割を果たしている。LHは精巣ではライディッヒ細胞に作用して，テストステロン分泌を促進する（図1-5）。

　性成熟期以降のヒトにおいて，ゴナドトロピンは，生殖と性ホルモンの分泌という2つの性腺機能の制御に関与している。妊孕性（妊娠する能力）を有する時期においては，両者は不可分であるが，閉経後のように妊孕性を喪失した場合においても，性ホルモンであ

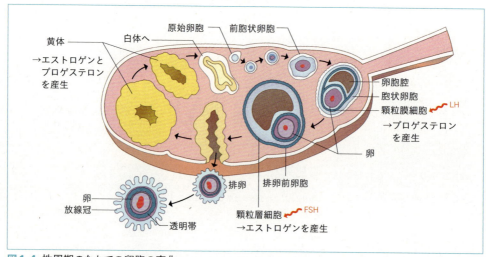

図1-4 性周期のなかでの卵胞の変化

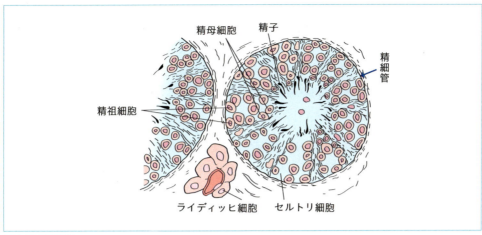

図 1-5 精細管

るエストロゲンやテストステロンは，骨代謝や脂質代謝などに重要な役割を果たす。また，テストステロンは筋肉のたんぱく合成を促進し，筋量の維持と増大に作用する。

6. プロラクチン

プロラクチン（**PRL**）は，出産後の授乳期において，乳腺上皮細胞に作用して**乳汁分泌**を促すホルモンである。また，ゴナドトロピンの分泌を抑制し，卵胞の発育と排卵およびエストロゲン分泌を妨げる。授乳期以外には，視床下部からのシグナルによりPRLの分泌は抑制されている。PRL分泌は**TRH**により刺激されることから，甲状腺機能低下症ではPRL分泌が上昇する。

7. バソプレシン（ADH系）

ADHであるバソプレシンは，下垂体後葉から分泌される（図1-2）。バソプレシンは視床下部の室傍核と視索上核の神経細胞で合成され，下垂体後葉に存在する神経終末まで輸送され貯蔵されている。バソプレシンは腎ネフロンの集合管に作用し，水チャネルであるアクアポリンによる水の再吸収を促進する。

通常の状態では，バソプレシン分泌は**血漿浸透圧**により調節されている。脱水などに伴う浸透圧の**上昇**によりバソプレシンの合成と分泌が刺激され，腎からの水の排泄が抑制される。出血などにより循環血漿量が著しく減少し，血圧が低下すると，やはりバソプレシン分泌が促進される。バソプレシンには血管収縮による**血圧上昇作用**があるため，血圧低下時には，水の排泄阻害により血漿浸透圧が低下することがあっても血圧維持が優先される。

8. オキシトシン

オキシトシン（**OXY**）は下垂体後葉から分泌されるホルモンであり，バソプレシンと同様に視床下部の室傍核と視索上核における神経細胞で合成される（図1-2）。OXYは，分娩

時の子宮平滑筋収縮に関与するホルモンである。授乳時には乳腺の平滑筋を収縮させ，乳汁分泌を促進する。

B 甲状腺の構造と機能

❶ 甲状腺の構造

　甲状腺は前頸部で気管の前面に接して存在する。気管の輪状軟骨のやや下方に甲状腺峡部が存在し，同部位で右葉と左葉が連結している（図1-3）。全体の重量は15〜20gである。皮下に存在するため触知可能な臓器であり，腫大時には視診で甲状腺の形状が明らかになることもある。ほとんどの女性では，甲状腺の全体が触知可能である。男性では，しばしば甲状腺の一部が胸骨の裏に位置しているため，全体を触知することが困難なことがある。

　正常な甲状腺も触知可能であり，やせた女性などでは病的意義のある甲状腺腫大との鑑別が必要になることがある。甲状腺は気管に固定されているため，嚥下運動により上下する。嚥下運動で可動性のない前頸部結節は甲状腺以外か，周囲の組織と癒着の強い甲状腺がんの可能性を考える。

　甲状腺の背側には4個の副甲状腺（上皮小体）が存在している。正常な副甲状腺は米粒大であり，触知されない（図1-3）。しかしながら，副甲状腺がんや巨大な副甲状腺嚢胞では，体表から触知されることがある。

　甲状腺は血流の多い臓器であり，手術に関連して大量出血の危険がある。術後の大量出血では気管圧迫により呼吸不全に陥るため，緊急対応が必要である。

　甲状腺の微細構造の特徴は，甲状腺上皮細胞により形成される**濾胞**が数多く集簇（群がり集まる）していることである。甲状腺に特異的なたんぱく質で，甲状腺ホルモン合成の母地となる**サイログロブリン**が濾胞内のコロイドに蓄積されている。TSHにより甲状腺が刺激されると，甲状腺上皮細胞にサイログロブリンが取り込まれ，加水分解によりT_4およびT_3が遊離し，血中に放出される（図1-3）。甲状腺濾胞内にはおよそ1か月分に相当する甲状腺ホルモンが蓄積されており，炎症などにより甲状腺組織が破壊されると甲状腺ホルモンが血中に放出され甲状腺中毒症となる。

　甲状腺の主な機能は甲状腺ホルモンを合成・分泌することである。また，甲状腺内の傍上皮細胞（C細胞）からはカルシウム代謝に関与するホルモンである**カルシトニン**が合成・分泌される。しかしながら，ヒトではカルシトニンの生理的な意義は乏しく，甲状腺全摘後にカルシトニンが欠乏しても，カルシウム代謝に障害は認められない。また，甲状腺髄様がんという傍上皮細胞由来の悪性腫瘍では血中カルシトニン濃度が上昇するが，カルシトニンの過剰による障害を認めることはない。

❷ 甲状腺ホルモンの作用

　甲状腺ホルモン作用は，細胞内の**甲状腺ホルモン受容体**（thyroid hormone receptor；**TR**）

にT₃が結合することで発揮される。T₄はT₃の前駆体である。

甲状腺ホルモンは，胎生期と成長期には器官形成・神経系の発達・身長増加などに不可欠であり，その欠乏は発育および発達障害をもたらす（**クレチン症**）。成人における甲状腺ホルモンの主な作用は，**代謝と交感神経の活性化**である。甲状腺ホルモンの過剰は代謝の亢進をもたらし，体重減少，体温上昇，発汗過多，血中の脂質濃度低下などの症状や検査値異常の原因となる。また，交感神経の過剰な刺激による動悸，頻脈，焦燥感，不眠，手の震え（振戦）・眼裂開大・腱反射の促進などの症状や身体所見が，甲状腺ホルモン過剰では認められる。甲状腺ホルモン不足の場合は，過剰と逆の変化が認められる。高齢者における**神経反応速度の遅延**は，認知機能低下と誤認されることがあり注意が必要である。

また，甲状腺ホルモンの過剰と不足はいずれも**性腺機能に影響**するため，女性では不妊や月経異常の，男性では性機能不全の原因となり得る。過剰と不足の機序は異なるが，筋力低下とその結果として易疲労感を生じるので注意が必要である。

❸甲状腺ホルモンの分泌調節

甲状腺ホルモンは，視床下部においてTSH放出を促進するホルモンであるTRHの分泌を抑制することで，甲状腺ホルモンが過剰となることを防いでいる。また，直接に下垂体でのTSH分泌を抑制する作用もある。

甲状腺機能亢進症の代表的な原因疾患である**バセドウ病**では，TSH受容体を活性化する**自己抗体**（**抗TSH受容体抗体**）が発現することで，自律的に甲状腺ホルモンの合成と分泌が促進されるために，甲状腺ホルモンの過剰が生じる。

C 副甲状腺（上皮小体）の構造と機能

❶副甲状腺の構造

副甲状腺（上皮小体）は第3・第4鰓弓に由来する組織であり，甲状腺の背側で上下・左右に4個存在する。正常な副甲状腺は米粒大であり，画像検査では描出されない（図1-6）。発生過程で時に甲状腺背側以外の部位に迷入することがあり，異所性副甲状腺として胸腺舌区や前縦隔内に副甲状腺組織を認めることがある。まれには，咽頭梨状窩に異所性副甲状腺が存在することもある。

❷副甲状腺ホルモンの作用

副甲状腺ホルモン（パラソルモン）（parathyroid hormone；**PTH**）の生理的役割は，**血中カルシウム濃度**の低下を防ぐことにある。ビタミンD欠乏により腸管からのカルシウム吸収が不十分になるなどで血中カルシウム濃度が低下すると，副甲状腺主細胞におけるPTHの合成と分泌が促進される（図1-7）。PTHには①～③の働きがある。

①骨に存在する**骨芽細胞**に作用し，RANKリガンド（receptor activator of NFκB ligand；RANKL）の合成を促進する。RANKLは**破骨細胞**の形成と活性化を促進する。破骨細胞は酸を分泌することで，骨に含まれるリン酸カルシウム結晶であるヒドロキシアパタイ

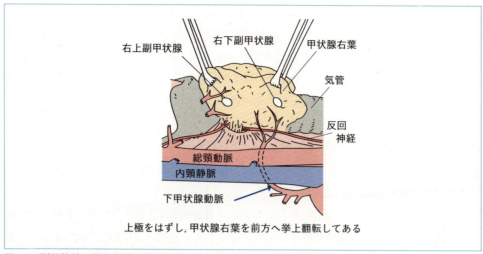

図1-6 副甲状腺と周辺組織の位置関係

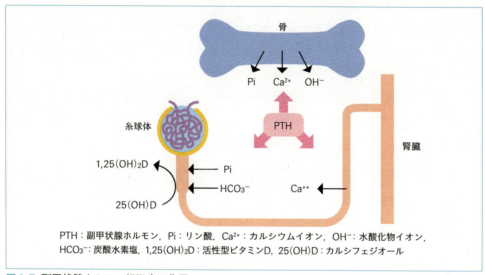

PTH：副甲状腺ホルモン，Pi：リン酸，Ca^{2+}：カルシウムイオン，OH^-：水酸化物イオン，HCO_3^-：炭酸水素塩，$1,25(OH)_2D$：活性型ビタミンD，$25(OH)D$：カルシフェジオール

図1-7 副甲状腺ホルモン（PTH）の作用

トを溶解する。その結果，骨からカルシウムとリンが血中に動員される（図1-7）。

②**腎遠位尿細管**に作用し，カルシウムチャネルであるTRPV5（transient receptor potential cation channel subfamily V member 5）の発現を促進し，尿細管腔内のカルシウムを体内に再吸収させる（図1-7）。

③腎近位尿細管に作用し，ビタミンDを活性化する酵素である1α水酸化酵素の発現を高める。その結果，活性型ビタミンDである**1,25水酸化ビタミンD**の合成が促進され，ビタミンD依存性の腸管カルシウム吸収が活性化される（図1-7）。

以上のPTH作用により，血中カルシウム濃度は上昇する。また，血中カルシウム濃度が過剰に上昇した場合は，PTH分泌が抑制される（図1-8）。

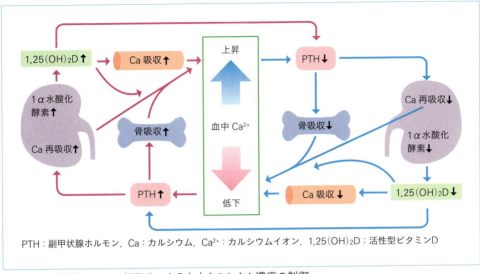

図1-8 副甲状腺ホルモン（PTH）による血中カルシウム濃度の制御

❸副甲状腺ホルモンの分泌調節

　副甲状腺主細胞の細胞膜には**カルシウム感知受容体**（Ca sensing receptor：**CaSR**）が発現している。血中カルシウムイオンはCaSRに結合し，この受容体を活性化する。CaSRが活性化されると，PTHの合成と分泌が抑制される。したがって，血中カルシウム濃度が上昇するとPTHの合成・分泌が抑制され，逆に低下するとPTHの合成・分泌が促進される（図1-8）。

　PTHの合成はビタミンD作用の過剰によっても抑制される。活性型の1,25水酸化ビタミンDの血中濃度が上昇すると，副甲状腺主細胞においてビタミンD受容体が活性化されPTH合成が阻害される（図1-8）。逆に，ビタミンDの欠乏状態では，PTH合成は促進される。

　高齢者では加齢に伴い腸管からのカルシウム吸収効率が低下するため，代償性に血中PTH濃度が上昇する（図1-8）。

D 副腎皮質・髄質の構造と機能

❶副腎の構造

　副腎は後腹膜に存在し，左右の腎臓の頭側に位置する内分泌腺である。中心部は髄質とよばれる神経原性の組織であり，その外側に皮質とよばれるステロイドホルモンを合成・分泌する組織が存在する。**副腎皮質**は三層構造となっており，外側から**球状層**・**索状層**・**網状層**と称される。球状層ではミネラル（電解質）コルチコイドである**アルドステロン**が合成され，索状層ではグルコ（糖質）コルチコイドの**コルチゾル**が合成される。網状層では**副腎アンドロゲン**が合成される（図1-9）。

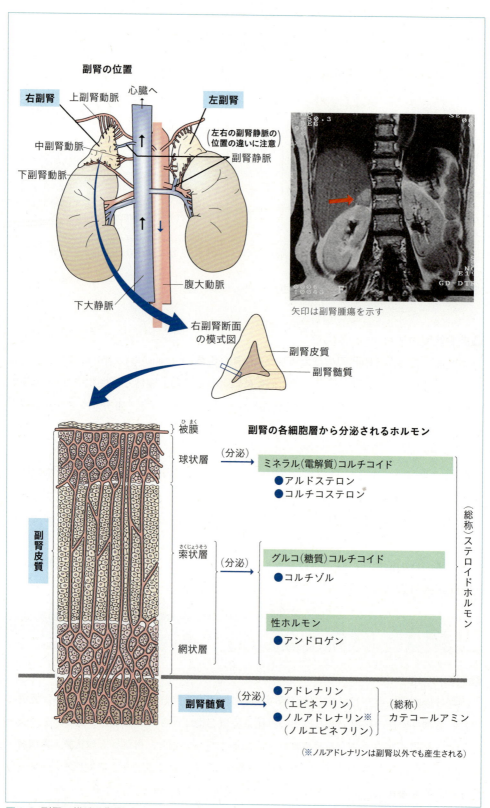

図1-9 副腎の構造と作用

副腎髄質ではアドレナリン（エピネフリン）に代表されるカテコールアミンに分類される交感神経活動性ホルモンが合成される。解剖学的には，副腎髄質細胞は交感神経節後神経に相当するものであり，交感神経節前神経により制御されている。

❷ 副腎ホルモンの種類と作用

（1）副腎皮質ホルモン

▶ **コルチゾル**　グルココルチコイドともよぶ。その作用は多岐にわたり，主に糖質や脂質の代謝の調節に関与して，血中ブドウ糖濃度（血糖値）が低下しないように維持する。また，ストレス時にからだを防御する作用を有し，感染や炎症などのストレスに反応して分泌が促進される。コルチゾルは，感染時の体温上昇を和らげ，炎症による血管透過性の亢進がもたらす体液の血管外への漏出を抑制する。グルココルチコイドは外因性に大量に投与されると，**抗炎症作用**や**免疫抑制作用**を発揮するため，膠原病や気管支喘息など様々な疾患の治療に用いられている。

▶ **アルドステロン**　ミネラルコルチコイドともよぶ。主な作用は，塩分不足時の腎尿細管における**ナトリウム再吸収**の促進である。選択的にナトリウム再吸収が増加しても，同時に体液量が増加するため血中ナトリウム濃度は一定に保たれる。その結果，アルドステロン作用は血圧上昇をもたらす。また，ナトリウム再吸収と同時にカリウムの排泄が促進されるため，アルドステロン作用により体内の**カリウム**は**減少**する。アルドステロン作用が過剰になると，高血圧症と低カリウム血症がもたらされる。

▶ **副腎アンドロゲン**　副腎皮質で合成される主なアンドロゲンは，**デヒドロエピアンドロステロン**（dehydroepiandrosterone；**DHEA**）である。その硫酸抱合体であるDHEA-Sは安定した代謝物であり，副腎アンドロゲンの合成・分泌を評価する場合は，DHEA-Sの血中濃度を測定する。

　男性では精巣（せいそう）が主要なアンドロゲンの合成・分泌組織である。男子性腺機能低下症におけるアンドロゲン欠乏状態は，副腎から分泌される量では代償されない。

　女性におけるアンドロゲン分泌臓器は卵巣と副腎であり，両者からほぼ同程度のアンドロゲンが分泌される。副腎アンドロゲンの過剰分泌により，女性では多毛や声の変化などの男性化徴候を認めることがある。

（2）副腎髄質ホルモン

髄質は皮質とまったく異なる組織であり，カテコールアミンと総称される**アドレナリン**，**ノルアドレナリン**，**ドパミン**を合成・分泌する。

アドレナリンとノルアドレナリンは，**血管収縮，心拍数増加，血圧上昇および気管支拡張**をもたらす。また，交感神経の緊張亢進をもたらすことから，発汗過多，眼裂開大や瞳孔散大あるいは手足の振戦（しんせん）の原因となる。そのほかに，脂肪分解を促進し，肝臓におけるグリコーゲンの分解を促進するために，体重減少や血糖値の上昇をもたらす。なお，インスリン分泌を抑制するため，より血糖値が上昇しやすくなる。アドレナリンとノルアドレナリンは，主に交感神経終末から分泌されるため，両側の副腎が摘除（てきじょ）されてもその欠乏症状

が問題となることはない。

ドパミンは**血管拡張作用**をもつホルモンであり，血流を増加させる。また，中枢ではプロラクチン分泌を抑制する。

❸ 副腎ホルモンの分泌調節

(1) 副腎皮質ホルモン

▶ **コルチゾル**　コルチゾルの合成・分泌は **ACTH** により厳密に制御されている。視床下部からの **CRF** およびほかのホルモンの分泌により下垂体から ACTH 分泌が刺激される。ACTH は副腎皮質細胞に作用して，ステロイド合成酵素の活性を高め，コルチゾル合成を促進する。コルチゾルは，視床下部における CRF 分泌を抑制し，下垂体における ACTH 分泌を抑制する。コルチゾルの合成はほぼ完全に ACTH の支配下にある。一方で，ACTH 分泌の調節因子は CRF のみではなく，下垂体後葉ホルモンである**バソプレシン**も ACTH 分泌を刺激する。

ACTH 分泌には**日内変動**（サーカディアンリズム）が存在し，それにつれてコルチゾルの血中濃度も時刻によって変動する。通常の生活では，早朝の覚醒前に血中 ACTH 濃度の急激な上昇を認め，直ちに血中コルチゾル濃度も急峻に上昇する。その後は，血中 ACTH とコルチゾルともに次第に低下し，深夜付近で最低値となる。時差や夜勤などにより睡眠・覚醒のリズムが崩れると，ACTH とコルチゾルの日内変動のパターンにも変化が生じる。また，うつ病やアルコール多飲によってもこのパターンが崩れることがある。発熱，低血糖，感染や外傷などの身体的ストレス下では，ACTH とコルチゾルの分泌が刺激されるため，日内変動パターンが乱れる。

▶ **アルドステロン**　アルドステロンの分泌調節に関与する因子は，**アンジオテンシンⅡ**，**カリウム**および **ACTH** である。

腎尿細管における塩素排泄量の減少は緻密斑で感知され，傍糸球体装置でのレニンの分泌を促進する。**レニン**は，肝臓におけるアンギオテンシノーゲンからアンジオテンシンⅠへの変換を促進する。アンジオテンシンⅠは主に肺において，**アンジオテンシン変換酵素**（angiotensin converting enzyme；**ACE**）によりアンジオテンシンⅡに変換される。最終的に，アンジオテンシンⅡが副腎皮質に作用し，アルドステロンの合成と分泌を促進する。

アルドステロンの主な作用は，腎尿細管における**ナトリウムの再吸収**である。レニン-アンジオテンシン系によるアルドステロン分泌刺激のしくみは，体液中の塩化ナトリウム（NaCl）の不足を感知してその代償作用を活性化するものであり，アルドステロン分泌調節における中心的な役割を果たしている。また血中カリウム濃度の上昇は，アルドステロンの分泌を促進する。

▶ **副腎アンドロゲン**　副腎におけるアンドロゲン合成は **ACTH** に依存している。ACTH が過剰になると副腎アンドロゲンの合成と分泌が過剰となり，女性では男性化徴候が出現する。一方で，ACTH 分泌不全などによる副腎アンドロゲンの欠乏は，男性と女性の

いずれにおいてもアンドロゲン欠乏徴候を示さない。これは，精巣や卵巣由来のアンドロゲンの分泌が副腎機能とは独立して制御されることによる。

(2) 副腎髄質ホルモン

副腎髄質は交感神経節後神経に相当する組織であり，交感神経節前神経に支配されている。その神経終末からストレス負荷などに反応して分泌されるアセチルコリンにより，髄質細胞ではアドレナリンを主体とするカテコールアミンの合成が活性化される。

E 消化管ホルモン分泌組織の構造と機能

消化管ホルモンは，膵内分泌細胞と胃から小腸までの消化管上皮に存在する内分泌細胞で合成・分泌される。

❶ 膵臓が分泌するホルモン

膵臓の大部分は消化酵素を分泌する外分泌腺であり，その中にホルモンを分泌する内分泌細胞が島状に集簇して存在している（**ランゲルハンス島**）。ランゲルハンス島には，α細胞，β細胞，δ細胞の3種類が存在し，それぞれがグルカゴン，インスリン，ソマトスタチンを合成している。

▶ **グルカゴン**　肝臓でのグリコーゲン分解や糖新生などにより血糖上昇をきたすとともに，インスリン分泌を刺激する。グルカゴンはまた，成長ホルモン分泌も刺激する。グルカゴンは検査薬として，インスリン分泌や成長ホルモン分泌を評価するために用いられる。グルカゴンは，糖尿病治療に関連する低血糖の治療薬としても用いられる。

▶ **インスリン**　血糖値を下げる作用を有する唯一のホルモンである。インスリンは，血中のブドウ糖を肝臓，脂肪，筋組織に積極的に取り込み，各組織での利用を促進する作用を有する。肝臓ではグリコーゲンの合成促進と分解抑制により，グリコーゲンの蓄積をもたらす。筋組織ではたんぱく合成を促進し，脂肪組織では脂肪の合成促進と分解抑制をもたらす。インスリンの分泌不全やその作用不全は糖尿病の原因となる。

▶ **ソマトスタチン**　GHの分泌を抑制するホルモンとして見いだされた。膵臓ではインスリンやグルカゴンの分泌を抑制する。ガストリンなどの消化管ホルモンを抑制する作用も知られている。

❷ 胃が分泌するホルモン

胃からはガストリンやグレリンなどのホルモンが分泌される。

▶ **ガストリン**　胃の幽門前庭部の**G細胞**から分泌され，胃壁細胞からの**胃酸分泌**を促進する。ガストリンの分泌過剰は，胃酸分泌が亢進することにより消化性潰瘍の原因となる。一方で，加齢による萎縮性胃炎やプロトンポンプ阻害薬治療により，胃酸分泌が低下すると，ガストリン分泌は活性化され高ガストリン血症がもたらされる。

▶ **グレリン**　胃で分泌されて成長ホルモン分泌を促進するホルモンとして発見された。グレリンは視床下部に作用して食欲を高める。

❸ 小腸が分泌するホルモン

小腸からは**グルカゴン様ペプチド**（glucagon-like peptide；**GLP**）1 と 2 が分泌される。GLP-1 は食事摂取により小腸から分泌され，インスリン分泌を促進し，グルカゴンの分泌を抑制する。GLP-2 は，小腸粘膜細胞の増殖や消化吸収の促進に働く。いずれも，薬剤として開発されており，GLP-1 は**糖尿病**の，GLP-2 は**短腸症候群**の治療に役立てられている。

F 性腺の構造と機能

性腺は女性では卵巣，男性では精巣である。それぞれ，性ホルモンを合成・分泌すると同時に，生殖細胞の形成と成熟の場となる組織である（図 1-4，5）。性の決定の基本は，一対の性染色体が XX であれば女性，XY であれば男性ということであり，男性を決定する遺伝子は Y 染色体に存在する。生殖細胞である卵子と精子は減数分裂により形成されるため，卵子は 1 つの X 染色体をもち，精子は X もしくは Y 染色体のいずれかをもつことになる。

❶ 卵巣が分泌するホルモン

卵子は出生時までにすべて形成されており，出生後に増加することはない。1 つの卵胞に 1 個の卵子が存在する。卵子の周囲に顆粒膜細胞が存在し，卵胞の壁は莢膜細胞で形成される。これらの細胞は，下垂体から分泌される **FSH** により卵胞ホルモン（**エストロゲン**）を合成・分泌する。FSH の刺激により個々の卵胞が順番に発育し，十分に卵胞が成熟すると下垂体から **LH** が大量に分泌され，それを契機に排卵を生じる。排卵後の卵胞は黄体を形成し，黄体ホルモン（**プロゲステロン**）を合成・分泌する（図 1-4）。卵巣は二次性徴発来時期の 12 歳前後で FSH と LH の刺激により活動を始め，50 歳前後でその機能を停止し閉経となる。

エストロゲンは乳腺や子宮内膜の形成や増殖を促進する。また，骨代謝や脂質代謝にも重要な役割を果たしており，エストロゲン欠乏により骨粗鬆症や高コレステロール血症を生じる。エストロゲンはまた，中枢神経において認知機能にも影響するとされている。

❷ 精巣が分泌するホルモン

卵子とは異なり精子は二次性徴発来時期から活発に形成される。女性と異なり男性では精巣機能の停止時期を明確には特定できないが，50 歳以降は次第にその機能は低下する。

精子は精細管内で精母細胞から形成されるが，その際にはセルトリ細胞の支持的役割が必須である（図 1-5）。また，精細管外の間質に存在するライディッヒ細胞では男性ホルモンである**テストステロン**が合成・分泌される。セルトリ細胞の活動には **FSH** が必要であり，ライディッヒ細胞の機能は **LH** により活性化される。

G 乳腺の構造と機能

　乳腺は皮膚の付属器の一つであり，その原基は腋窩から鼠径部に連なる弓状の乳腺堤上に複数存在する。ヒトでは胸部の左右一対だけが発育する。そのほかの部位に乳頭が形成される場合，過剰の乳頭は副乳とよばれる。

　乳腺実質は多数の乳腺葉と乳管および間質と脂肪で構成されている。さらに乳腺は脂肪組織で覆われている。乳腺葉は樹状に分枝しており，多数の乳腺小葉に分かれ，その小葉は腺胞（房）という房状の乳汁分泌組織によって形成されている。それぞれの乳腺葉の乳管は，乳頭に至る前に拡張した乳頭洞を形成し，乳頭に開口する。乳頭の開口部は，単一ではなく複数の乳管口から形成されている（図 1-10）。

　二次性徴発来によりエストロゲン分泌が増加すると，主に乳管系の発育が進行する。二次性徴が進みプロゲステロン分泌が増加すると，さらに小葉や腺胞の形成が活性化される。また間質や脂肪組織の形成も活発になり，乳腺ならびに乳房が形成される。乳房の発育には，成長ホルモン，プロラクチン，甲状腺ホルモン，コルチゾル，インスリンなどの多数のホルモンが関与している。

(1) 月経周期と乳腺の変化

　エストロゲン分泌が盛んな卵胞期には，腺胞は萎縮しているが，排卵から黄体期になるとプロゲステロンの分泌が増加するため，腺胞が増殖し，分泌物の増加により腺腔が拡大

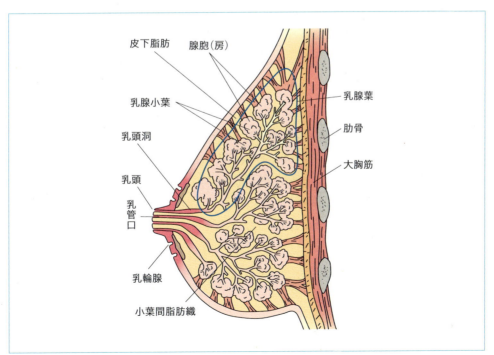

図 1-10　乳房断面図

する。そのため，黄体期には乳房の緊満感や疼痛が生じる。

(2) 妊娠に伴う乳腺の変化

妊娠黄体や胎盤から分泌される大量のエストロゲンとプロゲステロンの作用により，乳腺小葉と乳管の増殖が活性化する。さらに，プロラクチン分泌が増加してくると，腺胞上皮細胞の機能が活発になり，**乳汁分泌の準備**が整う。しかしながら，妊娠中で血中エストロゲンとプロゲステロンが高い間は，実際の乳汁分泌は抑制されている。

(3) 授乳に伴う乳腺の変化

出産後の授乳期には，**プロラクチン**や**コルチゾル**の作用により腺胞上皮細胞で活発に乳汁が分泌される。**乳汁分泌**は，腺胞周囲の血流から細胞内に乳汁の構成成分を取り込み，細胞内で合成された乳汁が細胞の一部とともに腺腔内に分離する離出型分泌とよぶしくみで行われる。

児による乳頭の**吸啜刺激**は，プロラクチンとオキシトシンの分泌を促進する（吸啜反射）。**プロラクチン**により乳汁の産生が刺激されると同時に，**オキシトシン**により腺胞周囲の筋上皮細胞の収縮が生じるために，乳汁が活発に分泌される。

II ホルモンの種類とホルモンによる生体調節のしくみ

ホルモンの種類

特定の組織から血中に分泌された生理活性分子が，標的となる遠隔の組織において**特異的な受容体**と結合することで，主に特定の**遺伝子発現を制御**することにより生物学的な作用を発現する場合に，その生理活性分子をホルモンと総称する（表1-1）。

ホルモンのポイントは，①血中に分泌され，②特異的な受容体と結合して，③遠隔の標的組織に作用する，という3点にある。古典的には，ホルモンを分泌する組織は，下垂体や甲状腺などの内分泌腺とされていたが，現在では，心臓・腸管・肝臓・腎臓・筋肉・脂肪・骨など多くの組織から多彩なホルモンが分泌されることが明らかにされている。

ホルモンの定義を満たす生理活性分子は，**ペプチド**，**アミン**，**ステロイド**の3つのグループに分けられる。

1. ペプチドホルモン

複数のアミノ酸残基からなるペプチド構造をもつ多数のホルモンが存在する。視床下部ホルモンのすべて，下垂体の前葉ホルモンと後葉ホルモンのすべて，副甲状腺ホルモン，カルシトニンはペプチドホルモンに分類される。また，古典的な内分泌臓器ではない心

表1-1 主なホルモン

内分泌器官			ホルモン		
視床下部			甲状腺刺激ホルモン放出ホルモン	TRH	thyrotropin-releasing hormone
			副腎皮質刺激ホルモン放出ホルモン	CRH	corticotropin-releasing hormone
			成長ホルモン放出ホルモン	GH-RH	growth hormone-releasing hormone
			性腺刺激ホルモン放出ホルモン	Gn-RH	gonadotropin-releasing hormone
			その他：ソマトスタチン，ニューロペプチドY		
下垂体	前葉	下垂体前葉ホルモン	成長ホルモン	GH	growth hormone
			甲状腺刺激ホルモン	TSH	thyroid-stimulating hormone
			副腎皮質刺激ホルモン	ACTH	adrenocorticotropic hormone
			黄体形成ホルモン	LH	luteinizing hormone
			卵胞刺激ホルモン	FSH	follicle-stimulating hormone
			プロラクチン	PRL	prolactin
	後葉	下垂体後葉ホルモン	抗利尿ホルモン（バソプレシン）	ADH	antidiuretic hormone
			オキシトシン	OXY	oxytocin
甲状腺		甲状腺ホルモン	トリヨードサイロニン	T_3	triiodothyronine
			サイロキシン	T_4	thyroxine
			カルシトニン		calcitonin
副甲状腺（上皮小体）			副甲状腺（上皮小体）ホルモン	PTH	parathyroid hormone
副腎	皮質	副腎皮質ホルモン	ミネラル（電解質）コルチコイド（アルドステロン）		mineralcorticoid
			グルコ（糖質）コルチコイド（コルチゾル）		glucocorticoid
			性ホルモン（副腎アンドロゲン）		sex hormone
	髄質	副腎髄質ホルモン	アドレナリン（エピネフリン）		adrenaline (epinephrine)
			ノルアドレナリン（ノルエピネフリン）		noradrenaline (norepinephrine)
性腺	卵巣		エストロゲン（卵胞ホルモン）		estrogen
			プロゲステロン（黄体ホルモン）		progesterone
	精巣		テストステロン（精巣ホルモン）		testosterone
その他		消化管ホルモン（膵臓含む）	インスリン，グルカゴン，セクレチン，ガストリン放出ペプチド（GRP），血管作動性小腸ペプチド（VIP），グレリン		

臓，腸管，脂肪，骨などから分泌されるホルモンはすべてペプチドホルモンである（古典的内分泌腺から分泌されるホルモンについてはそれぞれの項目ごとに詳しく記述されているので，該当する箇所を参照のこと）。各ペプチドホルモンに対する特異的な受容体は，標的組織の細胞の表面に発現している。受容体には，**Gたんぱく共役型受容体ファミリー**（ホルモンとしてはACTH，TSH，PTH），**チロシンキナーゼ型受容体**（インスリン，インスリン様成長因子1［IGF-1］な

ど），**グアニル酸シクラーゼ型受容体**（心房性ナトリウム利尿ホルモンなど），**線維芽細胞増殖因子（FGF）受容体**（FGF23）などが存在する。

心臓から分泌される ANP（心房性ナトリウム利尿ペプチド）は心不全の治療に用いられる。BNP（B型［脳性］ナトリウム利尿ペプチド）は主に心室から分泌されるホルモンであり，その血中濃度は心不全の重症度の簡便な指標として利用されている。

胃から分泌される**グレリン**は，成長ホルモンの分泌を促進するのみならず，食欲を亢進させる作用をもつ。脂肪組織から分泌される**レプチン**は，抗肥満分子として発見された食欲を抑制するホルモンである。また，レプチンは性腺刺激ホルモンの分泌調節にも関与している。

骨から分泌される **FGF23** は，主に腎尿細管に作用して，リン排泄を促進し，ビタミンD活性化を抑制することにより，血中リン濃度を低下させるホルモンとして働いている。

2. アミンホルモン

アミノ酸である**チロシン**から合成されるアドレナリンなどの**カテコールアミン**と**甲状腺ホルモン**をアミンホルモンと総称する。

甲状腺ホルモンは，サイログロブリンのチロシン残基にヨウ素が結合することで合成され，サイログロブリンから遊離してホルモンとなる。一方で，カテコールアミンはチロシンがL-ドーパに代謝され，そこからドパミン，ノルアドレナリン，アドレナリンと代謝が進行する。ノルアドレナリンにメチル基が付加されアドレナリンに代謝される過程は，副腎髄質に特有の反応である。

甲状腺ホルモンの受容体はステロイドホルモン受容体ファミリーに属する核内転写因子の一つであり，ヨウ素を3個もつ T_3 と選択的に結合する。

アドレナリンとノルアドレナリンの受容体は，細胞表面に発現するGたんぱく共役型受容体ファミリーに属する。両者の受容体は，組織特異的およびアドレナリンとノルアドレナリンによる作用の相違によって複数のサブファミリーからなり，αアドレナリン受容体（α_1とα_2）およびβアドレナリン受容体（β_1，β_2とβ_3）が存在する。

3. ステロイドホルモン

ステロイドホルモンは**コレステロール**を原材料とし，**副腎皮質**と**性腺**で合成されるホルモンの総称である。その主な作用からみた分類は，グルココルチコイド（コルチゾル），ミネラルコルチコイド（アルドステロン）および性ステロイド（エストロゲン，プロゲステロン，テストステロンおよびデヒドロエピアンドロステロン）となる。また，ビタミンDもコレステロールから合成されることから，ホルモン活性を有する **1,25 水酸化ビタミンD** は腎で産生されるが，広い意味ではステロイドホルモンの仲間といえる。

ステロイドホルモンの受容体は，ステロイドホルモン受容体スーパーファミリーとよばれる一群の核内転写因子に含まれる分子である。

B ホルモンによる生体調節のしくみ

ホルモンによる生体調節は主に恒常性の維持にかかわるものである。また，生殖に関連する機能の多くはホルモンにより調節されている。恒常性の維持には，多彩な生体情報を集約し，それぞれに対して必要なホルモンを必要なだけ分泌するしくみが不可欠である。したがって，様々な生体情報を感知するしくみと，それを受けてホルモン分泌を調節するしくみ，さらには標的組織でホルモンが適確に作用するしくみが必要である。

1. 負のフィードバック

恒常性の維持のしくみの基本は負のフィードバック機構である。基本的なしくみは，**中枢ホルモン（C）** と **末梢ホルモン（P）** および末梢ホルモンの血中濃度もしくはその作用の**感知装置（S）**から構成される閉じたサーキットである（図1-11）。その多様性としては，CがC1，C2などと複数存在する場合，Pがホルモンではなく電解質の血中濃度や浸透圧である場合，などがある。また，PがCのみではなく，ほかの因子（電解質など）によっても副次的に行われる場合も存在する。

負のフィードバック機構は，エアコンの温度設定と同様なしくみと考えると理解しやすい。設定室温を超えるとクーラーが起動し，室温が過度に低下するとクーラーが停止する。クーラー機能と室温とその検出器が，C，PおよびSに対応する。ホルモンが過剰に分泌される疾患の病態は，このしくみの破綻によって説明できる。すなわち，Sの設定値

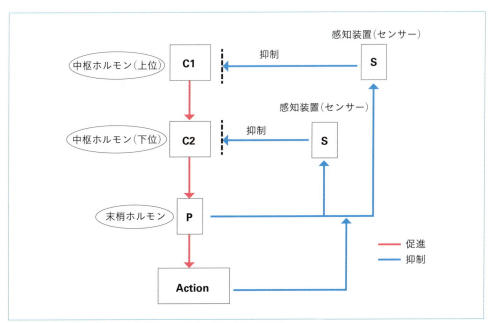

図1-11 内分泌系における負のフィードバック機構（模式図）

が上方にずれることにより，Pが過剰になってもCの分泌が持続するという機序により，ホルモン分泌過剰の病態が形成される。

2. 正のフィードバック

目的とする結果が得られるまで刺激を増大しながら継続し，結果が得られたら刺激が休止するしくみを，正のフィードバックとよぶ。内分泌系におけるこのようなしくみとしては，分娩時の子宮収縮にかかわる**オキシトシン**や授乳にかかわる**プロラクチン**などがある。**LH**の一過性の急峻な分泌増加による**排卵誘発**も，このようなしくみの一つである。

分娩開始時のわずかな子宮平滑筋の収縮が中枢神経系で感知されると，オキシトシン分泌が促進され，さらに子宮収縮が強まる。正のフィードバック機構により，この過程が分娩終了まで継続し，児の娩出後にオキシトシン分泌は平常の状態に復する。

排卵は，卵胞発育期におけるエストロゲン分泌の漸増を中枢神経系が感知し，ある閾値を超えるとLH分泌が急激に刺激され，血中LH濃度が短期間に著明な高値に至る（**LHサージ現象**，LH surge）。このLHサージにより排卵が誘発され，いったん排卵が生じるとLH分泌は直ちに平常の状態に復する（図1-12）。このLHサージによる排卵は内分泌における正のフィードバックの典型例である。

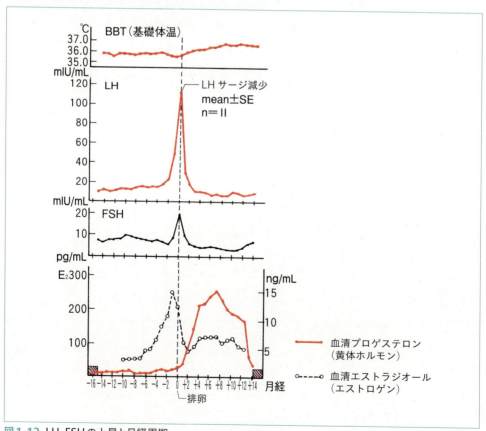

図1-12 LH，FSHの上昇と月経周期

3. 細胞膜受容体を介したホルモン作用

すべてのペプチドホルモンとアミンホルモンのうちカテコールアミンは，標的組織の細胞膜表面に存在する**受容体**に結合し，細胞内シグナル伝達を活性化することにより，その作用が現れる。一般的に，それぞれのホルモンに対して特異的な受容体が1対1で存在するが，複数の受容体をもつホルモンも存在する。複数の受容体が存在する場合には，受容体ごとに組織特異的な発現がみられ，ホルモンが結合することによりそれぞれ異なる機能が現れる。

複数の受容体をもつホルモンの例として，下垂体後葉ホルモンであるバソプレシンにはV_{1a}およびV_{1b}受容体とV_2受容体の3種類が存在する。

- V_{1a}受容体は血管平滑筋や心筋に発現して血圧上昇作用を発揮する。
- V_{1b}受容体は下垂体前葉細胞に発現し，CRHによるACTH分泌刺激作用を増強する。
- V_2受容体は腎集合管に発現し，水の再吸収を促進することで抗利尿作用を発揮する。

アドレナリンとノルアドレナリンの受容体には，$α_1$，$α_2$，$β_1$，$β_2$および$β_3$受容体などが存在する。どの受容体にもアドレナリンとノルアドレナリンのいずれもが結合する。それぞれの受容体には，発現組織や作用に特異性があり，血管収縮（$α_1$）と血管弛緩（$β_2$）といった正反対の作用を発揮する場合があるため，アドレナリンやノルアドレナリン過剰をもたらす疾患の治療や，それらの作用を調節する薬剤を用いる場合などには，十分な注意が必要である。

細胞内シグナル伝達機構の種類

❶Gたんぱく共役型受容体

Gたんぱく共役型受容体（GPCR）は**7回膜貫通領域**を有する膜たんぱくであり，N端側が細胞外に，C端側が細胞内に位置する。GPCRは最も種類の多い受容体であり，細胞外領域には各受容体に対応するホルモンの結合部位が存在し，細胞内領域にはGTP結合たんぱく（Gたんぱく）の結合部位が存在する（図1-13）。

Gたんぱくには様々な種類が存在する。サイクリックAMP産生にかかわるアデニル酸シクラーゼを活性化するGsたんぱくとそれを抑制するGiたんぱく，ホスホリパーゼC-$β$を活性化するGqたんぱくなどが代表的なGたんぱくである。Gたんぱくは$α$，$β$，$γ$の3つのサブユニットからなる三量体構造をしている。$α$サブユニットには複数の種類があり，たとえばGs$α$はアデニル酸シクラーゼを活性化し，Gq$α$はホスホリパーゼC-$β$を活性化するなど，それぞれに結合するシグナル伝達分子が異なる。

アデニル酸シクラーゼが活性化されると細胞内でサイクリックAMPが産生され，その結果としてプロテインキナーゼA（PKA）が活性化される。PKAはさらに多彩な分子の活性化を介して，細胞ごとに様々な生理作用を発揮する。

ホスホリパーゼC-$β$が活性化されると細胞内ではイノシトール1,4,5-三リン酸（IP_3）とジアシルグリセロール（DG）が増加する。IP_3は細胞内小胞体からカルシウムイオ

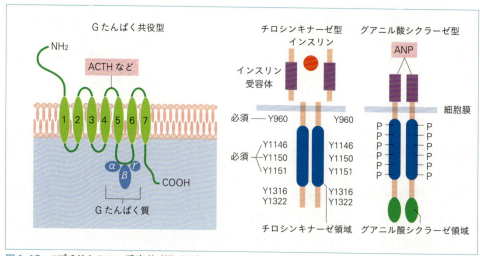

図1-13 ペプチドホルモン受容体（模式図）

ンの遊離を刺激し，細胞内イオン化カルシウム濃度の上昇をもたらす。また，DGはプロテインキナーゼC（PKC）を活性化する。細胞内イオン化カルシウムの増加やPKCの活性化により，多様な細胞内の生理作用が制御される。

❷ チロシンキナーゼ型受容体

細胞膜表面に存在し細胞内にチロシンキナーゼ領域を有するホルモン受容体が存在する（図1-13）。このような**チロシンキナーゼ型受容体**の代表例は**インスリン受容体**である。チロシンキナーゼ型受容体は多量体を形成し，細胞外領域にホルモンが結合することにより，細胞内のチロシンキナーゼが活性化され，引き続いて種々の細胞内シグナル分子の活性化が生じる。

❸ グアニル酸シクラーゼ型受容体

細胞膜表面に存在し細胞内にグアニル酸シクラーゼ領域を有するホルモン受容体が存在する（図1-13）。このような**グアニル酸シクラーゼ型受容体**の代表例は**ANP受容体**である。グアニル酸シクラーゼ型受容体はホルモンが結合することで多量体を形成し，グアニル酸シクラーゼが活性化されてサイクリックGMPが産生される。サイクリックAMPと同様に，サイクリックGMPも多様な細胞内シグナルを活性化する。

4. 細胞内受容体を介したホルモン作用

各種のステロイドホルモン，甲状腺ホルモンおよび活性型ビタミンDは，それぞれ特異的な**細胞内**もしくは**核内**に存在する**受容体**に結合し，そのホルモン作用を発揮する（図1-14）。ステロイドホルモンに対しては，グルココルチコイド受容体（GR），ミネラルコルチコイド受容体（MR），エストロゲン受容体（ER），プロゲステロン受容体（PR）およびアンドロゲン受容体（AR）が存在する。甲状腺ホルモンに対しては甲状腺ホルモン受容体αとβ（TRα，TRβ）の2種類が存在し，活性型ビタミンDに対してはビタミンD受容体

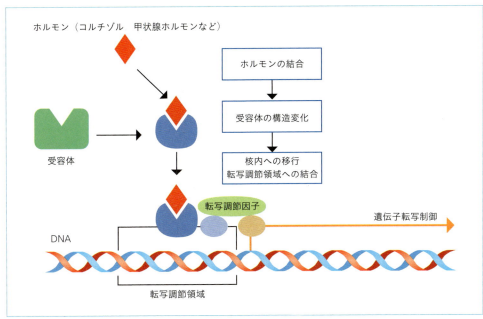

図 1-14 ステロイドホルモン受容体スーパーファミリー

（VDR）が存在する。これらの受容体はすべて，ステロイドホルモン受容体スーパーファミリーと称される核内転写因子のグループに属している。このグループの受容体の基本的な構造は，**ホルモン結合領域**，**DNA 結合領域**および**転写調節領域**からなっている。

　ステロイドホルモン，甲状腺ホルモンおよび活性型ビタミン D は脂溶性分子であり，容易に細胞膜を通過して細胞質内もしくは核内に存在するそれぞれに対応する受容体に結合する。ホルモンの結合した受容体は，主に二量体を形成し，標的遺伝子の特異的な**転写調節領域に結合**する。ホルモン-受容体複合体は，標的となる細胞ごとに多様な転写調節因子をリクルートし，遺伝子転写調節領域上に巨大な複合体を形成する。このように形成された複合体によって遺伝子の転写活性が調節され，目的とするたんぱくの産生にかかわる**メッセンジャー RNA（mRNA）**の発現量が制御される。

　核内転写因子に結合するホルモンの作用は，ホルモン-受容体複合体にリクルートされる転写調節因子の種類や組み合わせによって異なるため，組織や細胞ごとに異なる作用が発揮される場合がある。そのため，疾患に対する治療目的に即した作用を選択的に増強し，そのほかの作用を抑制するような組織特異的にホルモン作用を制御する生理活性物質が薬剤として開発されている。

　代表的な例は，乳がんや骨粗鬆症の治療に用いられる選択的エストロゲン受容体調節薬（selective estrogen receptor modulator；SERM）と総称される薬剤の一群である。SERM のプロトタイプであるタモキシフェンは，エストロゲン受容体に結合するが，乳腺ではエストロゲン作用に拮抗するため，乳がん細胞の増殖を抑制する。一方で，子宮では弱いエストロゲン作用を，骨では骨量の減少を抑制する程度のエストロゲン作用を発揮する。別の

SERMであるラロキシフェンは骨でエストロゲン作用を発揮して骨粗鬆症治療薬として用いられるが，乳腺や子宮ではエストロゲンに拮抗する作用を示すため，それらの組織に対する副作用の発現が克服されている。

国家試験問題

1 ホルモンと分泌部位の組合せで正しいのはどれか。 （106回AM30）

1. サイロキシン ──── 副甲状腺
2. テストステロン ──── 前立腺
3. バソプレシン ──── 副腎皮質
4. プロラクチン ──── 下垂体前葉

2 副腎髄質ホルモンの作用で正しいのはどれか。 （97回PM10）

1. 抗炎症作用がある。
2. 気管支を拡張する。
3. 血糖値を低下させる。
4. 血中カリウム値を低下させる。

▶答えは巻末

内分泌

第 2 章
内分泌疾患の症状と病態生理

この章では
- 体重変化の病態生理と原因疾患，治療・対処法を知る。
- 身長の異常をきたす疾患について理解する。
- 体毛の異常をきたす疾患について理解する。
- 容貌変化を伴う疾患について理解する。
- 乳腺の異常をきたす疾患について理解する。
- リンパ浮腫の病態生理と原因疾患，治療・対処法を知る。
- そのほかの症状の特徴と原因疾患を概観する。

Ⅰ 体重変化

肥満

1. 定義

　肥満はからだに脂肪組織が過剰に蓄積した状態を指す。厳密には体脂肪の増加を示す必要があるが，便宜的に体重を指標にしている。体格指数（body mass index：BMI）≧ 25 を肥満と定義し，BMI ≧ 35 を高度肥満という。

BMI= 体重（kg）/ 身長（m）^{2}

　また肥満と診断されたもののうち，肥満に関連する健康障害が併存するものを「**肥満症**」という（本書『栄養・代謝』第 4 章-Ⅱ-C-2「肥満症」参照）。肥満症は疾患として取り扱い，治療が必要である。

2. 病態生理

　エネルギー摂取が消費を上回ると，余剰の糖質・たんぱく質の一部は中性脂肪として体内に蓄積される。蓄積された脂肪はエネルギーを必要とする場面で消費され，通常は増え続けることはないが，大量にエネルギーを摂取する，または極端に消費が減るなどエネルギーバランスが障害されると肥満に陥る。脂肪は脂肪細胞だけでなく，筋肉，肝臓，膵臓，腎臓などにも蓄積し（異所性脂肪），各臓器で炎症を惹起して，動脈硬化や耐糖能障害，脂肪肝炎を引き起こす。

3. 原因疾患

　肥満の 90% 以上は，**原発性肥満**（生活習慣の乱れに伴うもの）である。残り 10% はそのほかの病態に基づく**二次性肥満**であり，この 2 つは区別する必要がある。内分泌性肥満の主な疾患を**表 2-1** に示す。内分泌性肥満では，それぞれ分泌されるホルモンの過剰または

表 2-1 二次性肥満の原因疾患

内分泌性肥満	クッシング（cushing）症候群，甲状腺機能低下症，偽性副甲状腺機能低下症，インスリノーマ，性腺機能低下症，スタイン・レーベンタール（Stein-Leventhal）症候群
遺伝性肥満（先天異常症候群）	バルデー・ビードル（Bardet-Biedl）症候群*，プラダー・ウィリー（Prader-Willi）症候群*
視床下部性肥満	間脳腫瘍，フレーリッヒ（Frölich）症候群*，トルコ鞍空洞（empty sella）症候群
薬物による肥満	向精神薬，副腎皮質ホルモン

出典／日本肥満学会編：肥満症診療ガイドライン 2016，ライフサイエンス出版，2016, p. xii に基づいて作成

不足によって肥満を引き起こす。

4. 分類・程度

原因による分類は表 2-1 に示した。肥満の程度については BMI18.5 以上 25.0 未満を普通体重とし，肥満の程度によって 1～4 度としている（本書『栄養・代謝』第 4 章-Ⅱ-C-1「BMI と標準体重から肥満を判定する方法」参照）。

5. 治療・対処法

肥満治療の目的は合併症の予防と生命予後を改善させることである。そのためには過剰に蓄積した中性脂肪をエネルギーとして消費させることが重要である。二次性肥満の場合，元となる疾患の治療を優先する。肥満治療の方法として①食事療法，②運動療法，③行動療法，④薬物療法，⑤外科療法がある。

❶ 食事療法

適切な食事により内臓脂肪を減少させると肥満に伴う健康障害の改善が期待できる。「肥満症診療ガイドライン 2016」では 1～2 度の肥満では 25kcal/kg×標準体重/日以下を目安に摂取エネルギーを決め，3～6 か月で 3% 以上の減少を目指すとしている。除脂肪体重（lean body mass；LBM）が減少して筋肉が落ちてしまうことを防ぐため，たんぱく質を確保することが重要である。

❷ 運動療法

運動療法は減量と減量後の体重維持に有用である。体重自体が大きく減少せずとも合併症の指標（血圧，脂質，血中インスリンなど）は改善する。食事療法との併用で相乗効果が期待できるが，約 1000kcal/日以下などの厳格なエネルギー制限のもとでは運動による減量効果はない。

❸ 行動療法

肥満，特に高度肥満をもつ者では，食行動異常（ストレス食い，過食，夜間大食，偏食，早食い，朝食の欠食）がみられることがある。一連の食行動においてどこに問題点があるのかを抽出し，行動を変化させる行動療法は有用である。具体的には，食行動質問表やグラフ化体重日記，30 回咀嚼法などがある。

❹ 薬物療法

食事，運動，行動療法を用いても有効な減量が得られない肥満において，薬物療法の適応となることがある。中枢性食欲抑制薬，吸収阻害薬，代謝亢進薬などがある。

＊ バルデー・ビードル（Bardet-Biedl）症候群：常染色体劣性遺伝疾患。肥満，知的障害，網膜色素変性症，慢性腎障害，性腺機能低下症，多指症・合指症が特徴。

＊ プラダー・ウィリー（Prader-Willi）症候群：染色体異常による遺伝子疾患。生後すぐは筋力が弱く，性腺発育不全，知的障害，肥満を特徴とする。

＊ フレーリッヒ（Frölich）症候群：視床下部の障害による肥満と性器発育不全が特徴。肥満は視床下部にある満腹中枢の障害によって起こる。

❺**外科療法**

内科治療に抵抗する高度肥満症に対して行われる。スリーブ状胃切除術が保険適用となっているが，実施できる施設はまだ少ない。

B るいそう

1. 定義

成人において BMI18.5 未満を「るいそう（低体重）＝やせ」と定義し，小児においては肥満度が -15% 以下を「やせ」としている。

2. 病態生理

るいそうは①代謝や異化の亢進，②食物摂取の障害，③エネルギー利用あるいは貯蔵の障害，④吸収障害のメカニズムによって起きる。

❶**代謝や異化の亢進**

エネルギーバランスが消費＞蓄積に傾くと，生命活動を維持するために必要な ATP を合成するため，蓄積された糖質・たんぱく質・脂質がエネルギー源として動員される（異化の亢進）。必要なエネルギーをつくり出しその場をしのぐためには大切な機構であるが，長期間に及ぶとまさに「身を削る」こととなり，筋肉，体脂肪，骨量などが減少し，低体重に至る。内分泌疾患では甲状腺機能亢進症，褐色細胞腫，グルカゴノーマがこの機序により体重減少をきたす。

❷**食物摂取の障害**

悪心や下痢などにより食欲自体が低下することにより摂取エネルギーが低下すると，やせに至る。内分泌疾患のうち副腎皮質機能低下症（中枢性，原発性），高カルシウム血症では消化器症状が出現する。また視床下部・下垂体などに腫瘍ができると摂食中枢の障害をきたし，食欲，飲水の制御が困難となる。神経性やせ症では精神症状としての食欲不振を認め，著しい体重低下をきたすことがある。

❸**エネルギー利用あるいは貯蔵の障害**

食物から摂取した糖質は小腸から門脈を介して全身の血流へ入っていくが，その後はインスリンによって各細胞内に取り込まれ，エネルギー源として利用可能となる。体内にインスリンが不足すると筋肉や脂肪組織での糖利用が障害され，異化の亢進によって体重が減少する。こうした障害は重症の糖尿病でみられる。

❹**吸収障害**

消化管から栄養素を適切に吸収できないことで体重減少をきたす。内分泌疾患では，ガストリンの過剰分泌に伴う胃酸過多，下痢（ゾリンジャー・エリソン [Zollinger-Ellison] 症候群）などがある。

3. 原因疾患

表 2-2 の疾患を考え，鑑別を行う。

4. 分類・程度

るいそうの分類や程度について一般的な見解はないが，神経性やせ症については BMI によって表 2-3 のような重症度を判定する。

5. 治療・対処法

原因疾患によるため，まずは原因の特定を行う（各疾患の治療については第 4 章参照）。なお，るいそうに伴う全身衰弱（起立や階段昇降が困難），標準体重の 55% 以下，1 か月で 5kg 以上の体重減少があり消耗が激しい場合などは，緊急入院の適応となる。神経性やせ症においては，身体管理とともに心理的な介入を要する。

体重回復のためには栄養療法が必要である。しかし長く低体重であったものを急速に再栄養化すると，**リフィーディング**（refeeding）**症候群**とよばれる全身の障害が生じることがあるため，少量から慎重にエネルギー増加を図ることが重要である。リフィーディング症候群の所見としては，低リン血症，低カリウム血症，低マグネシウム血症，ビタミン B 群欠乏，肝障害，膵炎などがみられる。これらは急速にエネルギーが体内に流入した場合，すでに体内で欠乏していたり，早期に細胞内で多く利用されるものが優先的に消費されるため生じる。電解質異常は致死性不整脈や心不全を誘発するため，予防的にリン製剤やビタミン B 製剤を用いる。

表 2-2 るいそうの原因疾患

内分泌疾患	ACTH 分泌不全（中枢性副腎皮質機能低下症），甲状腺機能亢進症，アジソン病（原発性副腎皮質機能低下症），褐色細胞腫，グルカゴノーマ
消化器疾患	吸収不良症候群，胃・十二指腸潰瘍，炎症性腸疾患，慢性膵炎，ゾリンジャー・エリソン症候群，WDHA（watery diarrhea-hypokalemia-achlorhydria）症候群
精神疾患	うつ病，統合失調症，神経性やせ症
感染症ほか	悪性腫瘍，糖尿病，結核，AIDS，膠原病，血管炎，薬剤性

表 2-3 神経性やせ症の重症度

• 軽症	BMI ≧ 17
• 中等度	BMI16〜16.99kg/m^2
• 重度	BMI15〜15.99kg/m^2
• 最重度	BMI < 15kg/m^2

出典／日本精神神経学会（日本語版用語監修）：DSM-5 精神疾患の診断・統計マニュアル／高橋三郎，大野裕監訳，医学書院，2014，p.164．

II 身長の異常

A 高身長

1. 定義

　高身長は，身長の標準偏差（standard deviation；SD）値が＋2.0SD以上の状態を指す。小児期は，**横断的成長曲線**（図2-1）を用いて各年齢の標準値と比較して判定する。17.6歳以上の成人では，男性182.4cm，女性168.7cmが＋2.0SDにあたる。

2. 病態生理

　身長は，遺伝的素因，環境因子，ホルモン分泌など，多くの内的・外的要因によって左右される。遺伝的素因の目安として，両親の身長から計算される目標身長（target height）がよく用いられる。目標身長は（［父の身長］＋［母の身長］±13cm／2：［男児は13cmを足し，女児は引く］）として計算され，この目標身長±9cmを目標範囲（target range）と考える。＋2.0SD程度の高身長の場合，両親も高身長の家族性のものが大部分である。

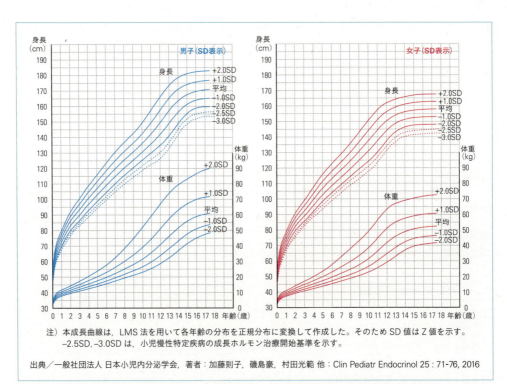

注）本成長曲線は，LMS法を用いて各年齢の分布を正規分布に変換して作成した。そのためSD値はZ値を示す。
　　−2.5SD，−3.0SDは，小児慢性特定疾病の成長ホルモン治療開始基準を示す。

出典／一般社団法人 日本小児内分泌学会，著者：加藤則子，磯島豪，村田光範 他：Clin Pediatr Endocrinol 25：71-76, 2016

図2-1 横断的標準身長・体重曲線（0〜18歳）（2000年度乳幼児身体発育調査・学校保健統計調査）

成長期に下垂体の腺腫から成長ホルモンが過剰に分泌されると高身長を呈し，**下垂体性巨人症**となる。

3. 原因疾患

表2-4のような原因疾患があるが，このうち成人身長が高身長になるのは，**下垂体性巨人症，マルファン（Marfan）症候群，クラインフェルター（Klinefelter）症候群，XYY症候群，体質性（家族性）高身長**である。

小児期に成長速度が増大して高身長を呈する疾患としては思春期早発症が最も多いが，骨成熟が進行するために，成人身長はむしろ低くなってしまう。

4. 分類・程度

+2.0SD以上の高身長者は統計上2.3％存在するが，大部分が家族性であり問題となることは少ない。下垂体性巨人症の場合には，さらに高身長となることが多く，「先端巨大症および下垂体性巨人症の診断と治療の手引き（平成24年度改訂）」（厚生労働省間脳下垂体機能障害に関する調査研究班）の主徴候には，「著明な身長の増加，発育期にあっては身長の増加が著明で，最終身長は男子185cm以上，女子175cm以上であるか，そうなると予測されるもの」と記載されている。これは男子+2.4SD，女子+3.2SDの高身長にあたる。

疾患による高身長であるか否かの判断には，高身長をきたした時期や，高身長以外の症状を伴っているか否かが重要である。成長記録から成長曲線を作成すると，思春期早発症や下垂体性巨人症の場合には，それまで高身長ではなかった児で，成長速度が増大することによって身長SDが大きくなっていることがわかる。体質性高身長では，一貫して身長SDが高く，急激な増大は通常みられない。

下垂体性巨人症では**先端巨大の症候**（手足の容積の増大や特徴的顔貌），マルファン症候群では**くも指**（長く細い指）や，**側彎**，**水晶体亜脱臼**による視力低下，クラインフェルター症候群では**性腺機能低下**など，疾患による高身長では高身長以外の症状がみられるため，注意して観察，病歴聴取を行う。

5. 治療・対処法

成人期に高身長を呈する疾患のなかで治療が必要なものは，下垂体性巨人症，マルファ

表2-4 高身長をきたす疾患

成人身長も高身長であるもの	小児期に一過性に高身長となるもの
● 下垂体性巨人症 ● マルファン症候群 ● クラインフェルター症候群 ● XYY症候群 ● 体質性高身長	● 思春期早発症 ● 糖尿病母体児 ● ホモシスチン尿症 ● 脳性巨人症 ● ウィーバー（Weaver）症候群 ● ベックウィズ-ヴイーデマン（Beckwith-Wiedemann）症候群

ン症候群，クラインフェルター症候群である．すでに起こってしまった高身長そのものに対する治療法はなく，各疾患を治療することによってさらなる障害を防ぐことが目的になる（下垂体性巨人症については，第4章-I-A-1「先端巨大症」，クラインフェルター症候群については第4章-Ⅶ-A「男性性腺機能低下症」参照）．

マルファン症候群は常染色体優性遺伝であるため，両親のいずれかも同じ疾患による高身長を呈していることがあり，家族性高身長との鑑別が必要である．全身の結合組織の脆弱性があり，最も注意すべき合併症は大動脈瘤や大動脈解離で，突然死をきたすことがある．心血管系の合併症は年齢とともに進行するため，高身長を端緒として早期診断し，血圧の管理と定期的な検査によって悪化を防ぎ，手術治療など必要な介入を行うことが重要である．

B 低身長

1. 定義

低身長は，身長の標準偏差（SD）値が－2.0SD以下の状態を指す．小児期は，横断的成長曲線（図2-1, 2）を用いて各年齢の標準値と比較して判定する．17.6歳以上の成人では，男性159.2cm，女性147.5cmが－2.0SDにあたる．

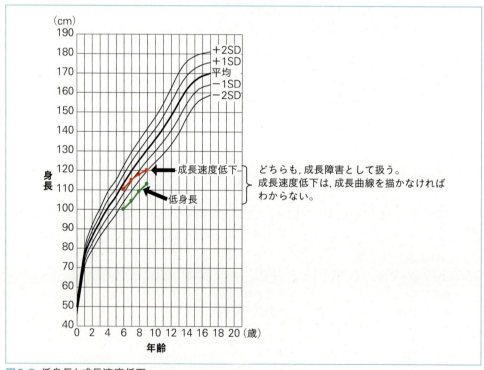

図2-2 低身長と成長速度低下

小児期には，現在の身長が低い「低身長」だけでなく，成長速度が低下している状態も含めて広く「成長障害」として扱う必要がある．成長速度が低下すれば身長SDが徐々に低下するが，もともと高身長の児であれば−2.0SDを下回るまでには時間がかかる．疾患の早期発見のためには成長速度低下のほうがより重要であるが，成長速度低下は成長曲線を描かなければわからない（図2-2）．

2. 病態生理

身長は，遺伝的素因，環境因子，ホルモン分泌など，多くの内的・外的要因によって左右されるため，低身長をきたす要因は多岐にわたる．遺伝的素因の目安としては，両親の身長から計算される目標身長・目標範囲が用いられる（詳細は本章-II-A「高身長」参照）．

成長を促進するホルモンとして重要なのは，**成長ホルモン**，**甲状腺ホルモン**，**性ホルモン**（アンドロゲンやエストロゲン）であり，これらの分泌が不足すると成長速度は低下する（図2-3）．エストロゲンは骨の成熟も促進するため，この分泌が早期に起こる思春期早発症では一時的に成長速度は増大するが，骨成熟も進んで早期に成人身長に達し，成人身長はむしろ低くなってしまう．

グルコ（糖質）コルチコイドが**過剰**になると成長は抑制される．クッシング症候群の小児期での症状は，成長速度低下を伴う肥満である．

3. 原因疾患

表2-5に低身長・成長速度低下をきたす原因疾患を示す．多岐にわたるが，最も頻度が高いのは家族性を含む体質性低身長であり，70〜80％がこれにあたる．体質性低身長児は成長速度低下がないことが多く，身長SDが−2.0SD程度でそれほど変わらずに経過

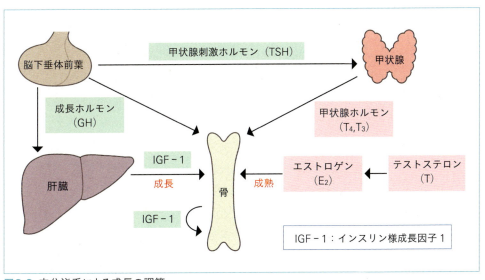

図2-3 内分泌系による成長の調節

表2-5 低身長・成長速度低下をきたす疾患

1. 内分泌疾患	<u>成長ホルモン分泌不全性低身長症</u>，甲状腺機能低下症，クッシング症候群，思春期早発症　など
2. 染色体の異常	<u>ターナー（Turner）症候群</u>，ダウン症候群　など
3. 骨・軟骨の異常	<u>軟骨無形成症</u>，軟骨低形成症　など
4. 奇形症候群	<u>プラダー・ウィリー症候群</u>，<u>ヌーナン（Noonan）症候群</u>，シルバー・ラッセル（Silver-Russell）症候群　など
5. 低出生体重に関連したもの	<u>SGA性低身長症</u>　など
6. 心理社会的原因	愛情遮断症候群，虐待　など
7. 慢性疾患・栄養障害・薬剤性など	腎不全，先天性心疾患，クローン病，栄養障害，ステロイド治療など
8. 体質的なもの	体質性低身長，体質性思春期遅発症

<u>下線</u>は成長ホルモン治療適応となっている疾患

する．それに対して，原因疾患のある児では成長速度低下を伴っていることが多い．

まず成長曲線を作成し，病歴・診察所見から系統的に鑑別を行う．成長ホルモン適応疾患以外でも，診断することによって治療可能なものがあり，身長SDが大きく低下しないうちに治療を開始することが成人身長予後改善のために必要である．

4. 分類・程度

高身長と同様，-2.0SD以下の低身長者も統計上2.3％存在するが，-3.0SD以下だと頻度は0.13％とまれになり，特発性低身長以外の原因疾患をもつ割合が増加する．低身長が強い場合に注意すべき疾患は，軟骨無形成症などの骨系統疾患と様々な症候群である．特徴的な顔貌や体型が診断の手がかりとなる．

成長曲線上，ある点から急激に成長速度が低下している場合には，後天性に障害が発生した可能性が高く，早期治療を必要とする．内分泌疾患で注意すべきものは，間脳下垂体腫瘍による後天性下垂体機能低下症と，慢性甲状腺炎による甲状腺機能低下症である．

5. 治療・対処法

原因疾患に応じた治療を行う．治療によって身長が改善するのは，骨端の成長線が閉鎖する前までであり，これが閉鎖して成人身長に達してからでは低身長の改善は望めない．

成長ホルモン治療適応疾患であっても，低身長に対しての成長ホルモン投与ができるのは，骨年齢が男性17歳，女性15歳に達するまでである．成長ホルモン治療に際しては，疾患ごとの用法・用量を遵守することが効果を上げるために重要となる．自己注射の方法を指導し，怠薬なく継続できるように支援する．

成人身長に達している場合は，低身長に対する治療はできないが，原因疾患に応じて必要な医療を継続することで健康を維持することができる．小児期に低身長の治療を受けていた患者を，適切な成人医療へつなげることは重要である．

低身長は，自己評価の低下など心理的な問題を引き起こすことが多い．特発性低身長の

場合，根拠のないサプリメントや民間療法に走ってしまう患者もある。正しい知識を提供し，自己肯定感をもてるような支援をすることも必要である。

III 体毛の異常

多毛

1. 定義

通常は発毛の乏しい部位に過剰な体毛発育を認めることである。男性ホルモンであるアンドロゲンの影響を受けるもの（アンドロゲン依存性）とそうでないもの（アンドロゲン非依存性）がある。

2. 病態生理

体毛は男性ホルモンである**アンドロゲン依存性**の髭・胸毛・腋毛・陰毛などと**アンドロゲン非依存性**の眉毛，前腕の毛などがある。代表的なアンドロゲンであるテストステロンは女性の場合，卵巣から一部が分泌され，副腎からも様々な代謝産物を経て合成されている。そのため，卵巣や副腎において**テストステロン**の合成が**過剰**になると多毛をきたす。この場合，多くはざ瘡・乳房萎縮・側頭部脱毛といった男性化徴候や月経異常を合併するが，しない場合もある。またアンドロゲンとは関係がない多毛をきたす場合，内分泌疾患によることがある。

3. 原因疾患

表 2-6 に原因疾患を示す。

4. 分類・程度

表 2-6 のように分類される。性腺・副腎系のホルモン（黄体形成ホルモン［LH］，卵胞刺激ホルモン［FSH］，テストステロン，硫酸デヒドロエピアンドロステロン［DHEA-S］など）の測定，副腎 CT や卵巣の超音波などの画像検査を行い，鑑別診断を進めていく。

5. 治療・対処法

血中テストステロンが高値の場合は，背景にある疾患の治療を行う。たとえば，多嚢胞性卵巣症候群（PCOS）では肥満やインスリン抵抗性が問題となるため，減量やメトホルミン内服，クロミフェン投与などを行う。テストステロンが高くない場合は，皮膚科的治療

表2-6 多毛の原因疾患

アンドロゲン依存性	特発性多毛症	多毛以外の症状がなく，テストステロン濃度も高くないもの。
	続発性多毛症	アンドロゲン過剰により多毛，月経異常，男性化徴候を呈するもの。 • 多嚢胞性卵巣症候群（PCOS） • クッシング症候群 • 先天性副腎過形成 • 薬剤性（ステロイド，テストステロンなど） • 肥満 など
アンドロゲン非依存性		• 神経性やせ症（背部を中心として全身にうぶ毛が増生） • 先端巨大症（頭髪や四肢の体毛が太くなる） • 甲状腺機能低下症（背部や前腕にうぶ毛が増生）　など

（レーザー，光脱毛），スピロノラクトン（利尿薬）や低用量ピル（経口避妊薬）などの薬剤を用いる場合がある。

脱毛

1. 定義

頭髪や全身の体毛がすべて，もしくは一部なくなってしまうことである。

2. 病態生理

　頭髪の維持には甲状腺ホルモンや成長ホルモンが必要であり，これらのホルモン分泌のバランスが崩れた際に頭髪の脱毛が起きる。また，高濃度のアンドロゲンは男性型脱毛（前額の生え際の脱毛）の原因となる。一方で髭や胸毛，四肢の体毛，性毛の維持にはアンドロゲンが必要である。女性では副腎が主にアンドロゲンを産生しているため，副腎機能が低下すると頭髪以外の脱毛をきたすことがある。

3. 原因疾患

表 2-7 に原因疾患を示す。

4. 分類・程度

　表 2-7 のように脱毛の部位で分類をし，随伴する症状や所見をもとに鑑別診断を進めていく。

5. 治療・対処法

　脱毛の原因疾患の治療をそれぞれに行う。薬剤性が疑われた場合，薬剤の中止・変更が可能であれば検討する。また，治療によって脱毛をきたす可能性がある際，たとえばリス

表 2-7 脱毛の原因疾患

頭髪の脱毛	アンドロゲン性脱毛（男性によくみられる現象） 甲状腺機能低下症（頭髪，眉毛外側 1/3 の脱毛が目立つ，髪や髭の伸びが遅くなる） 甲状腺機能亢進症（髪の代謝が速くなり細い軟毛が多くなる） 成長ホルモン分泌低下症（先端巨大症の術後にも起こる） 副甲状腺機能低下症（乾燥してまだらに脱毛が起こる） 糖尿病（コントロール不良の際に全体に脱毛が起こる） 栄養障害（たんぱく質，鉄，亜鉛欠乏など） 薬剤性（抗がん剤，ワルファリン，ヘパリン，リチウム，コルヒチン，β遮断薬など） 皮膚疾患（苔癬，毛包炎，白癬，外傷，円形脱毛症など） そのほか（HIV 感染症，梅毒，全身性エリテマトーデスなど）
体毛の脱毛	性腺機能低下症（視床下部性，下垂体性，原発性ともに） 副腎皮質機能低下症（女性の場合） 卵巣機能低下症

クのある薬剤を使用する場合や，先端巨大症の手術をする場合には，あらかじめ術後に脱毛が生じ得ることを説明しておくことが重要である。

男性化徴候

1. 定義

男性化とは，小児および女性でアンドロゲンの過剰分泌により，多毛，ざ瘡（にきび），月経異常，声の低音化，外性器の異常などをきたした状態をいう。

2. 原因疾患

男性化をきたす疾患には表 2-8 のようなものがある。

3. 病態生理

❶副腎性器症候群

▶ <u>アンドロゲン産生副腎腫瘍</u>　アンドロゲン，コルチゾル，アルドステロンが過剰分泌され，男性化とともにクッシング症候群や高血圧を引き起こす。悪性腫瘍（副腎がん）でよりその傾向は顕著である。

表 2-8 男性化をきたす疾患

- **副腎性器症候群**：アンドロゲン産生副腎腫瘍
  　　　　　　　　　アンドロゲン産生卵巣腫瘍（セルトリ・間質細胞腫瘍，ライディッヒ細胞腫）
  　　　　　　　　　クッシング症候群
  　　　　　　　　　先天性副腎過形成（21 水酸化酵素欠損症，11 β水酸化酵素欠損症，3 β-水酸化ステロイド脱水素酵素［HSD］欠損症）
- **多嚢胞性卵巣症候群**（PCOS）
- **薬剤性**（ステロイド，テストステロン）

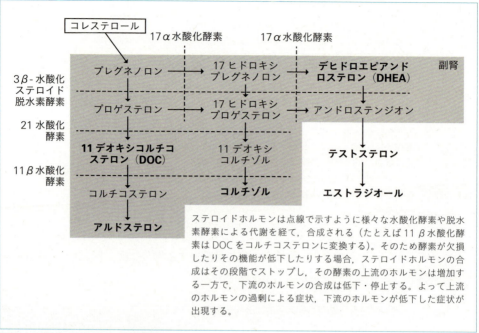

図2-4 ステロイドホルモン合成経路

▶ **先天性副腎過形成** コルチゾル前駆体を水酸化しコルチゾルに変換する酵素が障害される（図2-4）。蓄積されたコルチゾル前駆体がアンドロゲン産生経路に流入するため，結果的にアンドロゲンが過剰となる。

　11β水酸化酵素欠損症では11デオキシコルチコステロンが蓄積し，高血圧を合併する。小児期発症の先天性副腎過形成であれば外性器の異常や月経異常によって早期に診断されることがあるが，遅発性に男性化を引き起こす副腎皮質過形成では水酸化の障害は部分的であり，成人期まで臨床症状が出現しないこともある（21水酸化酵素欠損症，11β水酸化酵素欠損症でみられる）。またコルチゾルが低下するため，易疲労感などの副腎不全症状を呈するものがある。

❷ **多嚢胞性卵巣症候群**

　PCOSは排卵障害，多毛などの男性化徴候，高アンドロゲン血症を呈し，卵巣に多数の閉鎖卵胞を認める症候群である。肥満に伴うインスリン抵抗性（高インスリン血症）が病態の中心にあり，これが下垂体のLH分泌を高めることでアンドロゲンの過剰分泌を促す。

　脂肪細胞ではアンドロゲンがアロマターゼによりエストロゲンに変換されるが，肥満者ではこの変換が進みやすく，エストロゲンも過剰となる。慢性的な高エストロゲン血症は視床下部の性腺刺激ホルモン放出ホルモン（gonadotropin-releasing hormone；Gn-RH）分泌を刺激し，さらにLH分泌を高めてアンドロゲン分泌が亢進するという悪循環に陥る。エストロゲン過剰では子宮内膜増殖症の，アンドロゲン過剰では心血管疾患などのリスクが上昇する。

4. 治療・対処法

- アンドロゲン産生副腎腫瘍・卵巣腫瘍は外科的摘出を行う。
- 先天性副腎過形成にはグルココルチコイドを投与する。
- PCOSに対しては，①子宮内膜増殖症や子宮内膜がんの予防目的に間欠的なプロゲスチンまたはピル投与，②高アンドロゲン血症を是正するためのホルモン療法やスピロノラクトン投与，③インスリン抵抗性の改善目的に体重の減量指導，メトホルミン投与を行う。妊娠を望む場合は，排卵障害の治療目的にクロミフェンが投与される。

IV 容貌変化

A 骨格異常

骨格とは関節で結合した複数の骨および軟骨によって構成される構造を指し，頭蓋骨・脊柱・胸郭（肋骨）・上肢・下肢に分けられる。内分泌疾患には特有の骨格異常による容貌変化を認める疾患があり，診断の糸口となることがある。

骨格異常による容貌変化を伴う内分泌疾患について表2-9にまとめた。複数の骨格異常を伴うものに，先端巨大症，ターナー症候群，偽性副甲状腺機能低下症Ia型がある。

❶ 先端巨大症

成長ホルモン（GH）過剰により，特有の顔貌，四肢末端の肥大，骨変形，糖代謝異常，発汗過多，頭痛などの症状を示す疾患である。

特有の顔貌は先端巨大症様顔貌とよばれ，眉弓部の膨隆，鼻・口唇の肥大，下顎の突出などが特徴であり，手足の容積の増大も認める。理学所見では頭蓋骨単純X線撮影でトルコ鞍の拡大および破壊，副鼻腔の拡大，外後頭隆起の突出，下顎角の開大と下顎の突出を認める。また手X線で手指末端骨の花キャベツ（カリフラワー）様肥大変形，足X線で足底部軟部組織厚（heel pad）の肥厚・増大（22mm以上）を認める。

原因の多くは**GH産生下垂体腺腫**であり，手術療法，薬物療法を行うが，容貌変化に関しては非可逆的なものも多い。

❷ ターナー症候群

先天性に1つのX染色体が全部または一部欠損し，特徴的な徴候を呈する症候群で，主要所見は**低身長**と**卵巣機能低下症**である。外表にみられる徴候は**ターナー徴候**ともよばれ，外反肘，翼状頸，中手骨短縮，高口蓋，小顎症，楯状胸，リンパ浮腫，母斑などがある。低身長に対しては，GH治療が有効である。

表2-9 骨格異常による容貌変化

	骨格異常による容貌変化	原因疾患	
頭蓋骨	先端巨大症様顔貌（眉弓部の膨隆，鼻・口唇の肥大，下顎の突出など）	先端巨大症	頭蓋骨単純X線所見でトルコ鞍の拡大および破壊，副鼻腔の拡大，外後頭隆起の突出，下顎角の開大と下顎の突出を認める。
	高口蓋，小顎症	ターナー症候群	低身長，外反肘，中手骨短縮，楯状胸などの容貌変化を伴う。
脊柱	骨粗鬆症による椎体の変化（骨折）	クッシング症候群，性腺機能不全，原発性副甲状腺機能亢進症，甲状腺機能亢進症	
	高身長	先端巨大症	先端巨大症顔貌，手足の容積の増大も認める。
		クラインフェルター症候群	高身長のほかに四肢が長く，指が長いという特徴をもつ。
	低身長	成長ホルモン（GH）分泌不全性低身長	成長ホルモンの欠乏が小児期にみられ，低身長（身長SDスコアー2.0SD以下））を呈するもの。低身長の5％以下の頻度である。
		偽性副甲状腺機能低下症Ⅰa型	オルブライト遺伝性骨異栄養症（AHO）を合併。
		思春期早発症	骨年齢の進行による骨端線の早期閉鎖のため低身長を認める。
		ターナー症候群	外反肘，中手骨短縮，高口蓋，小顎症，楯状胸などの容貌変化を伴う。
		中枢性摂食異常症	体重減少と低栄養により低身長とともに，骨折，側弯の頻度が多くなる。
胸郭（肋骨）	釣鐘様変形	骨軟化症	肋骨の骨軟化により胸郭全体の変形を認める。
	楯状胸	ターナー症候群	低身長，外反肘，中手骨短縮，高口蓋，小顎症などの容貌変化を伴う。
	樽状変形	先端巨大症	
上肢・下肢	手足の容積の増大	先端巨大症	手X線所見で手指末端骨の花キャベツ様肥大変形，足X線所見で足底部軟部組織厚（heel pad）の増大（22mm以上）を認める。
	中手骨の短縮	偽性副甲状腺機能低下症Ⅰa型	AHOを合併し，低身長を認める。
	外反肘	ターナー症候群	低身長，楯状胸，高口蓋，小顎症などの容貌変化を伴う。

❸ 偽性副甲状腺機能低下症Ⅰa型

　副甲状腺機能低下症は副甲状腺ホルモンの作用の低下に基づき低カルシウム血症，高リン血症を呈する疾患である。このなかで標的細胞の副甲状腺ホルモンに対する反応が低下しているものを偽性副甲状腺機能低下症という。副甲状腺ホルモン負荷試験（**エルスワース・ハワード[Ellsworth-Howard]試験**）で尿中cAMP反応と尿中リン排泄反応が陰性を示すものがⅠ型に分類される。Ⅰ型のなかでもさらに**低身長，肥満，中手骨の短縮**などを特徴とするオルブライト遺伝性骨異栄養症（Albright hereditary osteodystrophy；AHO）を合併するものが偽性副甲状腺機能低下症Ⅰa型とよばれる。

B 眼の異常

　内分泌疾患のなかで，眼の異常による容貌変化をきたす疾患は甲状腺眼症（バセドウ[Basedow]眼症）がある。また，トルコ鞍内に発生する下垂体腫瘍は，大きさや進展具合により，眼球運動障害や眼瞼下垂などの眼の異常を呈するものがある。

1. 甲状腺眼症（バセドウ眼症）

❶ 定義
　甲状腺眼症は自己免疫性甲状腺疾患に伴う眼窩内病変である。

❷ 病態生理
　甲状腺刺激ホルモン（TSH）受容体や外眼筋抗原に対する**自己免疫機序**によって生じる。眼窩内脂肪組織に炎症が起きると，グルコサミノグリカンの産生や脂肪組織の腫大を招き，後眼窩組織の容積が増え眼球が突出する（第4章-Ⅱ-A-1「甲状腺機能亢進症（バセドウ病）」参照）。

　外眼筋に炎症が起きると，外眼筋が腫大し円滑な動作が困難になる。これらの炎症に伴い，眼窩周辺組織にも炎症が及ぶと，角膜炎，結膜炎などが起こってくる。眼窩内組織容積の増大により視神経が圧迫されると，視力低下を招き，失明する可能性もある。

❸ 原因疾患と頻度
　バセドウ病の25〜50％，橋本病の2％程度に認められ，多くは甲状腺自己免疫疾患発症と同時に発症するが，数か月〜数年先行したり，遅れて発症する場合もある。

❹ 主要症候
　典型的な症候は，欧米で甲状腺眼症の活動性の指標として用いられている clinical activity score（CAS）に示される，①眼の奥の痛み・違和感，②上方視，側方視時の痛み・違和感，③眼瞼の発赤，④眼瞼の腫脹，⑤結膜の充血，⑥結膜の浮腫，⑦涙丘の発赤の7項目である。このほかにも流涙，羞明，眼の異物感などの自覚症状も伴う。

　徴候としてはグレーフェ（Graefe）徴候（下方視で上眼瞼と虹彩の間に強膜が可視），シュティルワーク（Stellwag）徴候（瞬き目の減少），メビウス（Möbius）徴候（輻輳困難，寄り目ができないこと），ダルリンプル（Dalrymple）徴候（眼瞼後退による眼裂の拡大）が知られている。

❺ 治療・対処法
　MRIによる画像検査で外眼筋の肥厚や炎症，眼窩内の炎症の程度を観察し，内分泌学的検査で自己免疫性甲状腺疾患の所見を評価する。この際，**甲状腺刺激抗体**（TSAb）が高値の場合，甲状腺眼症の発症と相関があるとされているが，TSAb低値の症例も少なくない。

　眼球突出測定計，眼圧検査，細隙灯顕微鏡検査，視力・視野検査，ヘスチャートなどによる評価を行う。

治療は甲状腺機能の正常化が必須であり，環境因子として喫煙での悪化を認めるため，禁煙を指導する．眼症の状態や重症度を評価し，軽症例ではステロイドの局所注射や点眼薬などの局所療法，軽症例以外は**ステロイドパルス療法**や**放射線の球後照射**を行う．失明の危険性が高い最重症例では，早急にステロイドパルス療法や**眼窩減圧術**を考慮する．

2. 下垂体腫瘍と眼の異常

下垂体はトルコ鞍内に位置し，下方は蝶形骨洞，上方は視交叉，左右は海綿静脈洞と内頸動脈に近接している．海綿静脈洞の中には動眼神経，滑車神経，三叉神経，外転神経が走っている．このため下垂体腫瘍が側方に進展して海綿状脈洞内の脳神経を障害すると，複視や眼球運動障害，眼瞼下垂，顔面感覚の低下などが生じる．

特に下垂体卒中では腫瘍内出血や梗塞による腫瘍組織の増大に伴い，これらの症状が数時間から数日で出現することがある．

トルコ鞍内にはまれに肉芽腫性病変がみられ，内分泌機能異常を伴う．トロサ・ハント（Tolosa-Hunt）症候群は海綿静脈洞内の非特異的炎症性肉芽腫により有痛性の眼筋麻痺をきたす症候群である．片側性病変が多く，反復性発作性眼窩部痛とともに，海綿状脈洞内の脳神経障害を呈する．

C 甲状腺腫大

1. 定義

甲状腺疾患には甲状腺腫を伴うものが多く，発見のきっかけとなる．甲状腺は甲状軟骨（のど仏）直下の輪状軟骨の高さで気管を取り囲むようにあり，女性では年齢に関係なく前頸部の中央あたりに位置し，男性，特に高齢者では頸の下部から上縦隔にかけて位置する．側葉の大きさは縦約4〜4.5cm，横幅1.5cm，厚さ1cmで左右合わせて重量は約15gである．通常であれば触診では触知できない臓器だが，重量が20g以上になると腫大した甲状腺を触知する．

▶**甲状腺の触診**　甲状腺を触診するときは座位で患者と相対しながら位置し，頸部を軽く伸展させる（下顎を挙上させすぎると前頸部の皮膚が伸展しすぎてかえって触診しにくくなる）．正面から両母指で輪状軟骨の高さで気管の外側を触り，嚥下をしてもらい上下に動くことで甲状腺と同定する．男性は女性に比べて下方に位置しているので注意が必要である．甲状腺の硬さ（軟・弾性軟・弾性硬・硬・非常に硬い），表面の性状（平滑・凹凸不整），自発痛・圧痛の有無，皮膚の状態，リンパ節腫大の有無を確認する．大きな結節性甲状腺腫では気管の変位や圧迫がないかをみる．硬い結節性病変がある場合は悪性腫瘍を疑い，嚥下した際の可動性から周囲への浸潤の有無を把握する．

2. 原因・分類

甲状腺が触れれば，甲状腺両葉を触れる**びまん性甲状腺腫**か，一部のみを触れる**結節性甲状腺腫**かを区別する。びまん性甲状腺腫には慢性甲状腺炎（橋本病），バセドウ病，無痛性甲状腺炎，亜急性甲状腺炎などがあり，結節性甲状腺腫には甲状腺良性結節，甲状腺がん，甲状腺囊胞，中毒性結節性甲状腺腫などがある。慢性的な腫大か，急激な腫大かを判断し急激な腫大を認める場合は甲状腺未分化がん，悪性リンパ腫，甲状腺囊胞内の出血などを鑑別する。甲状腺腫の診断には**甲状腺超音波断層法（エコー）**が有用である。

3. 甲状腺腫大を伴う疾患

甲状腺腫大を伴う疾患は，びまん性と結節性に分かれる。それぞれの特徴と留意点を表2-10にまとめた。治療法は各疾患の項を参照されたい。

V 乳腺の異常

A 女性化乳房症

1. 定義

女性化乳房症（gynecomastia）は男性の乳腺組織の良性の増殖性変化と定義され，通常エストロゲン活性の増加，アンドロゲン活性の低下，あるいは様々な薬物の使用によって引き起こされる。クラインフェルター症候群＊のように性分化異常に伴うまれな遺伝性の疾患もあるが，大部分は自然軽快し，経過観察のみで治療を必要としない。臨床的には男性乳がんとの鑑別が重要である。

2. 病態生理

何らかの原因により，乳腺組織の増殖を抑制するアンドロゲンが減少し，増殖を刺激するエストロゲンが相対的に増加することで発症する。

3. 原因疾患

原因疾患を表2-11に分類して記載する。このなかでは薬剤性の女性化乳房症が多く，身体診察に加え，既往歴・内服薬の聴取が重要である。原因となる薬剤を表2-12に記載

＊**クラインフェルター症候群**：男性の性染色体にX染色体が1つ以上多いことで生じる疾患の総称で，精巣萎縮，無精子症などの性腺機能不全を主病態とし，女性化乳房を認める場合がある。

表2-10 甲状腺腫大を伴う疾患とその特徴

	疾患名	甲状腺腫大の特徴		留意点
		触診の所見	超音波断層法（エコー）所見	
びまん性	慢性甲状腺炎 橋本病	硬く腫大し（弾性硬・硬），表面は凹凸不整である。	峡部を含めてびまん性に腫大し，表に凹凸を認め分葉状にみえることもある。内部エコーレベルは低下し，不均一で粗造である。	● 甲状腺悪性リンパ腫は基礎疾患として橋本病があることがほとんどであり急速な甲状腺腫大をきたした場合は念頭におく ● 部分的に痛みの強い甲状腺腫で高熱を伴う場合は橋本病の急性増悪の可能性も考慮する ● 萎縮や変性が進むと，甲状腺全体が萎縮することがある
	バセドウ病	左右両葉の腫大があり比較的軟らかく（弾性軟）表面は平滑である。	内部エコーは均一から不均一と様々である。典型的にはカラードプラで火焔状の豊富な血流分布を認める。	● 高齢者では甲状腺腫大が明らかではない場合が多いので注意する ● 治療後は甲状腺が硬くなり慢性甲状腺炎と区別がつかないことがある
	無痛性甲状腺炎	大きさは様々だが，比較的小さな甲状腺腫が多い。	● 慢性甲状腺炎（橋本病）と同様に内部エコーレベルは低下し不均一で粗造である ● 血流信号のない低エコー域が存在する	甲状腺中毒症を呈する疾患だが，経過中，甲状腺機能低下をきたす時期にはTSHの上昇を反映して甲状腺腫が再増大する傾向にある。
	亜急性甲状腺炎	● 有痛性甲状腺腫 ● 圧痛を伴う硬結を触れる	圧痛の部位に一致して不整形の低エコー域がみられるが，血流増加は伴わない。	圧痛を伴う硬結は片側から始まり，数週で反対側に移動することもある（クリーピング現象）。
結節性	甲状腺良性結節（腺腫様結節，腺腫様甲状腺腫，濾胞腺腫）	平滑で可動性のある結節を触れることが多い（弾性硬もしくは弾性軟）。	● 形状は円形あるいは楕円形で境界は明瞭であり内部は嚢胞状のものから充実性のものまで様々である ● 濾胞腺腫では辺縁低エコー帯を伴う	腺腫様甲状腺腫は腺腫様結節が多発して甲状腺腫をきたした状態を指す。小さな腺腫様結節が多発している場合は甲状腺腫はきたさない。
	甲状腺がん	凹凸不整で硬く可動性のない結節を触れることが多い（弾性硬）。	● 乳頭がん：形状不整で境界不明瞭な低エコー腫瘤 ● 濾胞がん：形状不整で辺縁低エコー帯不明瞭な充実性腫瘤 ● 髄様がん：内部に点状から粗大な石灰化を認める ● 未分化がん：内部エコーが低下し不均一で粗大石灰化を伴う （第4章-II-C「甲状腺腫瘍」参照）	大きな腫瘍の場合は気管の偏位がないかを確認する。
	甲状腺嚢胞	平滑で可動性のある結節を触れることが多い（弾性硬もしくは弾性軟）。	形状は円形あるいは楕円形で境界は明瞭であり，内部は無エコーである。	出血をきたした場合は増大し，有痛性甲状腺腫となる。
	中毒性甲状腺腫	平滑で可動性のある結節を触れることが多い。複数の結節を触れることもある。	濾胞腺腫と同様の所見だが，内部に豊富な血流を認める。	孤発性の小結節の場合は甲状腺腫をきたさない。

表 2-11 女性化乳房症の原因

- 生理的乳腺の肥大
- 内分泌疾患に合併：精巣疾患，下垂体・副腎腫瘍，バセドウ病，ホルモン産生腫瘍など
- 性分化異常に伴うもの：クラインフェルター症候群など
- そのほかの疾患に合併するもの：肝疾患，腎疾患，肺疾患，糖尿病など
- 薬剤性に発症するもの
- 特発性（原因不明）のもの

表 2-12 女性化乳房症の原因となり得る代表的な薬剤

ホルモン製剤	エストロゲン含有製剤，抗アンドロゲン薬（ビカルタミド，ゴセレリンなど）など
抗原虫薬	メトロニダゾールなど
消化性潰瘍治療薬	シメチジン，オメプラゾールなど
抗悪性腫瘍薬	メトトレキサート，アルキル化薬など
心不全治療薬	ジゴキシンなど
抗不安薬	ジアゼパムなど

した。

4. 診断および治療・対処法

❶ 診断

身体所見，現病歴・既往歴・内服薬の聴取により女性化乳房症の診断を下す。画像診断としては乳腺超音波，マンモグラフィ検査が乳がんとの鑑別に有用である。原因のスクリーニングとして各種ホルモン値を含めた血液検査の実施も検討する。

❷ 治療

▶ **思春期，青年期の女性化乳房症**　一般に思春期，青年期の女性化乳房症は生理的・特発性の女性化乳房症が大部分を占めて，自然消退が多く積極的治療を要しないことがほとんどである。

▶ **中高年以降の女性化乳房症**　中高年以降は薬剤性の割合が多く，また乳がんとの鑑別を念頭に置く必要がある。薬剤性の場合はリスクとベネフィットを検討したうえで薬剤の中止または変更を考慮する。つまり原疾患の種類によっては，乳腺肥大の原因となっている薬剤が原疾患の治療に不可欠で中止困難であり，副作用としての乳腺肥大は許容して経過観察することが現実的判断となる。特に高齢者は多剤を内服している場合が多く，原因薬剤の診断，またこれら薬剤の中止，変更の実施が困難な場合も少なくない。
以上のような経過観察も含めた保存的対応を行っても，疼痛が強く，また整容的に問題がある場合などは手術による乳腺組織の切除も選択肢になるが，実施されることはまれである。

B 乳汁漏出症

1. 定義

産褥期以外において乳汁分泌がみられる病態を乳汁漏出症(galactorrhea)と定義する。乳汁は分娩後のある期間のみに分泌されるようなメカニズムが働いており，本来産褥期以外には乳汁分泌は起きないことになっている。

2. 病態生理

乳汁漏出症は両側性・多孔性の乳汁分泌を特徴とし，プロラクチン(乳汁分泌ホルモン)とよばれる下垂体ホルモンの分泌増加による**高プロラクチン血症**が原因であることが多く，またプロラクチンに対する乳腺の感受性上昇が原因となる場合もある。一方で片側性の乳汁分泌の場合や乳房に腫瘤を伴う場合は，乳がんなどの乳腺自体の疾患を念頭に置く必要がある。

プロラクチンは下垂体前葉から分泌されるホルモンで，主に視床下部から放出されるドパミンにより抑制性に調節されている。何らかの誘引によりドパミンの産生が抑制されたり，プロラクチンの産生自体が増加したりすると，乳汁漏出をきたすことになる。

3. 原因疾患

乳汁漏出症の原因の多くは高プロラクチン血症であり，プロラクチンの分泌は視床下部から分泌されるドパミンにより抑制的に調節を受けているというメカニズムのため，乳汁漏出症の原因は，プロラクチン産生腫瘍，ドパミンの抑制をきたす薬剤，視床下部の障害などに分類される。プロラクチンは甲状腺刺激ホルモンにより分泌が促進されるため，このホルモンが分泌過剰な状態，すなわち甲状腺機能低下症でも高プロラクチン血症は生じる。その病態生理と原因疾患を表2-13にまとめた。

4. 治療・対処法

乳汁漏出の程度がわずかで月経異常などを伴わない場合は経過観察でよいが，乳汁漏出の量が多く，月経不順や不妊を主訴とする場合は高プロラクチン血症に起因する乳汁漏出

表2-13 乳汁漏出症の原因疾患

- 下垂体腫瘍(プロラクチン産生腫瘍)によるもの
- 視床下部の器質的障害(腫瘍や脳外科手術)によるもの
- 薬剤性(向精神薬，抗悪性腫瘍薬，女性ホルモン製剤[経口避妊薬])によるもの
- 原発性甲状腺機能低下症によるもの
- 胸壁疾患(胸壁の手術，外傷，帯状疱疹など)によるもの

表 2-14 乳汁漏出の治療法

主な乳汁漏出症の原因	治療法
プロラクチン産生腫瘍	• 第一選択はドパミン作動薬。ドパミン作動薬は 80～90％の割合で血中プロラクチン値を正常化し，腫瘍縮小効果をもつ • 薬剤抵抗性の場合や副作用のために内服困難な症例は手術を検討する • 手術で完全に摘出できなかった場合は，放射線照射を考慮することもある
視床下部病変	• 機能性の疾患に対してはドパミン作動薬の投与 • 器質性の疾患に対しては各疾患の治療に準じる • ドパミン作動薬；カベルゴリン（カバサール®），ブロモクリプチン（パーロデル®）
薬剤による場合	可能であれば当該薬を中止するか，副作用に乳汁漏出がない薬剤へ変更。これにより速やかに症状改善が得られることが多い。
原発性甲状腺機能低下症	甲状腺ホルモン（レボチロキシン）の補充を行う。

症を疑い，精査する必要がある。治療法は原因ごとに異なる（表 2-14）。

VI リンパ浮腫

1. 定義

リンパ浮腫は，何らかの原因によりリンパの流れが阻害され，高濃度のたんぱく質を含んだ組織液が組織間に貯留した状態のことであり，「an external (or internal) manifestation of lymphatic system insufficiency and deranged lymph transport」と国際リンパ学会で定義されている[1]。

2. 病態生理

人間のからだの 60～70％ は水分であり，細胞内と細胞外に 2 対 1 の割合で分布して

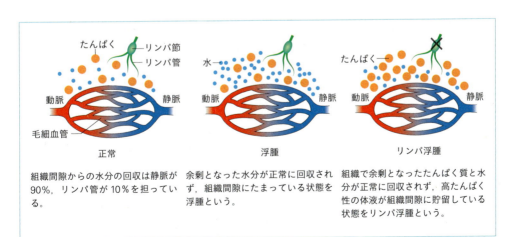

図 2-5 リンパ浮腫の病態

いる。その細胞外液は血液，組織間液，リンパ液に分類される。毛細血管の動脈側から漏出した水分，たんぱく質，電解質は，大半は毛細血管の静脈側に吸収されるが，一部はリンパ管に吸収され，リンパ流として静脈へ還流する。このたんぱく質に富んだ体液がリンパ液である。リンパ管が機械的または機能的に閉塞したり狭窄したりするとリンパ流は停滞し，リンパ管内に吸収できなかったたんぱく質が組織間に貯留する。その結果，浸透圧により血管内の水分が組織間隙に引き込まれ，浮腫を形成する。これがリンパ浮腫の実態である（図2-5）。

3. 原因疾患

リンパ浮腫は，原発性と続発性に分類される。前者は原因が明らかでない特発性と遺伝子異常に伴う先天性とに分かれる。後者はリンパ管の炎症や，腫瘍の浸潤，手術などによるリンパ流のうっ滞が原因となって浮腫が生じるもので，様々な原因疾患がある。内分泌疾患では甲状腺機能低下症，クッシング症候群などがある。

全世界的にはフィラリア症（蠕動によって動く寄生蠕虫フィラリアの感染症）の占める割合が多いが，先進国ではがんの治療のための手術（リンパ節郭清術）や放射線照射に伴うリンパ浮腫が多い。

4. 程度・分類

国際リンパ学会では，皮膚の状態によりリンパ浮腫を表2-15のように4つの病期に分類している。そのほか，片側性のリンパ浮腫に対しては左右差の程度による分類がある[2]。

5. 治療・対処法

❶ リンパ浮腫の予防

リンパ浮腫は一度発症すると完治が困難であるが，発症前すなわち0期の段階での適切なリスク管理は発症の予防効果があることが知られている。リンパ浮腫発症のリスクとなる腋窩リンパ節郭清手術あるいは腋窩照射を受けた患者に対しては，①リンパ浮腫の原因と病態，②発症した場合の治療選択肢の概要，③日常生活上の注意，④肥満，感染の予防，などを網羅して個別に指導を行うことが重要である。

表2-15 リンパ浮腫の病期

0期	リンパ液の輸送に障害がみられるが，浮腫が明らかでない無症候性の状態。
Ⅰ期	たんぱく成分が多い組織間液の貯留がみられるが，初期であり，四肢の挙上により症状が消失する。圧痕がみられることもある。
Ⅱ期 （Ⅱ期後期）	四肢を挙上しただけでは組織の腫脹が改善しなくなり，圧痕が明瞭になる（組織の線維化を伴い，圧痕が消失する）。
Ⅲ期	圧痕を伴わないリンパ液うっ滞性象皮病のほか，表皮肥厚，脂肪沈着などの皮膚変化も伴うようになる。

出典／International Society of Lymphology. The diagnosis and treatment of peripheral lymphedema. Consensus document of the International Society of Lymphology, Lymphology, 36(2): 84-91, 2003.

❷ リンパ浮腫発症後の治療

　リンパ浮腫の発症後（I期以降）は，複合的理学療法が重要であるが，引き続き前述の日常生活での予防対策も併用していく必要がある。リンパ浮腫に対する治療は，複合的理学療法に日常生活上の注意を含めて「複合的理学療法を中心とする保存的治療」とよばれるようになっている。

（1）複合的理学療法

▶ **用手的リンパドレナージ**　皮膚表面の浮腫液が深部のリンパ系にドレナージされるよう促すマッサージのことである。からだの末梢側から中枢側に向かって，手のひらを皮膚に密着させて表皮をずらすような感覚で行う。強く揉むと炎症が起こったり皮膚を傷つけたりすることがあるため，優しく軽く行うことが重要である。正しいドレナージ法の患者指導が重要である。

▶ **圧迫療法**　目的は，リンパドレナージにより細くなった患部を細いままに維持することである。外から圧を加えることにより，組織間に漏出してくるリンパ液の圧に対抗する。これには，弾性ストッキング・アームスリーブの着用や，弾性包帯によるバンデージが必要になる。日常生活でも使用していくため，適切な圧で使用することが重要である。

▶ **圧迫した状態での患肢の運動**　患側を安静に保つのではなく，弾性ストッキング着用やバンデージをした状態で，無理のない範囲内で適切な運動を行うことがリンパ流の促進のため重要である。

▶ **患肢の清潔**　皮膚の清潔と保湿を保つことが感染の予防となる。
　リンパ浮腫の際に最も気をつけるべき感染は蜂巣炎である。リンパ浮腫の状態では組織間にたんぱく質と水分が過剰に貯留し循環が悪化しており，わずかな細菌が侵入しただけでも繁殖しやすい環境となっている。細菌が四肢に広がり強い炎症が起こることで，血管壁の透過性が亢進し，さらに浮腫が悪化する。皮膚の発赤，腫脹，疼痛を認め，発熱を伴うこともある。蜂巣炎の治療では患肢の挙上と冷却，抗菌薬の投与を行う。再発が多いため，十分な抗菌薬治療が必要である。

（2）外科的治療

　以上のように，治療の基本は保存的治療であるが，悪化を防止できず象皮症になってしまった場合や保存的治療抵抗性で日常生活に支障がある場合は，外科的治療（リンパ管静脈吻合術など）を考慮する。

VII そのほかの症状

A 神経・筋症状

❶ 精神症状

　身体的・精神的ストレスを受けると自律神経が視床下部にその情報を伝え，ストレスに対応するためのホルモン分泌が促されるというシステムがある。神経とホルモンは密接に関係しているため，必要もないのにホルモンが過剰に分泌されたり，必要なときに分泌が低下したりすると，意識レベルや情緒の問題を生じることがある。たとえば，重篤な病態である甲状腺クリーゼ（第4章-Ⅷ-1「甲状腺クリーゼ」参照）では，必ず中枢神経症状がある。表2-16に精神症状を呈する内分泌疾患を示す。

❷ 意識障害

　内分泌疾患に関係する意識障害の原因は表2-17の低血糖，電解質異常，甲状腺クリーゼなどである。

表2-16 精神症状を呈する内分泌疾患

病態と機序	疾患名
うつ状態	クッシング病/症候群，甲状腺機能低下症，副甲状腺機能亢進症，副甲状腺機能低下症，成長ホルモン分泌不全症
不安・焦燥感	甲状腺クリーゼ，クッシング病/症候群，副甲状腺機能亢進症，先端巨大症，原発性アルドステロン症，褐色細胞腫，インスリノーマ
多動	甲状腺機能亢進症，甲状腺ホルモン不応症，褐色細胞腫
集中力低下	成長ホルモン分泌不全症，甲状腺機能低下症，副甲状腺機能低下症

表2-17 内分泌疾患に関係する意識障害の原因

病態と機序	疾患名
低血糖：中枢神経の糖欠乏症状として，行動異常，人格変化，記銘力障害，全身倦怠感，脱力，視覚障害，痙攣などに加え，意識障害をきたす	副腎不全，インスリノーマ，膵島細胞症（nesidioblastosis），インスリン自己免疫症候群，神経性やせ症
低ナトリウム血症：様々な原因によって生じる。浸透圧の低下により神経細胞の活動が障害される	副腎不全，甲状腺機能低下症，抗利尿ホルモン不適切分泌症候群（SIADH），ミネラルコルチコイド反応性低ナトリウム血症（MRHE）
高ナトリウム血症：基本的には脱水によって惹起される	中枢性尿崩症，視床下部症候群（口渇中枢の障害）
高カルシウム血症：骨・腎臓・腸管におけるカルシウム出納のバランスが崩れることで生じる	副甲状腺機能亢進症，ビタミンD中毒，甲状腺機能亢進症，副腎不全（軽度），褐色細胞腫（軽度）
そのほか	甲状腺クリーゼ

表 2-18 トルソー徴候とクボステック徴候

トルソー徴候	血圧計のマンシェットで収縮期血圧以上の圧で上腕を 3 分間圧迫すると，助産師手位が出現すること。
クボステック徴候	耳の前を軽く叩くと顔面神経が刺激されて顔面筋が収縮する。

❸ テタニー

テタニーとは，急性に進行する低カルシウム血症で出現する神経・筋症状のことである。背景に低マグネシウム血症を合併している場合がある。

テタニーの特徴的な所見は，手関節の屈曲，母指の回内，MP関節（手や足の指の付け根の関節）の屈曲および PIP 関節（指の先端から最初の関節）と DIP 関節（先端から 2 番目の関節）の伸展とされ，これを**助産師手位**（指位）とよぶ。そのほかにも低カルシウム血症では痙攣やトルソー（Trousseau）徴候，クボステック（Chvostek）徴候といった特徴的な身体所見を認めることがある（表 2-18）。

❹ 麻痺・しびれ

「痺れる」「麻痺する」という表現はあいまいで，使う者によってイメージが異なる場合がある。力が入らない（脱力，麻痺），ビリビリするあるいは正座のあとのような変な感じがある（異常感覚），触られているのに気がつかない（感覚消失，感覚鈍麻）などのイメージで使用されることが多いが，それぞれに症状をきたす疾患が異なるため，医療者による問診が重要となる。

❺ 振戦

内分泌疾患で振戦（震え）をきたすのは甲状腺機能亢進症，低血糖，褐色細胞腫である。震えは，甲状腺機能亢進症では甲状腺ホルモンの過剰，褐色細胞腫ではアドレナリンなどの過剰によってもたらされる。低血糖ではショック症状の 1 つとして現れる。

❻ 頭痛

表 2-19 に頭痛をきたす内分泌疾患について示す。

表 2-19 頭痛をきたす内分泌疾患

先端巨大症	小さな腫瘍であっても鎮痛薬の効かない頭痛を訴えることがある。また高血圧や咬合不全，睡眠時無呼吸の合併から緊張型頭痛を訴える場合もある。
下垂体卒中	下垂体腫瘍の内部で出血し，頭痛以外に電解質異常や下垂体前葉機能低下などを合併する。神経症状や眼症状の進行があれば緊急手術の適応となる。
下垂体炎	自己免疫や薬剤の影響で生じ，下垂体の腫大に伴って頭痛・悪心・視野障害がみられることがある。
甲状腺眼症	目の奥の痛みや眼瞼の腫脹が特徴的である。眼球運動の制限，視野障害をきたし，視神経に炎症が及ぶ場合は失明の可能性もある。
褐色細胞腫	発作症状として悪心や動悸などとともに出現する。制吐薬の使用により症状が悪化することがある。

B 消化器症状

❶ 悪心・嘔吐

悪心は嘔吐をしそうな感覚をいう。悪心や嘔吐は消化器系の器質的・機能性の疾患や心血管系の疾患に伴って生じることが多い。内分泌代謝疾患においても電解質・血糖値・ホルモンなどの異常によって延髄の嘔吐中枢（化学受容体誘発帯）や消化管運動が刺激または抑制されて生じるため，鑑別が必要である。

▶ **抗利尿ホルモン不適切分泌症候群** 抗利尿ホルモン不適切分泌症候群（syndrome of inappropriate ADH secretion；SIADH）では，ADHの不適切な分泌により腎臓における水の再吸収が過剰となるため，低ナトリウム血症や浸透圧の低下をきたして，悪心・嘔吐が誘発される。この際，嘔吐刺激もADHを強く刺激するが，これは嘔吐によって脱水になることを防ぐために水を再吸収しようとする生体の生理的な反応である。頭痛や痙攣，意識障害を合併することがある。

▶ **副腎皮質機能低下症** グルココルチコイド（コルチゾル）の低下により，カテコールアミンの合成や血管のカテコールアミンへの感受性が低下し，血圧が低下する。血圧の低下はバソプレシンの分泌亢進を誘発し，SIADHと同様に低ナトリウム血症に至る。特に原発性副腎皮質機能低下症ではコルチゾルに加えて，ミネラル（電解質）コルチコイド（アルドステロン）の分泌も低下するため，尿中ナトリウム排泄が亢進し，より重篤な低ナトリウム血症や副腎クリーゼに至ることがある。低ナトリウム血症が悪心・嘔吐を誘発するが，ほかにも腹痛や低血糖に伴う自律神経症状（冷汗・動悸・発熱など）を生じ，ショックとなることがある。

▶ **副甲状腺機能亢進症** 特に原発性では高カルシウム血症をきたす。高カルシウム血症は消化管運動を抑制し，腎機能障害を誘発する。これらが複合的に関与し，悪心・嘔吐の原因となる。ほかに口渇・多尿・便秘などの症状を合併する。

▶ **糖尿病性ケトアシドーシス** 1型糖尿病や未治療の重症糖尿病などでは，インスリン欠乏状態となり糖利用が障害されるため，脂肪分解とたんぱく質異化が亢進する。同時にインスリン拮抗ホルモンであるグルカゴンやカテコールアミンの分泌が促進され，高血糖や高ケトン体血症の状態となるため，著明な脱水，腹部症状（腹痛・悪心・嘔吐），口渇・多尿・全身倦怠感などが出現する。

▶ **そのほかの疾患** 甲状腺機能亢進症，褐色細胞腫，急性間欠性ポルフィリン症など。

❷ 下痢

下痢をきたす内分泌疾患には以下のようなものがある。

▶ **甲状腺機能亢進症（バセドウ病）** 腸管の蠕動運動が亢進し下痢をしやすくなる。

▶ **副腎皮質機能低下症** 悪心・嘔吐，腹痛とともに下痢や便秘も副腎不全を疑う症状として重要である。

▶ **神経内分泌腫瘍（ガストリノーマ，VIP産生腫瘍，グルカゴノーマ，ソマトスタチノーマ）** ガストリノーマ（gastrinoma）では腫瘍の産生する過剰なガストリンにより胃酸過多となり，心窩部痛を伴う難治性潰瘍や下痢，消化管出血をきたす。血管作動性腸管ペプチド（VIP）は腸管におけるナトリウムイオン，カルシウムイオン，水分の分泌を高め，再吸収を抑制するため，VIP産生腫瘍では難治性の水様性下痢をきたす（腹痛はまれである）。そのほか，グルカゴノーマ，ソマトスタチノーマはまれな疾患だが，下痢を契機に発見される場合がある。

▶ **自律神経障害を伴う糖尿病，アミロイドーシス** 自律神経障害により適切な腸管の運動が保てず，下痢や便秘をきたす。

❸ **腹痛**

腹痛をきたす内分泌疾患は悪心・嘔吐をきたす疾患，下痢をきたす疾患にほぼ一致する。

C 循環器症状

❶ **高血圧**

高血圧は罹患する患者が多く，脳血管障害や冠動脈疾患のリスク因子となる。高血圧患者の約10%は二次性高血圧とされるが，二次性高血圧は診断をつけることができれば適切な治療に結びつくため，その存在を認識することは重要である。一般的に二次性高血圧を疑うべき所見として，若年発症，重症高血圧，治療抵抗性高血圧，急激な発症があげられる。二次性高血圧のなかには内分泌疾患に伴うものが存在しており，表2-20に代表的な疾患について示す。

表2-20 高血圧をきたす代表的な内分泌疾患と関連疾患

疾患	特徴
原発性アルドステロン症	内分泌性高血圧で最も多い（高血圧全体の5～10%を占めるといわれる）。低カリウム血症を合併することが多い。副腎偶発腫を契機に診断に至ることがある。
褐色細胞腫	発作性・動揺性の高血圧。動悸・頭痛・発汗・高血糖を伴う。比較的大きな副腎腫瘍を伴うことが多い。
クッシング症候群	中心性肥満・満月様顔貌・皮膚線条などの身体所見，低カリウム血症や高血糖を合併する。しかし，サブクリニカルクッシング症候群では典型的な身体所見を示さないこともあり，副腎偶発腫瘍の精査の過程で診断されることがある。
甲状腺機能亢進症	頻脈・発汗亢進をきたし，体重減少・コレステロール値の低下を認める。収縮期血圧が上昇し，拡張期が下がる傾向がある。
副甲状腺機能亢進症	高カルシウム血症，腎結石の合併など。
先端巨大症	特徴的な顔貌を呈する。大腸ポリープや胆石，糖尿病，睡眠時無呼吸症候群などを合併する。がん（大腸・甲状腺）が先にみつかることもある。
（リドル［Liddle］症候群）	内分泌疾患ではない。腎集合管でのナトリウムチャネルの機能亢進により，ナトリウム再吸収・カリウム排泄が亢進し，体液量の増加によって高血圧に至る。原発性アルドステロン症のような病態だが，レニン・アンジオテンシン・アルドステロン系は抑制されている。

❷ 低血圧

低血圧をきたす内分泌疾患と関連疾患には表 2-21 のようなものがある。

❸ 心不全

心不全には，心臓自体に問題がありうっ血が生じるもの（低拍出性心不全）と，心機能には問題はないものの末梢組織における酸素需要に十分に対応できていない状況を示すもの（高拍出性心不全）と大きく 2 種類ある。内分泌疾患で心不全をきたし得るものを表 2-22 に示す。

❹ 不整脈

不整脈をきたし得る内分泌疾患・電解質異常について表 2-23 に示す。

表 2-21 低血圧をきたす内分泌疾患と関連疾患

アジソン病	血圧低下に加えて低ナトリウム血症や高カリウム血症，低血糖，体重減少などを伴う。女性の場合は，恥毛・腋毛の脱落を伴う場合がある。
甲状腺機能低下症	全身倦怠感，便秘，徐脈，圧痕を残さない浮腫や皮膚の乾燥など代謝の低下を示唆する所見を認める。
下垂体前葉機能低下症	一見不定愁訴のような多彩な症状を呈する。
（神経性やせ症）	やせに伴う生理的反応としてホルモン分泌が低下し，代謝が落ちることで低血圧や徐脈となる。
（バーター［Bartter］症候群）	内分泌疾患ではない。尿細管での NaCl 再吸収障害のため，血圧は低下してレニン分泌が促進される。小児期から低カリウム血症があり，脱力発作や筋力低下を認める。

表 2-22 心不全をきたし得る内分泌疾患

甲状腺機能亢進症	高拍出型が多い。しかし心房細動などによる心不全もある。
褐色細胞腫	高拍出型。カテコラミン心筋症として発症することがある。
甲状腺機能低下症	低拍出型。心筋障害や心嚢液貯留がある。
先端巨大症	弁膜症や心筋症，高血圧の合併によるものが多い。
クッシング病/症候群	慢性的な高血圧により心筋のリモデリングや線維化が進むため。
（ビタミン B_1 欠乏）	脚気心として知られる。高拍出性で頻脈や浮腫を伴う。

表 2-23 不整脈をきたし得る内分泌疾患・電解質異常

病態	疾患	不整脈の種類
甲状腺機能亢進症	バセドウ病	心房細動
低カリウム血症	クッシング症候群 飢餓など	ST 低下，T 波の平坦化，陰性化，QT 延長などあらゆる不整脈をきたし得る
高カリウム血症	アジソン病など	房室ブロック，徐脈，心室細動，心停止
低カルシウム血症	副甲状腺機能低下症 ビタミン D 欠乏	QT 延長
高カルシウム血症	副甲状腺機能亢進症	QT 短縮
低リン血症	ビタミン D 欠乏 リフィーディング症候群	心室性不整脈
低マグネシウム血症	慢性下痢 アルコール多飲など	心室性期外収縮，心房細動，QT 延長
高マグネシウム血症	腎不全など	徐脈，完全房室ブロック，QRS 開大

D 皮膚の変化

内分泌疾患に伴う皮膚変化を表 2-24 に示す。

E 無月経

❶ 定義

月経とは「約1か月の間隔で起こり，限られた日数で自然に止まる子宮内膜からの周期的出血」と定義されている。月経がないことを「無月経」というが，病的かどうか，無月経となる時期，原因臓器によって様々に分類される（表 2-25）。

❷ 原因疾患・分類

病的無月経をきたす疾患を表 2-26 に示す。

❸ 検査

原発性無月経においては婦人科診察や染色体検査で主に診断をつける。

表 2-24 内分泌疾患に伴う皮膚変化

先端巨大症	皮下組織の肥厚，鼻唇溝や前額・手足などでしわが深くなる，眼瞼浮腫，発汗過多，皮脂分泌過剰（oily skin），色素沈着，線維腫の合併
GH 分泌不全	皮膚の乾燥と菲薄化，脱毛
副腎皮質機能亢進症	ACTH の過剰に伴うもの：クッシング病，異所性 ACTH 産生腫瘍 →色素沈着（しわや爪，擦過しやすい場所などに多い） コルチゾルの過剰に伴うもの →ざ瘡，赤ら顔，野牛肩，赤色皮膚線条，多毛，皮膚の菲薄化 皮膚の感染症が治癒しにくい
ACTH 分泌不全	皮膚の蒼白化，皮膚の菲薄化，小じわが目立つ
甲状腺機能亢進症	発汗亢進，手掌の紅潮・湿潤，爪甲剥離，時計皿爪（ヒポクラテス爪），（まれに）前脛骨粘液水腫，脱毛や慢性蕁麻疹，白斑などの合併がある
甲状腺機能低下症	脱毛（頭髪や眉毛），発汗の低下・皮膚乾燥，角化，粘液水腫性変化（眼瞼と口唇が目立つ），圧痕を残さない下腿浮腫
多嚢胞性卵巣症候群	多毛，黒色表皮腫（擦過部などの皮膚粗造・肥厚・角質増生・色素沈着）
性腺機能低下症	体毛の減少（腋毛，恥毛），髪が細くなる，皮脂分泌・発汗ともに低下する，皮膚の蒼白化

表 2-25 生理的無月経と病的無月経

生理的無月経	妊娠期・産褥期・授乳期，初経前，閉経後
病的無月経	性成熟期にもかかわらず無月経であること
①原発性無月経	18 歳までに月経が来ないこと（初経がないこと） 女性器の解剖学的な問題や染色体異常などの先天的疾患が含まれる
②続発性無月経	これまであった月経が 3 か月以上停止しているもの 視床下部性，下垂体性，卵巣性，子宮性と様々な原因によって生じる

表 2-26 病的無月経をきたす疾患

原発性無月経	続発性無月経
Ⅰ 見せかけの無月経 　1. 処女膜閉鎖症 　2. 腟閉鎖・腟欠損 　3. 腟中隔症（腟横中隔） 　4. 頸管閉鎖症 Ⅱ 子宮性無月経 　1. 先天性子宮欠損症 　2. 結核性子宮内膜炎 　3. 幼児期アッシャーマン症候群 Ⅲ 卵巣性原発性無月経 　1. 純型性腺形成異常（46XY） 　2. 性腺形成異常 　　1) ターナー症候群（45XO） 　　2) ターナー症候群（モザイク型） 　3. 卵巣形成異常（46XX） 　　1) 卵巣欠損（afollicular） 　　2) 卵巣低形成（follicular） 　4. 原発性 FSH 不応症候群 Ⅳ 性分化疾患 　1. 卵精巣性性分化疾患 　2. 女性（仮性）半陰陽（卵巣） 　　副腎性器症候群 　3. 男性（仮性）半陰陽（精巣） 　　精巣性女性化症候群 Ⅴ 視床下部・前葉系の異常 　1. 視床下部性原発性無月経 　2. カルマン症候群 　3. フレーリッヒ症候群 　4. ローレンス-ムーン-ビードル症候群（バルデー・ビードル症候群）	Ⅰ 視床下部性無月経 　1) 間脳性腫瘍（頭蓋咽頭腫ほか），脳底動脈瘤 　2) 外傷，放射線障害 　3) 全身性・消耗性疾患，内分泌疾患 　4) 視床下部疾患（フレーリッヒ症候群など） 　5) キアリ-フロンメル症候群，アルゴンツ-デルカスティロ症候群 　6) 薬剤性（ドパミン拮抗剤，セロトニン作動薬など） 　7) 心因性（ストレス） 　8) 摂食障害，体重減少・肥満 　9) Gn-RH 欠損・機能障害 　10) 原因不明視床下部機能低下 Ⅱ 下垂体性無月経 　1) シーハン症候群 　2) 下垂体腫瘍 　　　（プロラクチノーマ，先端巨大症，クッシング病） 　3) Gn-RH 受容体異常，LH 遺伝子異常，FSH 欠損症など 　4) 下垂体腫瘍外科的治療後 Ⅲ 卵巣性無月経 　1) 早発卵巣機能不全 　2) 染色体異常（ターナー症候群など） 　3) 外科的治療，放射線治療，薬物（抗がん剤など）治療後 Ⅳ 多嚢胞性卵巣症候群（PCOS） Ⅴ 子宮性無月経 　1) アッシャーマン症候群 　2) 子宮内膜炎 　3) 頸管癒着 Ⅵ そのほか 　甲状腺機能亢進症・低下症

赤字は重要疾患。

　続発性無月経の患者においては，まず高プロラクチン血症の有無を確認する。プロラクチンは視床下部を介して主に LH 分泌を低下させるため，性腺機能を抑制し中枢性の無月経の原因となる。

　高プロラクチン血症は様々な原因によって引き起こされる。代表的なものは下垂体のプロラクチン産生腫瘍，巨大な下垂体腺腫（下垂体柄部の障害による），原発性甲状腺機能低下症（橋本病など），制吐剤・胃薬（メトクロプラミド，ドンペリドン，スルピリド），向精神薬などである。さらに血中 LH，FSH，エストラジオール，テストステロンを測定し，各疾患を鑑別する。必要に応じて，頭部 MRI や負荷試験（ゲスターゲン試験，カウフマン試験）を実施する。

❹ 治療

　原因は多様であり，原因に応じた治療が選択される。また治療の目的・目標も様々で，二次性徴を促すこと，低身長の予防，骨粗鬆症の予防，挙児希望などによって治療法が変

わる。女性ホルモン補充，排卵誘発，高プロラクチン血症に対する薬物療法などが一般的である。

国家試験問題

1 褐色細胞腫が疑われる患者への質問項目で優先度の低いのはどれか。

(93回 AM94)

1. 体重増加
2. 頭痛
3. 立ちくらみ
4. イライラ感

2 二次性肥満とその原因の組合せで正しいのはどれか。

(予想問題)

1. 視床下部性肥満 ──────── 甲状腺機能低下症
2. 内分泌性肥満 ──────── クッシング（Cushing）症候群
3. 遺伝性肥満 ──────── 性腺機能低下症
4. 薬物による肥満 ──────── 抗生物質

▶答えは巻末

文献

1) International Society of Lymphology：The diagnosis and treatment of peripheral lymphedema. 2009 Concensus Document of the International Society of Lymphology, Lymphology, 42（2）:51-60, 2009.
2) 日本リンパ浮腫学会編：リンパ浮腫診療ガイドライン，第3版，金原出版，2018．

参考文献

・田中敏章：専門医による新小児内分泌疾患の治療，改訂第2版，診断と治療社，2017．
・三國雅人，藤本征一郎：婦人科疾患の診断・治療・管理 内分泌疾患 月経異常，日産婦誌，54（12）:552-560, 2002.

内分泌

第 3 章

内分泌疾患にかかわる診察・検査・治療

この章では

- 主な内分泌疾患について,病像を理解する。
- 内分泌疾患を診断するうえでの注意点を知る。
- 内分泌検査の意味と方法を概観する。
- 内分泌機能検査の種類と注意点を理解する。
- 乳がんの検査の種類と注意点を理解する。
- 内分泌疾患にかかわる薬物療法を理解する。
- 内分泌疾患にかかわる手術療法を理解する。

I 内分泌疾患にかかわる診察

　内分泌疾患の基本的な問題は，あるホルモンの過剰もしくは不足による健康障害，あるいは内分泌腺の腫瘍（悪性腫瘍を含む）による健康障害のいずれかに集約される。一つのホルモンが作用する組織は多岐にわたるため，その過剰や不足がもたらす症状や身体所見あるいは臨床検査値異常も多彩である。したがって，眼前の患者に内分泌疾患が存在する可能性を想起するためには，個々の疾患（あるいは病態）がもたらす身体的な異常を，特徴的なパターンとして認識することができるような知識と経験が求められる。また，ある内分泌疾患に罹患していることが判明している患者に対しては，患者の日常生活や治療に際して考慮するべき症状や身体所見および検査値異常の有無を把握しておくことが大切である。そのためにも，一つ一つの内分泌疾患の病像を理解しておくことが望まれる。

A 問診

1. 主訴

　内分泌疾患の主訴は，腫瘍や炎症などの内分泌腺の局在に密接に関連するものとホルモンの過剰や不足による全身的なものに分けて考えることが大切である。

腫瘍や炎症による症状

- **視野障害**　下垂体の腫大により視神経を圧迫すると視野障害（耳側半盲）を生じ，自分の側方からの視覚情報が減少するため，物や人に接触しやすくなる。
- **頭痛**　下垂体腫瘍内に出血すると，激しい頭痛が生じる（下垂体卒中）。頭痛に対して頭部の画像検査を実施する場合，脳出血やクモ膜下出血あるいは硬膜外血腫に注意が集中し，下垂体出血が見逃されることがあるので注意が必要である。頭痛は下垂体周辺の炎症性病変によっても生じることがある。
- **結節・腫瘤**　甲状腺の腫瘍や結節性病変は，前頸部の腫瘤として自覚されることがある。腫瘤部に圧痛や自発痛を認める場合は，亜急性甲状腺炎や化膿性甲状腺炎を疑う。副甲状腺腫瘍を自覚することはまれであるが，副甲状腺がんでは自他覚的に腫瘤として触知されることがある。
　精巣腫瘍は精巣の腫大として自覚されることが多い。卵巣腫瘍は卵巣自身の腫大に加えて腹水の貯留により下腹部膨隆や下腹部膨満として自覚されることがある。精巣や卵巣の腫大は茎捻転のために局所の激痛として自覚されることがある。

表3-1 ホルモンの過剰・不足による症状

体重の変化	減少	甲状腺機能亢進症（バセドウ [Basedow] 病など），副腎不全（下垂体前葉機能低下症やアジソン [Addison] 病など），褐色細胞腫
	増加	甲状腺機能低下症，クッシング（Cushing）病（症候群），視床下部障害，インスリノーマ（insulinoma），多嚢胞性卵巣症候群
むくみ・浮腫		クッシング病（症候群），甲状腺機能低下症
月経不順・無月経・希発月経・不妊		高プロラクチン血症（プロラクチン産生下垂体腺腫など），クッシング病（症候群），先端巨大症，甲状腺機能亢進症，甲状腺機能低下症，下垂体前葉機能低下症（非機能性下垂体腺腫など），原発性卵巣機能低下症（多嚢胞性卵巣症候群，自然閉経を含む）
男性の性機能低下・不妊		高プロラクチン血症，先端巨大症，下垂体前葉機能低下症，甲状腺機能低下症，原発性精巣機能低下症
易疲労感（筋力低下を含む）		甲状腺機能低下症，副腎不全，原発性アルドステロン症（低カリウム血症による），成人成長ホルモン分泌不全症，男子性腺機能低下症
脱力		甲状腺機能亢進症（低カリウム血症を伴う場合），原発性アルドステロン症（低カリウム血症を伴う場合）
手の震え（振戦）		甲状腺機能亢進症
手足・口唇のしびれ		副甲状腺機能低下症（低カルシウム血症による）
皮膚粘膜色素沈着		原発性副腎不全（アジソン病，副腎結核，両側副腎転移など）
食欲不振		副腎不全（アジソン病，下垂体前葉機能低下症など），原発性副甲状腺機能亢進症（高カルシウム血症による）
抑うつ		甲状腺機能低下症，甲状腺機能亢進症（高齢者の場合），原発性副甲状腺機能亢進症（高カルシウム血症による），性腺機能低下症（男女とも，原因によらず），クッシング病（症候群）
便通異常	便秘	甲状腺機能低下症，原発性副甲状腺機能亢進症（高カルシウム血症による），先端巨大症（結腸伸長による）
	下痢，軟便	甲状腺機能亢進症，ガストリノーマ（gastrinoma），血管作動性小腸ペプチド（vasoactive intestinal polypeptide；VIP）産生腫瘍
多飲，多尿		中枢性尿崩症，原発性副甲状腺機能亢進症（高カルシウム血症による），原発性アルドステロン症（低カリウム血症による）
動悸，不整脈		甲状腺機能亢進症，褐色細胞腫
発汗過多		甲状腺機能亢進症，褐色細胞腫
多毛		多嚢胞性卵巣症候群，クッシング病，副腎がん（アンドロゲン産生による）
腹痛		副腎不全（アジソン病，下垂体前葉機能低下症など），ガストリノーマ
腰背部痛		原発性副甲状腺機能亢進症（腎結石，胸腰椎圧迫骨折による），クッシング病（症候群）（腎結石，胸腰椎圧迫骨折による）
骨折		クッシング病（症候群），原発性副甲状腺機能亢進症

2 ホルモンの過剰や不足による症状

ホルモンの過剰・不足による症状を表3-1に示す。

2. 現病歴

内分泌疾患では主訴以外に本人が疾患と関連づけていない多彩な病歴が隠れていることがある。主訴や身体所見から，ある程度まで疾患や病態を絞り込み，それらに関連する症状について積極的に確認し，さらに疾患や病態の絞り込みを行うことが大切である。

必ず確認しておきたい一般的な情報は、以下のとおりである。

- ▶ **月経歴，妊娠・出産歴（女性）** 女性では月経歴，妊娠・出産歴を確認する。出産と症状出現との関連についても確認する。
- ▶ **性機能（男性）** 日本の診療環境では，男性に対して性機能について質問することは一般的ではないが，性腺機能低下が疑われる場合には問診する。
- ▶ **体重増減** 次に，体重増減の経過を聴取する。内分泌疾患の病歴は，先端巨大症は長い場合が多く，平均で8年程度とされる。クッシング病（症候群）では半年から2年，甲状腺機能亢進症では1～6か月の場合が多い。甲状腺機能低下症の発症時期は病歴から明らかにすることは難しいことが多い。
- ▶ **腎・尿路結石** 内分泌異常による高カルシウム血症などが関与している場合も考えられる。
- ▶ **骨折病歴** クッシング病（症候群）では若年女性の骨折が初発症状の場合がしばしば経験される。

3. 家族歴

　内分泌疾患のなかには多発性内分泌腫瘍症をはじめとして遺伝性のものが多数存在するため，家族歴の聴取は重要である。また，バセドウ病や橋本病のような自己免疫疾患については，遺伝性ではないものの家族内集積のある疾患であることから家族歴は有用である。

　家族歴の聴取は疾患の絞り込みや診断に重要であることはいうまでもない。さらに，同様の疾患をもつ家族が存在すると，自らの疾患に関する理解が進みやすいので，治療に際しても有益であることが多い。一方で，遺伝性の疾患であるという認識は，家族内での軋轢や患者あるいはその親に心理的なストレスを与えることになるため十分配慮することが大切である。また，家族に関する情報収集に際しては，必ず患者本人に十分な説明を行ったうえで，患者本人から同意を得た後に，家族に対して話を聞くという手順を踏むことが必要である。

　現在では，多発性内分泌腫瘍症に関しては，積極的に家族の調査を行い，未発症者あるいは病状が部分的に診断されているものの多発性内分泌腫瘍症とは診断されていない家族に対して，適切な医療情報を提供することは望ましいという見解もある。患者本人の治療においても確定診断は有用とされるため，本症の遺伝子診断は積極的に勧められる。

4. 社会歴

　内分泌疾患には先天性や小児期発症のものが多い。そのなかには生物学的な性と社会的な性が一致しない可能性のある疾患も含まれていることに配慮する。

- ▶ **甲状腺機能亢進症** 被刺激性が強くなったり，集中力の欠如や注意力散漫などの症状が表れ，学校生活や社会生活に支障をきたすことがある。
- ▶ **甲状腺機能低下症** 動作が緩慢になったり会話の反応遅延が生じることにより，社会生

活に支障をきたすことがある。

B 身体所見

1. 視診

　先端巨大症やクッシング病（症候群）はパーキンソン病などと同様に，「スナップショット診断」がつけやすい疾患の代表である。これらの疾患は，全身を一目見た印象で疾患が想起されることから，患者の部分ではなく全体像を注意深く観察する能力が求められる。したがって，診断の確定した患者を担当する経験が非常に重要である。

- ▶ **甲状腺機能亢進症**　特有のぎらぎらした眼所見やイライラとして落ち着かない様子は，一見して疾患が想起される契機となるものである。指先や手の震え（振戦）がしばしば認められる。患者は自覚していないこともあるが，両手の人さし指を意識的に接近させるように指示をすると，振戦が誘発される。
- ▶ **甲状腺機能低下症**　厚ぼったく眠そうな眼および顔貌の印象が特徴的である。
- ▶ **女性の多毛**　クッシング病や多嚢胞性卵巣症候群などを疑う。
- ▶ **男性の体毛欠如**　アンドロゲンの欠乏を示唆するものであり，性腺機能低下症を疑う。また，頭髪が急に薄くなる場合は，アンドロゲンの過剰が疑われる。
- ▶ **口唇，口腔粘膜，手掌の色素沈着**　アジソン病など原発性副腎不全の徴候である。クッシング病でも同様の機序で色素沈着を生じることがある。
- ▶ **乳輪など生理的色素沈着部位の色調**　色調が淡くなるのは，下垂体前葉機能低下症などACTH（副腎皮質刺激ホルモン）分泌が障害される場合に認められる徴候である。
- ▶ **甲状腺**　皮下に存在するため，甲状腺腫や甲状腺結節を前頸部の視診で確認できることがある。

2. 触診

　触診で確認する症状と疑われる疾患を表 3-2 にまとめた。
- ▶ **甲状腺**　喉頭軟骨の下方で胸骨のやや上方に峡部を触知する。その左右に気管を取り囲むように甲状腺の両葉が触知される。
- ▶ **橋本病**　びまん性の腫大で表面は粗造であり，やや硬めの弾力がある。典型的なバセドウ病では，びまん性の腫大で表面は平滑であり，ゴム様である。病勢が著しい場合は表面に血流によるスリル（血流の振動が手で触れて感じられること）を触知する。
- ▶ **亜急性甲状腺炎**　かなり硬い結節を触知し，同部位に限局した圧痛を認める。また，時間経過に伴って結節部位が移動することが特徴とされる。
- ▶ **化膿性甲状腺炎**　圧痛のある部位は膿瘍を形成しており，弾力のある触診所見であることが亜急性甲状腺炎とは大きく異なる。ただし，膿瘍が自壊した場合は，皮下に炎症が

表3-2 触診で確認する症状と疑われる疾患

症状	疑われる疾患
頻脈	甲状腺機能亢進症, 褐色細胞腫
徐脈	甲状腺機能低下症
絶対性不整脈（心房細動）	甲状腺機能亢進症
甲状腺腫・甲状腺結節	橋本病, バセドウ病, 亜急性甲状腺炎, 化膿性甲状腺炎, 腺腫様甲状腺結節, 甲状腺がん
手掌発汗	甲状腺機能亢進症, 先端巨大症
皮膚肥厚	先端巨大症
皮膚菲薄	クッシング病（症候群）

拡大するため，圧痛部位が広がると同時に硬く触れるようになる。

▶ **甲状腺がんの腫瘤** 一般的に圧痛や疼痛を伴わないが，未分化がんの場合は痛みを認めることがある。

▶ **甲状腺機能亢進症と先端巨大症の皮膚湿潤** 甲状腺機能亢進症の発汗過多は全身性であり通常の汗であるが，先端巨大症ではとりわけ手掌部に著明であると同時にべたべたした油様の発汗であることが特徴とされる。

3. 打診

内分泌疾患で打診が必要となることはまれである。甲状腺機能と腱反射の速度とは相関がある。

▶ **甲状腺機能亢進症** 打腱器でアキレス腱を軽くたたくと弛緩相が速い。

▶ **甲状腺機能低下症** 打腱器でアキレス腱を軽くたたくと弛緩相が遅い。また，腓腹筋などを打腱器でたたくと，筋肉がゆっくり収縮して盛り上がる反応（筋膨隆現象：mounding phenomenon）が観察されることがある。

▶ **低カルシウム血症** 顔面で外耳道の前方（顔面神経が皮下に出現する部位）を打腱器で軽くたたくと，表情筋の収縮が生じて，口角挙上や表情のゆがみが認められることがある（クボステック［Chvosteks］徴候）。

4. 聴診

甲状腺機能亢進症では，心臓の聴診で，駆出性の心雑音を聴取することが多い。また，甲状腺表面を聴診すると血流雑音が聴取されることがある。甲状腺腫を認め，甲状腺部位に血流雑音を聴取する場合は，バセドウ病と診断してほぼ間違いない。

II 内分泌疾患にかかわる検査

A 内分泌機能検査

1. ホルモンの血中・尿中濃度測定検査

　内分泌疾患におけるホルモン過剰や不足は，ホルモンの血中あるいは尿中の濃度を測定することで客観的に評価される。現在は，抗原・抗体反応を応用した免疫学的な手法（イムノアッセイ）により，ほぼすべてのホルモンを測定することが可能となっている。

　ホルモンのイムノアッセイは，ノーベル賞受賞者のロサリン・ヤロー（Yalow, R.）とソロモン・バーソン（Berson, S.A.）によりインスリンの放射免疫測定法（ラジオイムノアッセイ）が開発されたことに始まる。最近では放射活性を有するラジオアイソトープを用いない高感度の化学発光による測定法の開発が進み，多くのホルモンの測定において放射線管理は不要となっている。

1 検体採取条件

❶血中のホルモン濃度測定
- ▶目的　測定の目的により採血条件を遵守することが大切である。空腹時，早朝の安静採血が原則となる。一方で，サーカディアンリズム（日内変動）のあるホルモンでは，1日の間で適切な時刻に複数回採血することがある。
- ▶方法　ホルモンによっては採血後にペプチド分解が進むなど不安定になるものがあるため，特に血漿分離を必要とするホルモンでは，たんぱく分解酵素阻害薬の添加された採血管を用意し，溶血しないように慎重に採血し，直ちに氷冷して遠心分離後に冷蔵あるいは凍結保存する。血清での測定が可能な場合は，室温に30分おいて凝集素を十分に除去できる状態にしてから遠心分離する。全血のままで長時間室温に放置することは厳禁である。

❷蓄尿検査
- ▶目的　ホルモンあるいはその代謝物の1日排泄量の測定が目的となるため，完全蓄尿であることと尿量が正確に記録されていることが大切である。
- ▶方法　完全蓄尿は次のように実施する。

①蓄尿開始時刻に排尿してもらう。
②①の尿は蓄尿器に入れず，以後の尿をすべて蓄尿器に入れる。
③蓄尿終了時刻にも排尿してもらい，その尿を蓄尿器に入れて完了とする。
　なお，排便時にも尿は採取することが必要である。

蓄尿検査においては，蓄尿中にホルモンの分解が進まないように，トルエンや塩酸を添加する場合があるので，検査の目的に従った条件設定を行う。

2 測定結果の評価

ホルモンの測定結果の評価は，疑っている疾患あるいは病態によってその判定基準が異なるので，単純に基準値を超えたら過剰であり，基準値を下回ったら不足であると判断できるとは限らない。また，ホルモンは健常者ではフィードバックループに従って変動しているものの，内分泌疾患患者においてはそのようなループから逸脱しているため，関心のあるホルモンと対応する検査指標とを併せて総合的に評価することが必要とされる。

2. ホルモン分泌基礎値

ホルモンの基礎値は，一般的に，早朝・空腹・安静時の血中濃度で評価される。

- ACTHとコルチゾルは早朝に最も高値となり，その後次第に低下していくことから，採血条件は非常に重要である。アルドステロンの分泌にもACTHが関与しているため，午後遅くの採血では予想外に低い値が得られることがある。
- アルドステロンとレニン活性は，立位や食塩摂取量により影響を受ける。一般的に，アルドステロン分泌過剰を疑う場合は，食塩制限はせずに安静臥床で早朝に採血する。
- インスリンは食事の影響を強く受けるため，空腹時の採血で測定する。
- 下垂体前葉ホルモンのうちゴナドトロピン（性腺刺激ホルモンのLH［黄体形成ホルモン］およびFSH［卵胞刺激ホルモン］）は，月経のある女性では周期的に分泌が増減するので，月経周期の時期と併せて測定値を評価する。
- 成長ホルモンやTSH（甲状腺刺激ホルモン）などはパルス様に分泌されるため，基準値からわずかにはずれる場合や想定と異なる結果の場合には，1回の測定値のみで判断を下すことなく，再現性の有無を確認することが望ましい。
- ノルアドレナリンなどのカテコールアミン分泌は交感神経の緊張状態が影響する。また，褐色細胞腫では発作性にアドレナリンの分泌が増大することがあるため，常に血中濃度が高いとは限らない。そのため，アドレナリンとノルアドレナリンの代謝物で尿中に排泄されるメタネフリンとノルメタネフリンの1日排泄量が褐色細胞腫の診断に用いられる。

3. ホルモン負荷試験

様々なホルモン負荷試験は，想定されるホルモン分泌過剰あるいは欠乏を確定診断するために用いられる。

❶ ホルモン分泌過剰の診断

対象とするホルモンの分泌を抑制するような負荷を加え，それによっても十分に分泌が抑制されないことを確認するための負荷試験が実施される。

- ▶ **クッシング病（症候群）** デキサメタゾン抑制試験でコルチゾルの分泌抑制が不十分であることを確認する。
- ▶ **原発性アルドステロン症** カプトプリル負荷試験や生理食塩水負荷試験でアルドステロン分泌抑制が不十分であることを確認する。
- ▶ **先端巨大症** 75g経口ブドウ糖負荷試験で成長ホルモンの分泌抑制が不十分であることを確認する。

❷ ホルモン分泌不全の診断

対象とするホルモンの分泌を刺激することにより，十分な分泌が得られないことを確認するための負荷試験が実施される。

- ▶ **原発性副腎不全（アジソン病など）** 迅速ACTH負荷試験によりコルチゾルの分泌が不十分であることを確認する。
- ▶ **中枢性副腎不全（下垂体前葉機能低下症など）** インスリン低血糖試験によりACTHとコルチゾルの分泌が不十分であることを確認する。
- ▶ **成長ホルモン分泌不全** GHRP-2負荷試験，アルギニン負荷試験やインスリン低血糖試験により成長ホルモンの分泌が不十分であることを確認する。

❸ 負荷試験における注意点

負荷試験の多くは体内に存在するホルモンやその類似薬を用いるため，適切に実施されれば危険のないことが多いが，いくつか注意すべき事項を理解しておく必要がある。

- **インスリン低血糖試験**：人為的に低血糖によるストレスを加えるものであり，ホルモン負荷試験のなかでは最も危険性が高い。65歳以上の高齢者，冠動脈疾患の合併あるいは痙攣発作の既往がある患者では禁忌である。また，検査中は常にベッドサイドで低血糖症状に注意を払い，随時簡易血糖測定器で血糖値をモニターし，有効な低血糖刺激が得られた場合は，直ちにブドウ糖を静注した後に採血を行うという対応が必要である。

  糖尿病の合併があり，空腹時血糖値が高い患者では，著しい高血糖を惹起する可能性が高い経口ブドウ糖負荷試験の実施は見合わせることが多い。
- **生理食塩水負荷**：経静脈的に2Lもの生理食塩水を投与することから，心不全など心機能に問題がある患者では，実施に際して慎重な検討が必要である。また，検査実施中は，心不全徴候を監視することが大切である。
- **高用量デキサメタゾン抑制試験**：副腎疾患に対して高用量デキサメタゾン抑制試験を行う場合，褐色細胞腫であった場合には，アドレナリン分泌発作を誘発することがあるため，事前に褐色細胞腫の可能性について適切に検討しておくことが必要である。
- **TRH負荷試験，Gn-RH（性腺刺激ホルモン放出ホルモン）負荷試験**：比較的大きな下垂体腺腫に対してTRH負荷試験やGn-RH負荷試験を実施する場合には，下垂体卒中の危険があることに十分配慮して検査の適否を検討する。

Ⅱ　内分泌疾患にかかわる検査

4. 画像検査（超音波検査，CT検査，MRI検査，核医学検査）

❶ 超音波検査

　甲状腺疾患に対する画像検査としては超音波検査が最も有用である。結節あるいは腫瘍性病変においては，超音波ガイド下穿刺吸引細胞診の実施が可能である。また，カラードプラやエラストグラフィの併用により，血流や硬度が客観的に評価できるため，画像的にも腫瘍の良性・悪性についての評価が可能である。さらに，カラードプラを用いることにより甲状腺ホルモン過剰症の鑑別診断や，無痛性甲状腺炎あるいは亜急性甲状腺炎の診断支援にも有用である。

　超音波検査は副甲状腺腫の局在診断に最も適した画像検査である。正常の副甲状腺は米粒大であり，あらゆる画像検査で描出されない。超音波検査では5mm大くらいから副甲状腺腫が甲状腺背側に描出される。原発性副甲状腺機能亢進症ではラグビーボール様に描出されることが多い。

❷ CT検査

　副腎皮質病変の評価に用いられることが多い。腫瘍性病変の場合，内部のCT（computed tomography）値が均一で脂肪レベルの低値を示す場合には，腺腫を示唆する所見とされる。副腎に石灰化を認める場合は，結核病変の可能性を考慮する。

　造影CT検査は膵内分泌腫瘍に有用である。肝内転移病巣も含めて膵内分泌腫瘍は強く造影される。

❸ MRI検査

　間脳下垂体領域の病変の診断にはMRI（magnetic resonance imaging：磁気共鳴画像）検査が不可欠である。非造影では下垂体腺腫は正常下垂体との辺縁が不明瞭である。造影すると下垂体腺腫は正常組織に比べて造影効果が乏しいため，腫瘍領域が明瞭となる。下垂体およびその近傍の炎症性病変では，一律に強く造影されるため，造影MRI検査は診断価値が高い。

　褐色細胞腫はMRI検査においてT2強調画像で高輝度に描出されることが特徴である。

❹ 核医学検査

　内分泌疾患では様々な核医学検査が実施される。それぞれ検査目的が特異的であるため，その概要を理解しておくことが望ましい。

▶ **甲状腺機能亢進症**　^{123}I甲状腺摂取率検査あるいは^{99m}Tc甲状腺摂取率検査がバセドウ病および機能性甲状腺結節（プランマー［Plummer］病）の診断に用いられる。^{123}I検査の前にはヨウ素摂取制限を行う必要がある。

▶ **甲状腺がん**　^{131}I甲状腺全身シンチグラフィが甲状腺がんの遠隔転移の診断に用いられる。検査の前にはヨウ素摂取制限を行う必要がある。

▶ **原発性副甲状腺機能亢進症**　^{99m}Tc-MIBIシンチグラフィが副甲状腺腺腫の局在診断に用いられる。本検査は，前縦隔など異所性副甲状腺腫の描出も可能であり，頸部超音波検

査を補完する画像検査として重要である。

- **クッシング症候群** ^{131}I アドステロールシンチグラフィはホルモン産生能のある副腎皮質病変を描出する。クッシング症候群ではACTH分泌が抑制されていることから、健常な副腎におけるホルモン産生は強く抑制されており、この検査では病変の存在する副腎にのみ放射活性シグナルが検出される。
- **褐色細胞腫** ^{123}I-MIBGシンチグラフィではカテコールアミンの代謝が盛んな組織が描出される。健常者では心筋が描出されるが、褐色細胞腫病変が存在すると、心筋よりも高濃度に核種が集積する。褐色細胞腫では両側副腎に病変を認める場合や交感神経節に病変が存在することがあり、本検査は有用である。
- **神経内分泌腫瘍** ^{111}Inペンテトレオチドシンチグラフィはソマトスタチン受容体を発現する腫瘍を描出する核医学検査である。ガストリノーマ、インスリノーマなどのほかに腫瘍性骨軟化症の原因腫瘍の局在診断に用いられる。
- **FDG-PET/CT検査** 様々な悪性腫瘍の局在や広がりを診断するために広く用いられている。内分泌疾患としては、健診目的の本検査で甲状腺がんが発見されることがある。また、褐色細胞腫の検出に優れるとされている。

B 乳がんの検査

乳がんに対する検査は、乳房超音波検査、マンモグラフィ、細胞診、組織診、MRI、CT、骨シンチグラフィ、PET-CTなどで構成される。視診・触診の後にルーティンの検査として超音波検査とマンモグラフィを行い、精査すべき病変を認めた場合には細胞診や組織診で診断を確定する。MRIは乳房内の病変の質的診断と広がりを評価し、CT、骨シンチグラフィ、PET-CTは遠隔転移の有無を評価し、病期を決定するために行う。ここでは乳房超音波検査、マンモグラフィ、細胞診・組織診検査について解説する。

1. 乳房超音波検査

❶概要
超音波検査は超音波が物質にぶつかって反射してくる性質を利用して、反射した波をコンピューターで処理して病変を描出する検査である。最近では性能が向上し数mm単位の小さな病変まで描出し、ある程度質的診断もできるようになってきており、視触診では同定できない病変を描出することができる。

❷適応疾患
体表から端子を当てるのみの検査であり侵襲がないため、すべての患者、すべての病変に施行可能であり、基本的に禁忌となる症例はない。

❸必要物品
検査には10MHz以上の高周波体表専用プローブがついた超音波装置が必要である。

❹方法

乳房超音波検査には腋窩リンパ節の評価も必要となるため，検査の際には仰臥位になり上肢を挙上する。超音波用ゼリーを塗布しプローブを乳房に密着させ，乳房全体を観察する。

❺注意点

病変を認めた場合は必要に応じて後述の細胞診や組織診を行う。病理組織像を念頭に超音波検査で描出される良性・悪性の特徴を理解することで，診断を適切に行うことができるが，病変の検出は検査者の技量に依存するため，検査者は十分な修練と知識が必要である。また，病変の見落としがないように順序立てて全乳房をくまなく検査する必要がある。

2. マンモグラフィ

❶概要

乳房のX線写真である。X線に描出された所見を腫瘤，石灰化，そのほかの所見に分けて評価を行い，悪性の可能性を5段階で判定する。カテゴリー1は異常なし，カテゴリー2は良性，カテゴリー3は良性と思われるが悪性を否定できず，カテゴリー4は悪性の疑い，カテゴリー5は悪性である。

超音波検査と違って検査所見を後から評価することが可能であり，検査実施者の技量に全面的に依存する超音波検査よりもスクリーニング検査としてより客観性があるといえる。

❷方法

乳房をX線の透過する薄い板で挟みこみ押し広げて，通常両側乳房を2方向から撮影する。疼痛を伴うため患者への配慮が必要である。

❸所見・診断

▶腫瘤　悪性度の判断には腫瘤の辺縁形状が重要な所見である。特にスピクラ（spicula）は病変の辺縁の棘状の線状影を表し，カテゴリー5で乳がんと確定できる重要な所見である（図3-1）。

▶石灰化　石灰化は一つ一つの形状と分布のしかたで良性・悪性を判断する。乳がんのなかには腫瘤として描出されず石灰化のみで描出される病変もあるため，重要な所見である。石灰化所見を描出できることがマンモグラフィの一番の強みである（図3-2）。

そのほか，乳腺の一部あるいは全体のゆがみ（構築の乱れ）や乳腺の局所的な濃度上昇（局所性非対称性陰影）などもマンモグラフィで乳がんを発見するために重要な所見である。マンモグラフィで以上のような所見を認めた場合は，超音波検査を併用して診断をさらに詰めていく（表3-3）。必要と判断されれば超音波ガイド下に細胞診，組織診を行うが，マンモグラフィの石灰化所見のみの場合は，ステレオガイド下吸引式組織生検という，マンモグラフィの画像ガイド下に石灰化を採取する検査を行い，診断を確定させる。

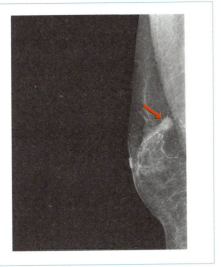
図3-1 マンモグラフィによる陰影（スピクラ〔➡〕を伴った画像）

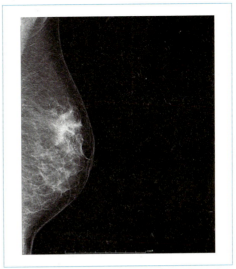
図3-2 マンモグラフィによる陰影（カテゴリー5の線状石灰化を伴った画像）

表3-3 超音波検査・マンモグラフィの比較

	検査対象	利点	欠点
超音波検査	すべての患者，すべての病変	・腫瘤の描出に優れている ・発見した病変を容易に組織検査できる	・石灰化病変の描出が弱点 ・検査者の技量に依存する
マンモグラフィ	・妊婦は対象外 ・若年者は有効な所見が得られにくい	・石灰化の描出に優れている ・検査結果を後から評価できる	・放射線被爆 ・検査に痛みなどの苦痛を伴う

3. 細胞診・組織診検査

1 穿刺吸引細胞診検査

❶概要

　細胞診とは，組織に針を穿刺して細胞成分を取り出し，その細胞の悪性の有無を評価する検査である。簡便な検査であり，かつては第一選択の検査法であったが，後述する組織診のほうが得られる情報が多いため，細胞診は第一選択の検査ではなくなった。液体成分の貯留が考えられる場合や，病変が小さい場合には現在においても有用な検査の一つである。

❷適応疾患

　良性・悪性の鑑別が必要と判断される病変であり，濃縮嚢胞あるいは嚢胞内腫瘍かどうか判断に迷う症例などが適応となる。乳がんの術前に腋窩リンパ節の転移の有無の評価のために行うこともある。

❸方法

① 通常，20mLシリンジに21～23G程度の太さの針を装着して検査を行う。
② 乳房超音波装置で病変を描出し，穿刺する部位と方向を決める。
③ 穿刺する部位を消毒した後に穿刺を行う。局所麻酔を行うかは，ケースバイケースの判断となる。
④ 乳房超音波で病変を描出し，方向や深さに注意しながら慎重に穿刺を行い，標的病変まで針の先端を進める。
⑤ 術者は先端が達したところで針を回転させつつ前後に動かしシリンジで陰圧をかけ，細胞を採取する。
⑥ 採取した細胞はその場でスライドグラスに吹き付け病理検査に提出する。

❹注意点

　検査は簡便で安全な方法であるが，良性・悪性の判断がつかないケースが少なくない。また悪性の診断になっても100％確実ではないことや，ホルモン受容体やHER2受容体*のようなバイオマーカー検査ができないため，組織診が実施しにくい場合などに限定して行われる検査になっている。

❺合併症

　主な合併症は出血であるが，十分圧迫すれば通常問題はない。感染が問題になることはまれである。

2　組織診検査（針生検，吸引式組織生検）（表3-4）

❶針生検

▶ **概要**　超音波ガイド下に針を穿刺して病変の組織を採取する方法である。適応は確定診断をつける必要のあるすべての乳房病変である。細胞診よりも若干侵襲は大きいが，組織を採取できれば確定診断がつくのみならず，必要に応じて免疫染色などの追加検査による評価が可能となり，得られる情報が多い。このため，乳腺疾患の診断のためには第一選択の検査法である。

▶ **方法**　手技は細胞診と似ているが，針生検の針は通常14～16Gと太く複数回採取する

表3-4　細胞診・組織診検査の比較

	針の太さ	利点	欠点
穿刺吸引細胞診	細い（21～23G）	・簡便で侵襲が小さい ・局所麻酔なしでも可能	・しばしば診断が不十分 ・免疫組織検査などができない
針生検（組織診）	中間（14～16G）	・最もバランスの取れた検査で通常第一選択	
吸引式組織生検	太い（8～14G）	・採取できる組織サンプルが大きい ・診断が確実	・時間がかかる ・侵襲が大きい

＊HER2受容体：ヒト上皮成長因子2型受容体のことで，細胞表面に存在する。HER2たんぱくをコードする遺伝子は，細胞増殖にかかわるがん遺伝子の一つで，がんではHER2の過剰発現が認められる場合がある。

ため，局所麻酔を行ってから検査を実施する．針生検の針は一般的にバネ式であり，スイッチを押すと内筒が腫瘍(しゅよう)を貫通し，その後すぐに外筒が飛び出して組織が内筒の溝に採取される．

▶ **合併症**　合併症は出血，感染，局所麻酔薬アレルギーなどである．
▶ **注意点**　基本的には圧迫で十分に止血ができるが，抗凝固薬を内服している患者は出血のリスクが高いため内服の有無の確認が重要である．

　手技の後に抗生剤の内服は必要ではないが，穿刺前に十分消毒を行い清潔に注意する必要がある．

　バネ式針生検のスイッチを押すと，比較的大きめの音が生じ，振動がからだに伝わることがあり患者を驚かせることがあるため，事前に音と振動について伝えておくとよい．

❷ **吸引式組織生検**

▶ **概要**　針生検よりも，一度の穿刺で多くの組織を採取することを可能とする検査である．針生検より太い針を使うため患者への侵襲度は高くなり，術者も装置の特性と使用方法を十分に理解する必要がある．
▶ **方法**　吸引式組織生検で使用する針は外筒に溝があり，吸引により組織を取り込み，内筒を回転させながら切離し組織を採取する．
▶ **適応**　マンモグラフィの石灰化のみの所見で組織検査を行う場合は，マンモグラフィで画像を確認しながら十分な石灰化病変を採取する必要があるため，この装置を用いた検査を行う（ステレオガイド下の吸引式組織生検）．術前に薬物療法を行うため十分な組織サンプルを採取したい場合や，針生検で検体不足のため診断が確定できない場合，画像所見と組織診断が一致しない場合などに適応とされる検査である．

III 内分泌疾患にかかわる治療

薬物療法

1. ホルモン補充療法

❶ **概要**

　分泌不全によるホルモン不足を補うために，様々なホルモン製剤が補充療法に用いられている．使用薬剤としては，生体内と同じホルモンが医薬品として製剤化されている場合と，類似物質（アナログ）が製剤化されている場合がある．副甲状腺ホルモンのみは，生体内と同じホルモン製剤は存在するものの，国内では治療薬としての承認が得られていない．そのため，副甲状腺機能低下症に対してはホルモン製剤を用いない代替(だいたい)療法が行われ

ている。

❷適応疾患
①生体内と同じホルモンが投与される疾患：甲状腺機能低下症，副腎不全におけるグルコ（糖質）コルチコイド補充，成長ホルモン分泌不全症，卵巣機能不全など
②生体内のホルモンに類似した薬剤が投与される疾患：中枢性尿崩症，性腺機能不全に対する性ホルモン補充，副腎不全におけるミネラル（電解質）コルチコイド補充など
③ホルモン以外の薬剤が投与される疾患：副甲状腺機能低下症（活性型ビタミンD薬であるアルファカルシドールまたはカルシトリオールを投与）

❸注意点
過剰投与を避け，適正な投与であっても疾患によって特有の有害事象が発生する場合があることに配慮する。

▶ **甲状腺機能低下症**　血中のTSH（甲状腺刺激ホルモン）と遊離（フリー）T_4濃度を基準値内に維持することで適正投与が達成できる。甲状腺ホルモンの過剰投与は，骨密度の低下と骨折リスクの上昇をもたらすのみならず，心房細動発症のリスクを高めるとされている。一方で，甲状腺ホルモン投与量が不足すると，脂質異常症や動脈硬化のリスクを高めるとされている。また，過剰でも不足でも認知機能障害の発症と関連する可能性があると指摘されている。

▶ **副腎不全**　グルココルチコイドであるヒドロコルチゾン（コルチゾル）の適正な投与量と投与方法については，ホルモン測定検査のみでは判断が困難である。その理由は，生理的には，グルココルチコイドはその時々の体調に合わせて分泌されることとサーカディアンリズム（日内変動）が存在するためである。したがって，投与したホルモンの量と投与方法がその日の体調に見合ったものであるかどうかを検査で評価することは不可能である。しかしながら，これまでの経験の蓄積から，過量投与とならない投与量と投与方法はほぼ確立されており，それに従った処方が行われている。

　また，副腎不全においては患者教育が重要であり，追加投与が必要な場合を自己判断できること，適切な量の追加内服が実行できることを確認することが大切である。しかしながら，安易に薬剤の追加投与が行われると，しばしば過剰投与となり，クッシング症候群のように，血圧や血糖値の上昇あるいは骨粗鬆症を生じるため，十分な注意が必要である。長期的な過量投与の検出に最も優れるのは骨密度であるとされており，グルココルチコイドを補充する患者では，補充開始時に骨密度を測定しておくことが望ましい。

▶ **中枢性尿崩症**　中枢性尿崩症ではバソプレシンの類似物質（アナログ）であるデスモプレシン（desmopressin acetate；DDAVP）を薬剤として投与する。中枢性尿崩症における臨床的問題は尿中への水の過剰排泄であるため，支障のない日常生活を送ることができる程度に排尿量が減少して，水バランスが適正に保たれることが治療の目的となる。口渇中枢が機能しており適切な飲水行動がとれる場合には，日常生活上の不便がなく血清浸

透圧が適正に維持されるようにデスモプレシン投与量と投与方法を調節する。一般的には，薬剤過剰投与による水中毒が懸念されるため，薬剤の効果が切れるのを待って次の投与を行うことを原則とする。また，自覚症状なく水貯留が生じる場合は体重の増加として認識されるため，患者には毎日決まった条件で体重測定を行うことを指導することが大切である。

▶ **卵巣機能不全**　卵巣機能不全に対して，エストロゲン製剤と黄体ホルモン製剤を投与し，周期的に月経を起こす治療は，一般的にカウフマン療法（ホルモン補充療法）とよばれることが多い。本治療では，乳がん，子宮体がんや深部静脈血栓症のリスクが高まることが知られている。

2. ホルモン分泌抑制療法

❶ 概要

ホルモン分泌亢進によるホルモン過剰症に対して，様々な薬物療法が開発されている。薬物療法の代表は，ドパミン受容体作動薬，ソマトスタチン誘導体，ホルモン合成阻害薬，ホルモン拮抗薬およびカルシウム感知受容体作動薬である。それぞれの薬理作用と臨床的有用性および副作用を理解しておくことが望ましい。

❷ 目的

機能性内分泌腫瘍のほとんどは，腫瘍としては良性であり，その治療目的はホルモン分泌の正常化もしくは過剰分泌の解消となる。治癒を目指すうえで，一般的には，責任病巣の全摘除が確実な治療方針である。しかしながら，外科的切除は侵襲的治療であるのみならず，場合によっては術後にホルモン分泌不全をもたらす可能性がある。そのため，疾患，病態あるいは病状によっては外科的治療以外の選択肢を積極的に考慮する場合もあり得る。また，外科的治療では内分泌学的に治癒（あるいは寛解）に至らない場合は，当然，薬物療法を含めた内科的治療が考慮されることになる。

❸ 薬剤

薬物療法を考慮する際には，その治療効果をある程度予測することが重要となる。それぞれの薬剤の薬理作用はおおむね解明されており，ドパミン受容体作動薬やソマトスタチン誘導体などのように，腫瘍細胞における標的受容体の発現の有無が治療効果に大きく影響する場合には，事前に特定の薬剤に対する反応性を評価しておくことが重要である。一方で，チアマゾールやメチラポンなどのホルモン合成阻害薬においては，反応性の有無よりも用量調節が重要となる。以下では疾患別ではなく，薬剤群ごとに機能性内分泌腫瘍に対する薬物療法を概説する。

1 ドパミン受容体作動薬

❶ 概要

ほとんどのプロラクチン産生下垂体腺腫（プロラクチノーマ，prolactinoma）はドパミン受

容体（D_2 受容体）を発現しており，ドパミン受容体作動薬によりプロラクチン分泌が強力に抑制される．臨床的には大半のプロラクチノーマにおいて，ドパミン受容体作動薬のみで内分泌学的には十分な治療効果が得られる．また，本症ではドパミン受容体作動薬により腫瘍サイズの明らかな縮小効果を認めることが多い．そのため，ほとんどの患者で外科的治療は不要である．臨床的なドパミン受容体作動薬の有効性については，短時間作用薬であるブロモクリプチンの単回投与後の経時的な血中ホルモン測定により評価される．

❷ 適応疾患

プロラクチン産生下垂体腺腫以外でも，一部の成長ホルモン産生下垂体腺腫（先端巨大症）や少数例の ACTH 産生下垂体腺腫（クッシング病）では D_2 受容体の発現が認められ，このような患者ではドパミン受容体作動薬によりホルモン分泌抑制効果が得られることがある．

❸ 注意点

ブロモクリプチンでは悪心やふらつきなどの副作用が高率に認められるため，初回投与後半日程度は転倒防止のため自由歩行を禁じるなど安全面での十分な配慮を行う．現在では，副作用が少なく，長時間作用するカベルゴリンを週1〜2回投与する方法が治療における第一選択として推奨されている．

ドパミン受容体遮断薬（スルピリドを含む）がほかの疾患に対して投与されている患者では，ドパミン受容体作動薬の投与により両者の作用が拮抗することから，内分泌疾患に対する治療方針は慎重に検討する必要がある．

2 ソマトスタチン誘導体

❶ 概要

多くのペプチドホルモン分泌細胞にはソマトスタチン受容体が発現している．ソマトスタチン受容体には5つのサブタイプ（亜型）があり，ホルモン分泌腫瘍細胞には，腫瘍の特性に応じてこのうちのいくつかが発現する．またサブタイプの発現パターンは患者ごとにも異なることがある．ソマトスタチン受容体を活性化することでホルモン分泌は抑制されるため，そのような受容体作動薬が治療に利用されている．

❷ 種類

現在は，オクトレオチド，ランレオチドおよびパシレオチドの3種類が治療薬として使用可能である．それぞれ，特定の組み合わせで選択的にソマトスタチン受容体サブタイプを活性化するため，患者ごとに薬剤の適切な使い分けが可能である．

❸ 適応疾患

現在，添付文書上の適応の有無によらず，ソマトスタチン誘導体が治療に用いられる可能性のある疾患は，先端巨大症，クッシング病，TSH 産生下垂体腺腫，ガストリノーマなどの消化管ホルモン産生腫瘍および膵あるいは消化管神経内分泌腫瘍である．

❹ 注意点

ソマトスタチン誘導体は，腫瘍細胞以外のホルモン分泌細胞にも作用するため，実際の使用にあたっては注意が必要である．一般的には，膵β細胞からのインスリン分泌抑制が臨床的に問題となることが多い．とりわけ，パシレオチドはインスリン分泌抑制作用が顕著であり，多くの患者で投与後早期から血糖値の上昇が認められるため，定期的な血糖値のモニターと血糖値上昇に対する適切な治療が必要である．

3 ホルモン合成阻害薬

❶ 概要

ホルモン合成阻害薬には，副腎皮質におけるステロイドホルモン合成酵素に作用するものと，甲状腺ホルモン合成を抑制するものとがある．

❷ 種類

副腎皮質ホルモン合成阻害薬には，11β-水酸化酵素を特異的かつ可逆的に阻害するメチラポンと3β-ヒドロキシステロイド脱水素酵素を特異的かつ競合的に阻害するトリロスタンがある．

▶ **メチラポン** コルチゾル合成を最終段階で阻害することから，クッシング病やクッシング症候群あるいは異所性ACTH産生腫瘍における高コルチゾル血症の治療に用いられる．メチラポンはアルドステロン合成も阻害するが，11β-水酸化酵素反応の上流のデオキシコルチコステロン（DOC；11-deoxycorticosterone）もミネラルコルチコイド作用を有するため，ミネラルコルチコイド作用はメチラポンによって抑制されない．一方，メチラポンにより副腎男性ホルモン合成が促進される傾向が生じるため，女性においては男性化徴候を認めることがあり，注意が必要である．

▶ **トリロスタン** ステロイド合成経路の上流を阻害することから，コルチゾルのみならず，アルドステロンを含むミネラルコルチコイド合成が抑制される．そのため，薬剤の添付文書上は，原発性アルドステロン症も適応症にあげられている．しかしながら，臨床的にはクッシング病，クッシング症候群や異所性ACTH産生腫瘍の治療以外にトリロスタンを使用することはまれである．トリロスタンはメチラポンと作用点が異なるため，両者が併用されることもある．

機能性甲状腺腫の治療において，手術や放射性ヨウ素内用療法の前治療として抗甲状腺薬が選択されることがある．また，患者の状況によっては，抗甲状腺薬のみで治療を継続する場合もあり得る．

4 ホルモン拮抗薬

❶ 概要

ミネラルコルチコイド受容体拮抗薬が原発性アルドステロン症の治療に用いられている．原発性アルドステロン症には多様な病型が存在するが，過形成性の特発性アルドステ

ロン症以外に，自律的なアルドステロン産生能を有する機能性腫瘍に対しても，受容体拮抗薬であるスピロノラクトンやエプレレノンが用いられることがある。

❷注意点

スピロノラクトンはエプレレノンと比べてホルモン選択性が低いため，性腺ホルモン作用に対する影響により様々な副作用（男性では女性化乳房や性機能低下，女性では月経異常など）を生じることがある。

5 カルシウム感知受容体作動薬

❶概要

カルシウム感知受容体（calcium-sensing receptor；CaSR）を活性化することにより副甲状腺ホルモンの分泌が抑制される。カルシウムイオン存在下でCaSRを活性化するカルシミメティクス（calcimimetics）すなわちカルシウム受容体作動薬は，副甲状腺ホルモン分泌過剰の病態に対して有効である。

❷種類

現在，経口カルシウム受容体作動薬（カルシミメティクス）としてシナカルセトとエボカルセトが承認されている。特にシナカルセトは，高カルシウム血症の改善を目的として副甲状腺がんを含む原発性副甲状腺機能亢進症の治療に用いられている。

B 手術療法

1. 下垂体手術

❶概要

下垂体腫瘍（下垂体腺腫）に対する外科治療には，**開頭術**と，鼻腔から蝶形骨洞を経てトルコ鞍に達する**経蝶形骨洞手術**（transsphenoidal surgery；TSS）がある。現在行われている種々の手術方法の原形はすでに20世紀初頭に考案されていたが，1930（昭和5）年以降しばらくは，下垂体腫瘍の手術は開頭術が主流であった。1960年代以降になり，ハーディー（Hardy, J.）らによる術中透視および手術用顕微鏡の応用による顕微鏡下TSSが主流となった。このことで，狭くて深い術野をより正確に観察することができるようになり，以降，顕微鏡下TSSが下垂体腫瘍の最も標準的な手術方法として今日に至っている。

さらに今世紀に入り，顕微鏡の代わりに内視鏡を使用して行う手術（内視鏡下TSS）が急激に広がっている。内視鏡手術の最大の利点は，パノラマ的視野が得られることで，顕微鏡下には従来観察ができなかったより広範囲な術野の確認が可能となった（図3-3）。

❷目的

下垂体腺腫の手術目的は，腫瘍による視機能障害などの占拠性症候を改善することと，機能性腺腫では腫瘍から過剰に産生・分泌されている前葉ホルモンの正常化にある。

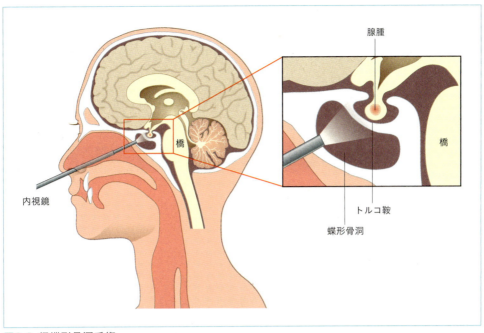

図3-3 経蝶形骨洞手術

❸ 適応疾患

下垂体腺腫の治療法には手術療法，薬物療法，放射線療法などがあるが，どのような治療方針を選択するかは，腫瘍の種類により異なる。現在最も頻度の高い機能性腺腫のプロラクチン産生腺腫では，ドパミン受容体作動薬（カベルゴリン）が治療の第一選択である。それ以外のほかの腺腫では原則 TSS が治療の第一選択となる。

❹ 方法・必要物品

術前，正確な腫瘍の位置と周囲との関係の把握には，MRI 検査が必須である。手術は全身麻酔下に**顕微鏡下 TSS** や**内視鏡下 TSS** が施行される。いずれの場合にも正常下垂体をできるだけ温存し，腫瘍のみを選択的に切除する（選択的腫瘍切除術）。

腫瘍をより安全に，最大限切除できるように，術中は手術操作位置の確認のために外科用ナビゲーションが，腫瘍の切除には時に超音波メスが，内頸動脈など血管を確認するにはマイクロ波ドプラーが，外眼筋の損傷を予防するためには眼球運動モニタリングなどが用いられる。

▶ **TSS** 上唇下の歯茎の粘膜に横切開（犬歯間）を置き，これより鼻中隔粘膜を剥離し，粘膜下に鼻腔を経由，さらに蝶形骨洞を経由しトルコ鞍底に至り，鞍底の骨，硬膜を切開し，鞍底より腫瘍の切除を行う方法である（sublabial TSS）。

この際，直接鼻腔内から蝶形骨洞前壁を露出し，蝶形骨洞内に至る方法（endonasal TSS）や鼻中隔の粘膜に切開を置き，粘膜下に蝶形骨洞に達する方法（transnasal TSS）がある。また，腫瘍が大きく鞍上部に進展する腫瘍では，拡大 TSS（通常のトルコ鞍底の骨切除に加えその前方の鞍結節，蝶形骨平面を切除して鞍上部を露出する方法）を，巨大腫瘍では開

頭術式の工夫や，時に開頭術とTSSを同時に行う複合手術などが選択される。

❺ **合併症**
▶ **術中の合併症** 内頸動脈損傷，腫瘍内出血，視力視野障害，外眼筋麻痺（複視），髄液漏。
▶ **術後の合併症** 術後髄液漏，術後梗塞・出血，髄膜炎，下垂体前葉機能障害・尿崩症，遅発性低ナトリウム血症，遅発性鼻出血，鼻腔合併症などがあげられる。

2. 甲状腺手術

甲状腺の手術は以下の3種類に大きく分けられる。
①良性腫瘍に対する手術
②悪性腫瘍に対する手術
③バセドウ病に対する手術

以下に，それぞれの手術の内容，適応疾患について説明する。なおいずれの手術も基本的には全身麻酔で，襟状切開（頸部の皮膚のしわに沿った横の切開）により皮膚の切開を行う。

1 良性腫瘍に対する手術

❶ **適応疾患**
結節性甲状腺腫，腺腫様甲状腺腫，濾胞状腫瘍など良性腫瘍が強く疑われる場合があてはまる。基本的には良性腫瘍，良性結節で4cm以上あり，嚥下困難，嚥下時の違和感，また美容的な理由などにより，患者が手術を希望する場合に手術適応となる。濾胞状腫瘍においては手術中の所見により，悪性腫瘍に対する手術に切り替える可能性もある。

❷ **方法**
腫瘍（結節）が存在する側の甲状腺を半分切除する甲状腺片葉手術を行う。片葉手術であっても副甲状腺はできるだけ残すことに努める（図3-4）。

2 悪性腫瘍に対する手術

❶ **適応疾患**
甲状腺がん（乳頭がん，濾胞がん，低分化がん，髄様がん，一部の未分化がん）があてはまる。

❷ **方法**
悪性腫瘍に対する手術は甲状腺の切除に加え，リンパ節の郭清（決められた範囲をひとまとめにして切除する）を行う。腫瘍の大きさ，浸潤の程度，甲状腺内の転移の程度などにより甲状腺の切除する程度を決定する。大別すると甲状腺片葉切除（峡部を併せて切除する場合も含む），亜全摘術（甲状腺のおよそ2/3以上を切除する），全摘術になる。またリンパ節の郭清範囲は中央区域リンパ節郭清（片側もしくは両側），外側頸部リンパ節郭清（片側もしくは両側）を組み合わせることにより決定する。なお副甲状腺はできるだけ残すよう努めるが，やむなく切除せざるを得ない場合には創部の筋肉内に自家移植し，副甲状腺機能の維持に

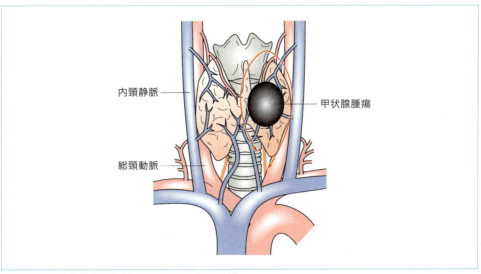

図3-4 甲状腺良性腫瘍に対する甲状腺左葉切除術

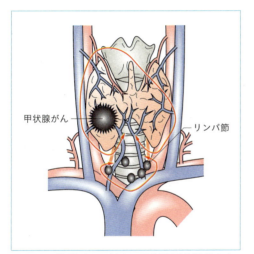

図3-5 甲状腺がんに対する甲状腺亜全摘術および両側中央区域リンパ節郭清

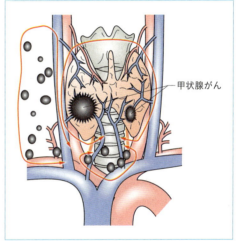

図3-6 甲状腺がんに対する甲状腺全摘術および両側中央区域リンパ節郭清,右外側頸部リンパ節郭清

努める（図3-5, 3-6）。

3　バセドウ病に対する手術

❶適応

　手術の目的は，甲状腺ホルモンを産生する甲状腺組織そのものを切除し，量を減らすことにより過剰な甲状腺ホルモンの安定化を図ることである。手術のほか内科的治療（抗甲状腺薬の服用），ラジオアイソトープ治療（放射性ヨウ素内用療法）がある。手術が適応となるのは主に以下の場合である。

①内科的治療で改善が困難。

②内科的治療での副作用により治療の継続が困難。
③甲状腺腫が巨大。
④甲状腺がんなどの悪性腫瘍が合併している。

❷方法

　甲状腺両葉の裏側をわずかに残す甲状腺亜全摘術と甲状腺全摘術がある。

　亜全摘術により甲状腺機能が適切に保たれればよいが，術後機能亢進の再発の危険性は残る。副作用などにより再発を避けなければならない場合は全摘術のほうが望ましい。

4 ｜ 甲状腺手術の合併症

　以下に，甲状腺手術における代表的な合併症を記す。原疾患，手術方法によりその頻度は異なるものの，内容は良性，悪性疾患とも共通である。

❶術後出血

　甲状腺は血流豊富な臓器であり，術後出血の危険性を伴う。大量の出血の際には窒息の危険があるため，緊急の再手術が必要となる場合がある。

❷嗄声

　左右の声帯はそれぞれ左右の反回神経により支配されている。片側の反回神経を切断したり損傷した場合には，その側の声帯麻痺が出現し，それにより嗄声が起こる。完全に切断しない限りは，改善することが多い。両側の反回神経麻痺が生じた場合は，声帯の閉鎖が起こり得るため，気管切開を行い気道を確保する必要がある。

❸嚥下障害，誤嚥性肺炎

　嗄声と同様，声帯麻痺により嚥下障害を起こすことがある。声帯麻痺の程度にもよるが，飲食物が気道に流れ込んでしまうと誤嚥性肺炎を併発する可能性がある。

❹副甲状腺機能低下症

　血中のカルシウムを調節する副甲状腺は，甲状腺の背側に上下左右一対ずつ計4つ存在する。手術により副甲状腺を切除せざるを得ない場合や副甲状腺の血流不全などにより，術後に機能が低下することがある。機能低下により血中のカルシウム濃度が低下すると，手足や顔面などのしびれなどの症状（テタニー症状）が起こり得る。低カルシウム血症にはカルシウム製剤や活性型ビタミンD製剤の投与によりカルシウム濃度の正常化を図る。

❺創感染

　甲状腺の手術は汚染手術ではないため，創感染の頻度は高くないが，一定頻度で起こり得る。高齢者や糖尿病など合併症を有している場合にはその危険性が高まる。

❻高音発声障害

　甲状軟骨の外側には左右一対ずつの上喉頭神経外枝が走行する。この神経は輪状甲状筋を支配し，声帯の緊張を保たせているが，神経損傷，切断により高音の発声障害が起こることがある。

3. 副甲状腺（上皮小体）手術

1 副甲状腺と副甲状腺疾患

　副甲状腺は通常甲状腺の背側に上下左右一対ずつの計4つ存在し，黄褐色を呈し，大きさは米粒大程度である（図1-6参照）。位置の異常や数の異常の頻度も比較的高く，異所性の副甲状腺として顎下部や縦隔内に存在することもある。

　働きは副甲状腺ホルモン（PTH）を分泌し，主に骨や腎臓，尿細管，腸管などに作用し，血中カルシウム濃度の調節を担っている。

　副甲状腺ホルモンが過剰に分泌される疾患には，副甲状腺自体の異常により生じる原発性副甲状腺機能亢進症と，ほかの疾患が原因でホルモンが過剰に分泌される二次性副甲状腺機能亢進症がある。

▶ **原発性副甲状腺機能亢進症**　原因には腺腫や過形成といった良性疾患と副甲状腺がんがある。いずれも腫瘍化した副甲状腺細胞や過形成性の変化を起こした副甲状腺細胞が副甲状腺ホルモンを過剰に産生，分泌することにより高カルシウム血症，低リン血症をきたす。

▶ **二次性副甲状腺機能亢進症**　原因として最も多いのが慢性腎不全であり，腎性副甲状腺機能亢進症ともよぶ。この場合，すべての副甲状腺組織が腫大し，組織学的には過形成性の変化をきたす。過形成とは外部からの刺激により正常細胞の応答として増殖を起こし，組織の体積が増加することである。ただ過形成性の変化をきたした副甲状腺は，すべてが均等に大きくなるわけではなく，その程度はまちまちである。

2 副甲状腺の手術

　手術の基本方針は過機能の副甲状腺（副甲状腺腫瘍や過形成をきたした副甲状腺）をすべて摘出することである。副甲状腺腫瘍のみ切除する副甲状腺腫瘍摘出術と副甲状腺全摘術に大別される。

❶ 副甲状腺腫瘍摘出術

　原発性副甲状腺機能亢進症の80%以上は副甲状腺1腺のみ腫大する副甲状腺腺腫である。このため，どの位置の副甲状腺が腫大しているかの局在を画像で診断して，その腫大した副甲状腺腫瘍を1腺のみ切除する。副甲状腺腫瘍が甲状腺の中に埋没している場合や副甲状腺がん（まれ）の場合には甲状腺も含めて合併切除することもある。

❷ 副甲状腺全摘術

　文字通り副甲状腺をすべて切除する術式である。4腺とも通常の位置に存在する場合には，副甲状腺の検索は比較的容易であるが，副甲状腺の数の異常や位置の異常がある場合には熟練を要する。通常，わずかながらでも副甲状腺機能を維持するために，切除した副甲状腺過形成組織のごく少量を前腕の筋肉内に自家移植する。全摘術および自家移植の代

替として副甲状腺 1 腺の半分のみをその場所に残す副甲状腺亜全摘術もある。

4. 副腎手術

　副腎は後腹膜腔にある内分泌臓器であり，生命維持には不可欠である。
　皮質の良性腫瘍として**原発性アルドステロン症**，**クッシング症候群**，そして髄質腫瘍として**褐色細胞腫**が代表的なものである。原発性アルドステロン症の腫瘍は径 10 ～ 20mm のものが多く，クッシング症候群ではもう少し大きなものが多い。それ以上大きな副腎腫瘍は褐色細胞腫の可能性が高い。副腎原発のがんはまれである。ホルモン分泌機能を有さない非機能性腫瘍もみられる。また他臓器からの転移性腫瘍もしばしばあり，原発巣としては肺がんや乳がんの頻度が高い。

❶目的
　副腎腫瘍から過剰なホルモンが分泌されることによって高血圧や肥満，糖尿病などの症状が発現している場合，切除が必要である。またがんが疑われる場合も切除を行う。

❷適応疾患
　代表的な疾患は，臨床症状を呈する機能性腫瘍と，症状のない腫瘍径 40mm 以上の非機能性腫瘍である。術前に比較的大きな非機能性腫瘍と診断される中には時々過剰なカテコールアミンを分泌する褐色細胞腫が隠れていることがあるので注意が必要である。転移性腫瘍ではほかに転移がない場合，病勢コントロールのため切除することがある。

❸方法
　腹腔鏡下の副腎切除手術が一般的である。原則として正常副腎を含めて腫瘍を摘出する。大きな褐色細胞腫では開腹手術が必要となる。

❹注意点
　副腎で分泌されるホルモンは副腎静脈をとおして全身に放出される。したがって右副腎では下大静脈に，左副腎では左腎静脈に流入する副腎静脈を確実に遮断して切断することが肝要である。左右とも主たる副腎静脈は 1 本であり（図 3-7），副腎の血流は通常はあまり豊富ではないため先に静脈を遮断することが多いが，大きな褐色細胞腫の場合はうっ血する危険があるので，動脈を先に遮断するように心がけるべきである。
　なお，褐色細胞腫では過剰分泌されたカテコールアミンにより全身の血管が収縮しているため，術前に α 遮断薬を投薬してこの収縮を取り除く処置が必要である。高血圧，動悸，頭痛などの症状が出現しなくなった状態が最低 2 週間は持続しているのを確認後に手術を行う。頻脈などが続く場合は β 遮断薬を併用することもある。

❺合併症
▶ **術中合併症**　膵，大腸や大血管の損傷などが報告されている。
▶ **術後合併症**　術後には，褐色細胞腫では遷延性低血圧や心不全，低血糖および肺水腫が起こり得るので，通常は ICU 管理として数日から 1 週間くらいは昇圧剤や糖の補充が必要になる場合がある。クッシング症候群では術後にグルココルチコイドの補充と漸減

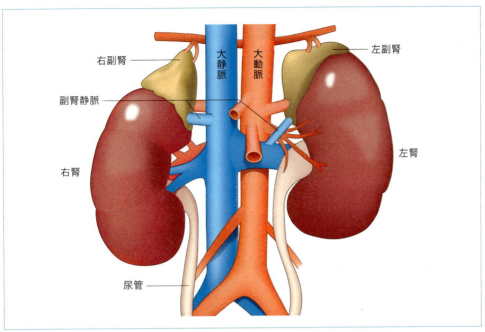

図 3-7 副腎静脈の位置

（テーパリング）が必要である。原発性アルドステロン症による低カリウム血症は数日で正常化する。

5. 乳腺手術

乳腺の手術の分類法はいくつかあるが，まずは乳がんの手術を中心とした悪性腫瘍の手術と，良性疾患の手術に分類することができる。現在実施されている乳腺の手術の多くは悪性腫瘍の手術である。そのほかの分類法としては，治療を目的とした手術か，診断を目的とした手術かに大別できる。また全身麻酔か，局所麻酔かということでも大別できる。

❶ 種類

乳腺の手術は表 3-5 のようにいくつかのポイントで分類できる。そのためこのようなポイントを意識すると術式が理解しやすいと思われる。またこの乳腺の手術の大部分を占める乳がんの手術については，表 3-6 のように乳房の切除範囲，腋窩リンパ節をどのように処置するか，同時に乳房再建を行うかどうかの 3 項目についてそれぞれ整理することができ，この組み合わせで 10 種類以上の術式が一般的に実施されている。たとえば術式を Bt ＋ SN ＋ TE などと略語で表すが，この場合は，乳房切除＋センチネルリンパ節

表 3-5 乳腺の手術

	対象疾患	手術目的	麻酔の方法	そのほかの違い
乳腺の手術の種類	1. 悪性腫瘍 2. 良性疾患	1. 治療を目的 2. 診断を目的	1. 全身麻酔（挿管チューブ留置の有無） 2. 局所麻酔	● ドレーン留置の有無 ● 膀胱カテーテル留置の有無

表3-6 乳がんの手術

乳がんの手術の種類	乳房切除の範囲	腋窩リンパ節の扱い	乳房再建の有無
	1. 乳房部分切除（温存） 2. 乳房切除（全摘）	1. 扱いなし 2. センチネルリンパ節生検 3. 腋窩リンパ節郭清	1. 再建なし 2. 人工物を用いた再建 3. 自家組織を用いた再建

生検＋組織エキスパンダーを用いた再建手術ということを意味している。これらの乳がんの手術は通常全身麻酔下に行われる。

❷ 目的

手術の目的としては，表3-5のように治療を主眼とした手術と，検査を目的としたものに分けることができる。各種画像検査と針生検を中心とした組織検査で診断が確定できれば，手術は治療目的に実施される。術前検査で診断が確定できていない場合は，診断を目的とした手術が実施され，手術診断を経たのち，再手術で根治的な手術が実施される場合もある。

❸ 適応疾患

乳がん，葉状腫瘍，線維腺腫を中心とした良性腫瘍，慢性乳腺炎などの処置として手術が行われる。

❹ 必要物品

通常の乳がん手術には特殊な物品は必要ないが，組織エキスパンダーやインプラントを乳房再建手術に用いる場合はこれらを事前に用意する必要がある。人工物の素材，形，サイズは多岐にわたるので，事前の外来受診で使用する物品をオーダーして用意しておく必要がある。

❺ 方法

全身麻酔と局所麻酔のどちらが選択されるか，予想される手術時間，またこれによって膀胱カテーテルの留置の有無，全身麻酔の挿管の有無も含めた方法が変更される。

❻ 注意点

乳がん手術の特殊性としては腋窩郭清操作があげられる。この手術が予定されているか，実施の可能性がある場合は，点滴ラインの留置，血圧測定を患側から行わないなどの配慮が必要になる。

❼ 合併症

手術の主な合併症としては皮弁の血流障害による皮弁壊死，術後出血，創感染があげられるが，皮弁壊死は1日以内，術後出血は2日以内，創感染は2週間以内が注意を要する時期となる。

国家試験問題

1 ヨード制限食が提供されるのはどれか。 （106回AM41を改変）

   1. 甲状腺全身シンチグラフィ
   2. 慢性腎不全の治療（chronic renal failure）
   3. 肝臓の庇護
   4. 貧血（anemia）の治療

2 甲状腺右葉切除術後1日目の患者への説明で適切なのはどれか。 （97回AM105）

   1. 「手指は数日しびれます」
   2. 「今日は声を出さないでください」
   3. 「ネックカラーで首を固定して歩きます」
   4. 「むせないようにゆっくり食べてください」

▶答えは巻末

内分泌

第4章
内分泌疾患と診療

この章では
- 内分泌疾患の原因・症状・治療について理解する。

国家試験出題基準掲載疾患
下垂体腫瘍｜甲状腺機能亢進症（バセドウ病）｜甲状腺機能低下症（クレチン症）｜慢性甲状腺炎（橋本病）｜甲状腺腫瘍－悪性腫瘍｜乳がん｜乳腺症｜

I 間脳・下垂体疾患

A 視床下部・下垂体前葉疾患

Digest

下垂体腫瘍

概念・定義	● 下垂体およびその周囲には腫瘍や炎症など多種の病気が生じるが，最も頻度の高い病気が下垂体腫瘍（下垂体腺腫）である。
症状	1. 機能性下垂体腫瘍：腫瘍から過剰に分泌される下垂体前葉ホルモンによる症状。ホルモンの種類により症状が異なる。 ● 先端巨大症（アクロメガリー）：成長ホルモン（GH）過剰による四肢の肥大等の症状。 ● クッシング病：副腎皮質刺激ホルモン（ACTH）過剰による副腎皮質ホルモン（コルチゾル）過剰症状。 ● プロラクチノーマ：プロラクチン（PRL）過剰による乳汁分泌や女性化乳房。 ● 甲状腺刺激ホルモン（TSH）産生下垂体腫瘍：TSH 過剰による甲状腺ホルモン過剰症状。 2. 非機能性下垂体腫瘍：ホルモンの過剰症状はないが，腫瘍が大きくなると，周囲の器官を圧迫し頭痛や視野障害を生じたり正常下垂体が圧排され下垂体機能低下症を生じる。
分類	1. 機能性下垂体腫瘍：先端巨大症，クッシング病，プロラクチノーマ，TSH 産生下垂体腫瘍。 2. 非機能性下垂体腫瘍
診断・治療	● 機能性腫瘍，非機能性腫瘍を評価して診断し，各疾患に応じた治療法を決定。

　サクランボのような形をした下垂体は脳底部から下垂体柄とよばれる茎でぶら下がる大きさ7〜8mm，重さ0.7g前後の小さな内分泌器官である。前葉と後葉に分けられるが，後葉はMRIの単純T1強調画像で高信号として認められる（図4-1）。

　前葉からは①成長を促す成長ホルモン（GH），②甲状腺ホルモン分泌を刺激する甲状腺

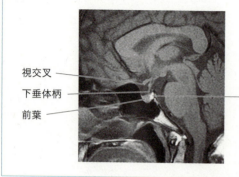

視交叉
下垂体柄
前葉
後葉

左右の網膜から出た視神経は下垂体の上方で交差し視交叉とよばれる。下垂体後葉はMRIの単純T1強調画像では高信号（白く写る）として認められる。

図4-1 正常下垂体のMRI（単純T1強調画像，矢状断）

刺激ホルモン（TSH），③副腎皮質ホルモン分泌を刺激する副腎皮質刺激ホルモン（ACTH），④男性の精巣や女性の卵巣を刺激して性ホルモンの調節や，精子・卵胞の発達にかかわる2つの性腺刺激ホルモン，黄体形成ホルモン（LH）と卵胞刺激ホルモン（FSH），⑤女性の乳汁分泌を促すプロラクチン（PRL）が分泌される。

これら前葉ホルモンの分泌は，その上位中枢である視床下部から分泌を促進する放出ホルモンである成長ホルモン放出ホルモン（GH-RH），甲状腺刺激ホルモン放出ホルモン（TRH），副腎皮質刺激ホルモン放出ホルモン（CRH），性腺刺激ホルモン放出ホルモン（Gn-RH，別名LH-RH）や，分泌を抑制する放出抑制ホルモンであるソマトスタチン（GH分泌を抑制する）やドパミン（PRL分泌を抑制する）によって調節を受け，下位の標的ホルモンの分泌調節を行っている（表4-1）。

下垂体およびその周囲には腫瘍や炎症など多くの種類の病気が生じるが，最も頻度の高い病気が前葉細胞から生じる**下垂体腫瘍**（**下垂体腺腫**）である（図4-2）。下垂体腫瘍の症状は2つに大別される。一つは腫瘍から過剰に分泌される前葉ホルモンによる症状で，分泌されるホルモンの種類によってそれぞれ症状が異なる。もう一つの症状は腫瘍が大きくなり周囲の器官を圧迫することにより生じる症状である。これには大きく成長した腫瘍により正常下垂体が圧迫されるために下垂体ホルモンの分泌機能が低下する場合（下垂体機能低下症）と，下垂体の真上を走行している視神経の**視交叉**（図4-1）が腫瘍で下方から圧迫されるために生じる視野障害（両視野の外側が見にくくなる両耳側半盲）がある（図4-3）。したがって下垂体腫瘍ではこの2点，「どのようなホルモンを過剰に分泌しているのか」「下垂体機能低下や視野異常など腫瘍による圧迫症状は出ていないか」を評価して診断・治療方針を決定する。

表4-1 視床下部・下垂体ホルモンと下位の標的ホルモンの関係

視床下部ホルモン		下垂体ホルモン	下位の標的ホルモン
刺激↑	GH-RH；成長ホルモン放出ホルモン	GH；成長ホルモン	IGF-1；インスリン様成長因子-1 など
抑制↓	SRIF；ソマトスタチン		
刺激↑	TRH；甲状腺刺激ホルモン放出ホルモン	TSH；甲状腺刺激ホルモン	T_3, T_4；甲状腺ホルモン
刺激↑	CRH；副腎皮質刺激ホルモン放出ホルモン	ACTH；副腎皮質刺激ホルモン	コルチゾル；副腎皮質ホルモン
刺激↑	Gn-RH（LH-RH）；性腺刺激ホルモン放出ホルモン	LH；黄体形成ホルモン	女性）プロゲステロン；黄体ホルモン 男性）テストステロン；精巣ホルモン
		FSH；卵胞刺激ホルモン	女性）エストロゲン；卵胞ホルモン
刺激↑	TRH；甲状腺刺激ホルモン放出ホルモン	PRL；乳汁分泌ホルモン（プロラクチン）	
抑制↓	ドパミン		

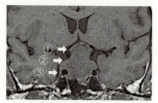
単純，冠状断

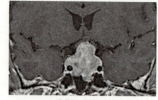
造影，冠状断

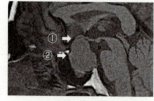
単純，矢状断

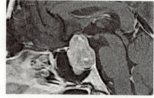
造影，矢状断

①腫瘍により下方から圧排される視交叉
②腫瘍（造影効果により白く見える）
③腫瘍が内頸動脈を巻き込んでいる（海綿静脈洞浸潤）

図4-2 下垂体腺腫のMRI画像（T1強調画像）

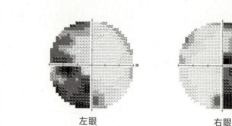

左眼　　　右眼

ハンフリー視野検査。両側の視野の外側に欠損が認められる。

図4-3 両耳側半盲

　下垂体腫瘍は腫瘍が過剰に分泌する前葉ホルモンの種類により次の1〜4の機能性下垂体腫瘍と過剰分泌を認めない5の非機能性下垂体腫瘍に分類される。

1. 先端巨大症

▶ **概念・定義・原因**　全下垂体腫瘍の2割強を占める。腫瘍からのGHの過剰分泌が原因であり，骨端線閉鎖前に発病すると巨人症（gigantism）とよばれる高身長を呈するが，思春期以降の骨端線閉鎖後の場合は，四肢末端の肥大が特徴であり，先端巨大症（アクロメガリー［acromegaly］）とよばれる。そのほか，下垂体腫瘍以外のまれな原因として，気管支や膵の内分泌腫瘍が，GH-RHを過剰に産生することにより正常下垂体からGHが過剰分泌され生じることがある（先端巨大症の1%以下）。

▶ **症状**

- 骨や軟部組織が肥大した結果，下顎の突出（咬合不全），眉弓部の膨隆，大きな鼻，口唇の肥厚，巨大舌が特徴の，いわゆる先端巨大症様顔貌を呈する。巨大舌は気道を狭窄し，鼾，睡眠時無呼吸症候群をきたす。

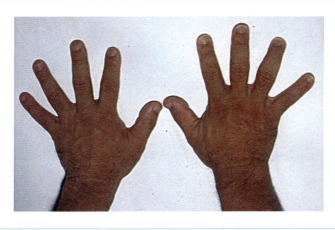

図4-4 先端巨大症患者の手（男性）

- 皮膚は厚く，指趾はソーセージ様に肥大し，踵も厚くなり，手足の容積が増大する（図4-4）。
- 胸郭の樽状（たるじょう）変形がみられる。
- そのほか，頭痛，関節炎による関節痛，手根管症候群による手のしびれ，多汗，首まわりなどに軟性線維腫（skin tag）が多発することが多い。
- 性機能の低下により男性はインポテンツ，女性は不妊・月経不順を生じやすい。
- GH過剰はインスリン抵抗性をきたすため糖尿病の合併が多い。
- 脂質代謝の異常や心肥大により高血圧，動脈硬化，心弁膜症など心血管系の障害をきたしやすい。
- 大腸ポリープ（大腸がんのリスクが高い）や甲状腺腫の合併が多い。

このようにGH異常高値が長期間続くと，糖尿病，動脈硬化，大腸がんなどを高率に合併するため先端巨大症患者の平均寿命は一般より約10年短いといわれている。

▶ **診断** 以下の3点から診断する。

①上述した症状の有無を，身体所見で確認する。また画像所見として単純X線写真では，前頭洞の拡大による眉弓部の突出，下顎の突出，末節骨末端のカリフラワー様変化，踵部の厚さ（ヒールパッド［heel pad］）の増大 ≧ 22mm などが認められる（図4-5）。

②GHの過剰分泌を血液検査で証明する。注意すべき点として，健常人でも空腹・睡眠・運動などの刺激によりGHは高値を呈することがあるため，ワンポイントの血液検査ではなく，75g経口ブドウ糖負荷試験（OGTT）を行って証明する。具体的には，健常人では血糖上昇により120分以内にGHは1ng/mL未満に抑制されるが，先端巨大症では，GHは常に1ng/mL以上を持続することにより診断される。またGH過剰により肝臓で産生されるIGF-1（インスリン様成長因子-1）が高値となるため血中IGF-1の測定も診断に有用である。

③CTやMRIによる画像検査により下垂体腫瘍を証明する。

I 間脳・下垂体疾患

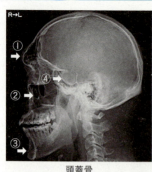
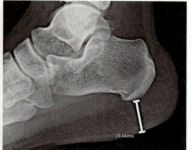

頭蓋骨
①前頭洞の拡大による眉弓部の突出，②上顎洞の拡大，③発達した下顎，④トルコ鞍の風船状拡大（バルーニング［ballooning］）

手
末節骨末端のカリフラワー様変化（拡大部）

足
踵部の肥厚（ヒールパッド），24.4mm ≧ 22mm

図4-5 先端巨大症患者の単純X線写真（男性）

▶ **治療** 治療は外科手術，薬物療法，放射線療法の3つに大別される。

- **外科手術**：通常，経鼻からの経蝶形骨洞下垂体腫瘍摘出術（ハーディ［Hardy］の手術）が第一選択である。熟練した脳神経外科医による治癒率は70％前後であるが，腫瘍が周囲の海綿静脈洞に浸潤している場合の治癒率は低く，その場合，薬物療法や放射線治療が適応となる。
- **薬物療法**：①ドパミン受容体作動薬のブロモクリプチンやカベルゴリンの内服，②ソマトスタチン誘導体（オクトレオチド，ランレオチド，パシレオチド）徐放性製剤の4週ごとの注射，③GH受容体拮抗薬（ペグビソマント）注射がある。
- **放射線療法**：定位放射線照射（ガンマナイフ，サイバーナイフなど）が一般的である。

2. クッシング症候群とクッシング病（ACTH産生下垂体腫瘍）

1 クッシング症候群

▶ **概念・定義** クッシング（Cushing）症候群は，原因によらず長期間にわたり副腎皮質ホルモンであるコルチゾルが過剰に分泌される病態をいう。一方，クッシング病はACTH産生下垂体腫瘍が原因の場合をいう。クッシングはアメリカの脳外科医の名前である。

▶ **症状** クッシング症候群ではコルチゾル過剰により，満月様顔貌，中心性肥満，水牛様脂肪沈着，赤色皮膚線条（図4-6），皮膚の非薄化，皮下溢血，近位筋萎縮による筋力低下など特徴的な症候をきたす。そのほか，赤ら顔，多毛，ニキビ，男性化徴候，月経不順，浮腫，鬱，易疲労感，性欲減退，白癬症などの身体症状や高血圧，耐糖能障害（糖尿病），骨粗鬆症（骨折）などがみられる。

▶ **一般血液・生化学検査所見** 白血球数は増加し白血球分画では好中球増加，リンパ球・好酸球減少が認められる。生化学では耐糖能障害を反映し血糖，HbA1cの上昇や脂質

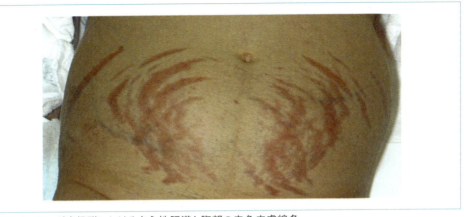
図4-6 クッシング症候群における中心性肥満と腹部の赤色皮膚線条

表4-2 クッシング症候群の分類

ACTH 依存性 約40%	クッシング病（ACTH 産生下垂体腫瘍）（約36%）
	異所性 ACTH 症候群（気管支カルチノイド，肺小細胞がん，胸腺腫など）（約4%）
ACTH 非依存性 約60%	副腎腺腫（約47%），副腎皮質過形成（約6%），副腎がん（＜2%）

出典／厚生省：厚生省特定疾患内分泌系疾患調査研究班「副腎ホルモン産生異常症」調査分科会研究報告書（代表：名和田新），平成10年度をもとに作成．

代謝障害による LDL コレステロールの上昇が認められる。

▶ **原因** クッシング症候群の病因を表4-2に示す。ACTH が過剰に分泌されて副腎が刺激されコルチゾルが増える **ACTH 依存性** とコルチゾルを産生する副腎腫瘍など副腎に原因がある **ACTH 非依存性** に大別される。

約40%が ACTH 依存性クッシング症候群で，多くは ACTH 産生下垂体腫瘍が原因のクッシング病であり，一部が下垂体以外の腫瘍が ACTH を過剰産生する異所性 ACTH 症候群である。ACTH 依存性クッシング症候群の場合，ACTH の過剰産生により皮膚のメラニンが刺激され，体の様々な部位（爪床，関節，歯茎など）で色素沈着が目立つことがある（図4-7）。一方，約60%が ACTH 非依存性クッシング症候群で，その多くは副腎腺腫が原因である。

本項では下垂体腺腫が原因のクッシング病について述べる。

2 クッシング病（ACTH 産生下垂体腫瘍）

▶ **概念・定義** ACTH 産生下垂体腫瘍によるクッシング病は下垂体腫瘍のなかで約1割を占める。クッシング病は女性に多く，性比は約4：1である。1cm 以下の小さな腫瘍のことが多いため MRI を撮影しても腫瘍が見つからない場合や病変が不明瞭な場合が少なくない。

▶ **診断** 健常者では ACTH・コルチゾルはサーカディアンリズム（日内変動）により夜間は低値となるが，クッシング病では，サーカディアンリズムは消失し，深夜のコルチゾ

I 間脳・下垂体疾患

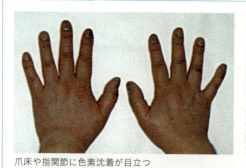
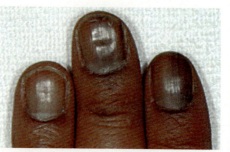

爪床や指関節に色素沈着が目立つ

図 4-7 クッシング病患者の色素沈着

ル値は 5μg/dL 以上を示す（図 4-8）。デキサメタゾン抑制試験（採血前日 23 時に副腎皮質ホルモンであるデキサメタゾンを内服し，翌朝コルチゾルを測定）を行うと 0.5mg（少量）内服ではコルチゾルは抑制されず 5μg/dL 以上を示すが，8mg（大量）の内服では血中コルチゾル値は前値の 1/2 以下に抑制される（表 4-3）。

- **鑑別診断**：ACTH 産生下垂体腫瘍以外のクッシング症候群が鑑別となる（表 4-3）。副腎腺腫などが原因の ACTH 非依存性の場合，腹部 CT や MRI で副腎に腫瘍を認め，血液検査では ACTH は抑制され低値であり，鑑別は通常容易である。ACTH 依存性の場合，特に MRI で下垂体に腫瘍が見つからない場合，クッシング病と異所性 ACTH 症候群との鑑別が重要となる。そのような場合は下錐体静脈洞サンプリングを行って中枢側の静脈血の ACTH 濃度が末梢血のそれよりも高値であればクッシング病と診断される。

▶ **治療** 経蝶形骨洞下垂体腫瘍摘出術（ハーディの手術）が第一選択であるが，手術により完治に至らない例や再発例に対しては定位放射線照射（ガンマナイフやサイバーナイフなど）を施行する。

原因腫瘍が不明で手術療法が不可能な症例や手術療法の効果が不十分な例，また放射

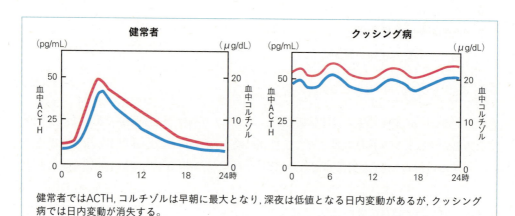

健常者ではACTH, コルチゾルは早朝に最大となり, 深夜は低値となる日内変動があるが, クッシング病では日内変動が消失する。

図 4-8 クッシング病におけるACTHとコルチゾルのサーカディアンリズム（日内変動）の消失

表4-3 クッシング症候群の鑑別

	健常者	クッシング症候群		ACTH非依存性
		ACTH依存性		
原因	—	クッシング病（下垂体腺腫）	異所性ACTH症候群（気管支カルチノイドなど）	副腎腺腫など
ACTH	基準値内	基準値内〜高値	基準値内〜高値	低値
コルチゾル	基準値内	基準値内〜高値	基準値内〜高値	基準値内〜高値
少量（0.5mg）デキサメタゾン抑制試験	コルチゾルは抑制される	コルチゾルは抑制されない	コルチゾルは抑制されない	コルチゾルは抑制されない
大量（8mg）デキサメタゾン抑制試験	コルチゾルは抑制される	コルチゾルは1/2以下に抑制される	コルチゾルは抑制されない	コルチゾルは抑制されない

線療法の効果発現までには薬物を単独あるいは併用して用いる。薬物療法としてドパミン受容体作動薬のカベルゴリンやソマトスタチン誘導体パシレオチドの徐放性製剤がACTHの低下作用を有し有効な場合がある。副腎皮質ホルモン合成阻害薬であるメチラポンやトリロスタンはACTHの低下作用は有しないが、コルチゾルの合成を阻害し低下させる。

3. プロラクチノーマ（プロラクチン産生下垂体腫瘍）

▶ **概念** 下垂体腫瘍のなかで約3割を占める最も頻度の高い腫瘍である。

▶ **症状** プロラクチン（PRL）の過剰により、女性では月経不順・無月経や乳汁分泌が生じ、不妊症の原因となる。一方、男性の場合には性欲低下、陰萎（インポテンツ）、男性不妊、女性化乳房などが出現する。女性の場合は腫瘍が小さいうちに無月経や不妊症の精査で発見されることが多いが、男性の場合は、腫瘍が大きくなり腫瘍による圧迫症状である視野異常や下垂体機能低下症で発見されることが少なくない。

▶ **診断・鑑別** 血中PRLが持続的に異常高値（200ng/mL以上が多い［基準値：20〜30ng/mL以下］）であることを、複数回の採血によって証明することが大切である。またCTやMRIによる画像検査より下垂体腫瘍を確認する。

　血中PRLはプロラクチノーマ（prolactinoma）以外でも200ng/mL前後まで上昇することがあり、それらの病態との鑑別が重要である。なかでも薬剤、特に向精神薬や制吐薬などは、抗ドパミン作用により、PRLの高値をきたすことがあり、服用している薬剤について十分問診する。このほか、授乳や乳房の機械的刺激、慢性腎不全、甲状腺機能低下症、胸壁疾患（外傷，火傷，帯状疱疹など），プロラクチノーマ以外の視床下部・下垂体の腫瘍性病変でも上昇する。

▶ **治療**
- **薬物療法**：プロラクチノーマではドパミン受容体作動薬（カベルゴリン，ブロモクリプチン，テルグリド）による薬物治療により、腫瘍は縮小し、PRLの正常化率は90%と高く手術よりも成績が良いため薬物療法が第一選択とされる。特にカベルゴリンは他剤

に比べ，悪心などの副作用が少なくPRLの正常化率や腫瘍縮小率が高い。
- **手術**：経蝶形骨洞下垂体腫瘍摘出術は，カベルゴリン抵抗症例，副作用で服用が困難な症例，手術で全摘が期待できる症例などが適応となる。
- **放射線療法**：薬物治療や手術にも奏効しない場合には，放射線照射が適応となる。

4. 甲状腺刺激ホルモン(TSH)産生下垂体腫瘍

▶ **概念・定義** TSH産生腫瘍は，全下垂体腫瘍のうち約1％とまれな疾患である。甲状腺ホルモン（fT$_4$, fT$_3$）が高値にかかわらず，TSHが抑制されず基準値内から高値を示す，いわゆるTSH不適切分泌症候群（syndrome of inappropriate secretion of TSH；SITSH）を呈する。

▶ **検査・診断** 発見の端緒は甲状腺機能亢進症状から甲状腺機能検査が行われ，SITSHの所見から診断されることが多い。診断に至るまでにバセドウ病と間違われて抗甲状腺剤治療を受けていた症例も少なくない。そのほか，頭痛，視野障害，脳ドック，先端巨大症との合併などで発見される。

▶ **治療** 薬物により甲状腺ホルモン濃度をできるだけ正常に近づけたうえで手術（経蝶形骨洞下垂体腫瘍摘出術）を行うことが治療の第一選択である。腫瘍は硬く周囲の海綿静脈洞に浸潤する症例が多いため，しばしば全摘が困難であるが，ソマトスタチン誘導体（オクトレオチド，ランレオチド）の徐放性製剤による薬物療法が有効なことが多い。

5. 非機能性下垂体腫瘍

ホルモンを産生しない下垂体腫瘍は全体の約25％を占め，非機能性下垂体腫瘍とよばれる。非機能性下垂体腫瘍では過剰ホルモンによる症状は認められないが，脳ドックや腫瘍が大きくなり，下垂体機能低下症や視野異常などを呈して発見されることが多い。

6. 下垂体前葉機能低下症

▶ **概念・定義** 下垂体機能低下症は下垂体前葉から分泌されるACTH，TSH，LH，FSH，GH，PRLの単独または複合した分泌不全症である。ACTH，TSH，LHおよびFSHの低下は，それぞれの標的ホルモンである副腎皮質ホルモン，甲状腺ホルモン，性ホルモン（表4-1）の低下症を生じる。またGHの低下はGH分泌不全症，PRLの低下は乳汁分泌不全症を生じる。すべての下垂体機能が低下した場合を汎下垂体機能低下症という。

▶ **原因** 下垂体機能低下症の原因は，下垂体障害と下垂体ホルモン分泌を制御する視床下部障害に大別され，病変の広がりにより両者の障害が混在することもある。主な原因疾患は表4-4のとおりであるが，これらの下垂体機能低下症の原因を臨床経過，内分泌検査やMRIなどの画像検査により鑑別する。

　妊娠・出産と関連する下垂体機能低下症には次の2つがある。

表4-4 下垂体機能低下症の原因

原因	視床下部・下垂体疾患
腫瘍性	下垂体腺腫，頭蓋咽頭腫，ラトケ嚢胞，胚細胞腫（ジャーミノーマ），髄膜腫，悪性腫瘍の転移
血管性	シーハン症候群，下垂体卒中，脳動脈瘤
炎症・肉芽腫性	リンパ球性下垂体炎，サルコイドーシス，ランゲルハンス細胞組織球症，ウェゲナー肉芽腫症
外傷性	頭部外傷，分娩時外傷
遺伝性	単独低下（カルマン症候群など），複合低下（PIT-1遺伝子異常など）
医原性	放射線照射
代謝性	ヘモクロマトーシス
感染症	結核，梅毒，真菌
原因不明	ACTH単独欠損症など
そのほか	トルコ鞍空洞（Empty sella）症候群

- **シーハン（Sheehan）症候群**：分娩時大量出血後に下垂体に虚血性梗塞を生じ，下垂体機能低下症となる。前葉ホルモンはACTHのみの低下から汎下垂体機能低下症まで様々である。また産後，PRL低下による乳汁分泌不全を生じる。
- **リンパ球性下垂体炎**：妊娠後期から産褥期に下垂体が炎症性に腫大して，頭痛，視野障害，下垂体機能低下症で発見されることが多い。妊娠と関連なく男性にも生じる。尿崩症を伴う場合と伴わない場合がある。

▶ **診断** 身体所見のほか，各ホルモンの基礎値の低下や，下垂体負荷試験を行って下垂体ホルモンの反応性の低下を確認し診断する。

▶ **治療** 不足した下垂体ホルモン，またはその不足した標的ホルモンに対する補充療法を行う。

- **副腎皮質機能低下症**：ACTHの不足の結果生じた続発性副腎機能低下に対しては，コルチゾルであるヒドロコルチゾン（10〜20mg/日）を内服する。インフルエンザに罹患，大けが，手術などのシックデイの際は，副腎不全の予防目的に補充の増量が必要である。また内服が困難な際には水溶性ヒドロコルチゾンの点滴を行う。患者には医療機関に万一運ばれたときのために副腎不全カードを常に携帯するように指導する。
- **甲状腺機能低下症**：甲状腺機能低下に対しては，レボチロキシンナトリウム50〜150μg/日を投与する。
- **性腺機能低下症**：男性の性腺不全に対しては，テストステロン徐放性製剤の筋肉注射（2〜4週間ごと）を行う。妊孕性を期待するときはヒト絨毛性性腺刺激ホルモン（hCG）製剤やFSH製剤の自己注射を週1〜2回の頻度で行う。

    閉経前の女性では，エストロゲン製剤とプロゲステロン製剤の周期的使用（カウフマン療法）を行うが，妊娠を希望する場合は，hCG製剤やFSH製剤などのゴナドトロピン製剤を使用して排卵を起こさせ，妊娠を可能にすることができる。
- **成長ホルモン分泌不全症**：小児期のGHの低下は深刻な成長発育の遅延をきたすた

め，小児の成長ホルモン分泌不全症には遺伝子工学的に作られた GH 製剤による自己注射が行われる。高価でもあることから成人の成長ホルモン分泌不全症（adult GH deficiency；AGHD）には以前は保険が適用されなかった。しかしながら成人も倦怠感・易疲労感，抑うつ，集中力低下，体脂肪率の上昇，肥満，筋力低下，免疫力の低下など精神障害や代謝異常をきたすことから，2006（平成 18）年に重症型に限り 18 歳以上の AGHD に対しても GH 治療の保険診療が認可された。

B 視床下部・下垂体後葉疾患

視床下部の視索上核と室傍核で，それぞれ抗利尿ホルモンであるバソプレシンと分娩時の子宮収縮時に分泌されるオキシトシン（oxytocin）が合成され，神経軸索を通じて脳下垂体後葉に運ばれ必要に応じて分泌される。

本項では抗利尿ホルモンの分泌低下あるいは過剰がそれぞれ原因の尿崩症（にょうほう）と ADH 不適合分泌症候群（SIADH）について概説する。

- **抗利尿ホルモン（ADH）**：尿の水分は腎臓を流れる血液の水分がもとになる。健康な成人では 1 分間に約 100mL，24 時間に換算すると 144L の血液が腎臓で濾過（ろか）され，尿のもとになる原尿が作られる。原尿の水分は腎臓を流れるうちに 99％ が「再吸収」により血管に戻り，実際に尿になるのは約 1％ の 1〜2L にすぎない。この水分の再吸収は腎臓の近位および遠位尿細管から集合管にかけて行われるが，集合管での再吸収に必要なのが下垂体後葉から分泌される「抗利尿ホルモン」である。「抗利尿ホルモン」とは「利尿」をさせないよう「抗う（あらが）」ホルモンのことであり，一言でいうと「尿を減らすホルモン」である。抗利尿ホルモンは ADH（antidiuretic hormone）とか，バソプレシン，アルギニン・バソプレシン（AVP）ともよばれる。ADH は視床下部の視索上核で作られ，脳下垂体後葉に蓄えられている。脱水状態など体の水分量が不足すると下垂体から抗利尿ホルモンがたくさん分泌され，尿は減り，黄色い濃縮尿となる。逆に，水を多く飲むなどして体の中に水分が溜まりすぎると，抗利尿ホルモンの分泌は減り，薄い水のような尿（希釈尿）が多く排泄される。

1. 尿崩症

尿崩症は，下垂体での抗利尿ホルモン分泌の不足が原因の中枢性尿崩症と，腎臓での抗利尿ホルモンの作用不全が原因の腎性尿崩症がある。いずれも集合管での水の再吸収が十分に行われず，しばしば 1 日で 10L 前後の大量の尿を排泄することになる。

❶ **中枢性尿崩症**

▶ **原因**　原因の不明な特発性尿崩症のほか，視床下部や下垂体周辺の腫瘍（しゅよう）（胚細胞腫［ジャーミノーマ：germinoma］，頭蓋咽頭腫），ラトケ（Rathke）嚢胞（のうほう），炎症（リンパ球性漏斗下垂体後葉炎，IgG4 関連疾患），感染（結核，真菌），全身性肉芽腫（サルコイドーシス，ランゲ

ルハンス細胞組織球症），頭部外傷，下垂体の手術後などが主な原因である。

▶ **症状**　通常，成人の1日尿量は1〜2Lだが，尿崩症になると少なくても3L，多い場合は10L以上の「多尿」になる。成人の膀胱容量は400〜500mLであるため，10Lの場合は1日中ほぼ1時間ごとに排泄することになる。このため常に脱水に傾いており，皮膚は乾燥し，発汗はほとんどみられない。また，非常に喉が渇き，尿量に見合う1日何Lもの水分を摂取する。このように「口渇・多飲・多尿」が特徴であるが，尿崩症の患者は特に冷たい水を好んで摂ることが多い。

　なお，小児では口渇をうまく伝えることができずに，単なる，「おもらし・おねしょ」と勘違いされ発見が遅れることがある。

▶ **検査・診断**
- **高張食塩水負荷とデスモプレシン負荷試験**：5%高張食塩水を輸液ポンプを用いて0.05mL/kg/分で120分間投与する（体重50kgの場合300mL）。血漿浸透圧，尿浸透圧，ADH，血清ナトリウムを測定する。中枢性尿崩症の場合，血漿浸透圧の上昇にかかわらずADHの分泌はみられない。さらに検査終了時に後述するADH作用のあるデスモプレシン（DDAVP）を点鼻して，尿量の減少と尿浸透圧の上昇が認められれば中枢性尿崩症と診断される。
- **水制限試験**：体重が3%減少するまで飲水を禁止して血漿浸透圧，尿浸透圧，ADH，血清ナトリウムを測定する検査であるが，しばしば著しい脱水を生じ患者の負担が大きいため最近は用いられなくなった。
- **画像検査**：正常下垂体の後葉はMRIの単純T1強調画像で高信号として認められることが多いが，特発性尿崩症では，この高信号が消失する（図4-9）。また中枢性尿崩症をきたすような視床下部・下垂体周辺に病変がないか造影MRIなどを行って確認する。

▶ **治療**　ADHに類似した構造を有する化合物で，体内で分解を受けにくく作用時間の長

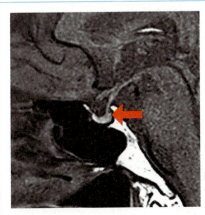

図4-1「正常下垂体のMRI（単純T1強調画像，矢状断）」と比べると，通常は矢印部分に認められる下垂体後葉の高信号が消失しているのがわかる。

図4-9 特発性中枢性尿崩症患者のMRI（単純T1強調画像，矢状断）

いデスモプレシンが用いられる。デスモプレシンには点鼻薬，点鼻スプレーと経口薬があり，患者の利便性により選択される。デスモプレシンの副作用として水中毒がある。

　水中毒はデスモプレシンにより尿量が減っているのに水分を多く摂った場合，あるいはデスモプレシンの使用量が多すぎた結果，体に過剰な水分が溜まって血液が薄まり，低ナトリウム血症をきたすことで生じる。水中毒になると低ナトリウム血症による頭痛や食欲低下，悪心，嘔吐，浮腫などが生じ，重症化すると痙攣や昏睡を起こすことがある。水中毒の治療は利尿がつくまでデスモプレシンを中止し，飲水を控えることである。

❷ 腎性尿崩症

▶ **概念・定義**　腎性尿崩症では，ADH は分泌されているにもかかわらず腎臓の集合管での作用障害により尿濃縮ができず，大量の希釈尿が排泄される。先天性（遺伝性）に発生する場合と，薬物などによる二次性がある。

▶ **原因**　先天性の場合，バソプレシン受容体 2（V2）遺伝子やアクアポリン 2（AQP2）という集合管で水分子を通過させるチャネルの遺伝子異常が知られている。二次性の原因薬物としては炭酸リチウムやアムホテリシン B などが知られている。

▶ **診断**　診断は，中枢性尿崩症とは異なり，デスモプレシンの投与によっても，尿浸透圧が上昇しないことによってなされる。

▶ **治療**　十分な水分摂取を行い，食事の食塩およびたんぱく質の摂取を制限する。薬剤性が考えられる場合は原因薬物を中止・変更する。さらに，必要に応じてサイアザイド系利尿薬やインドメサシンなどの非ステロイド性抗炎症薬（NSAIDs）が用いられる。

2. ADH 不適合分泌症候群

▶ **概念・定義**　ADH 不適合分泌症候群（syndrome of inappropriate ADH secretion；SIADH）とは，抗利尿ホルモン（ADH）が不適切に持続的に分泌されるため，腎集合管での水再吸収が増加した結果，血液が水で希釈されて血清浸透圧の低下を伴う血清ナトリウムの持続的低下をきたすものである。

▶ **原因**　原因としては表 4-5 のような 4 つに大きく分類される。

表 4-5　SIADH の原因

中枢神経系疾患 （浸透圧受容体が刺激され ADH が分泌）	髄膜炎，外傷，クモ膜下出血，脳腫瘍，脳梗塞・脳出血，ギラン・バレー（Guillain-Barré）症候群，脳炎
肺疾患 （胸腔内圧が上昇し，静脈還流が減少して ADH が分泌）	肺炎，肺腫瘍（異所性 ADH 産生腫瘍を除く），肺結核，肺アスペルギルス症気管支喘息，陽圧呼吸
異所性 ADH 産生腫瘍	肺小細胞がん，膵がん
薬剤 （ADH 分泌の刺激作用または腎集合管での ADH の増強作用をもつ）	ビンクリスチン，クロフィブレート，カルバマゼピン，アミトリプチン，イミプラミン

出典／厚生労働科学研究費補助金　難治性疾患克服研究事業　間脳下垂体機能障害に関する調査研究班（主任研究者：大磯ユタカ）：バソプレシン分泌過剰症（SIADH）の診断と治療の手引き（平成 22 年度改訂），http://square.umin.ac.jp/kasuitai/doctor/guidance/SIADH.pdf（最終アクセス日：2018/9/7）を基に作成．

▶ **症状** 血清ナトリウムは 135mEq/L 未満を示す。症状は水中毒と同様である。急性に血清ナトリウムが 130mEq/L 以下に低下すると食欲不振・悪心が出現し，120mEq/L 以下になると全身倦怠感や頭痛が著明となり，110mEq/L 以下では意識障害，痙攣，昏睡などの症状が起こる。ただし，慢性に低下した場合は 120mEq/L 以下になるまで無症状のことが少なくない。

▶ **診断** 要点は①〜⑤のとおりである。
①低ナトリウム血症（135mEq/L 未満）および血清浸透圧の低下（280mOsm/kg 未満）
②尿浸透圧が 300mOsm/kg を超える高張尿である
③尿中ナトリウム濃度が 20mEq/L 以上
④血漿 ADH が測定感度以上
⑤腎機能・副腎機能正常（血清クレアチニンは 1.2mg/dL 以下，血清コルチゾルは 6μg/dL 以上）

そのほか，脱水所見を認めないことや水制限で症状が軽快することも診断上有力な情報である。

▶ **治療**
- **原疾患の治療**：悪性腫瘍，中枢性疾患，肺疾患が原因の場合はその治療を行う。薬剤によるものであればその薬剤を中止あるいは変更する。
- **水制限とナトリウム補給**：1 日の総水分摂取量を 1L 以内（15〜20mL/kg 体重）に制限する。食塩を 1 日 200mEq 以上（約 12g）投与する。
- 低ナトリウム血症が重篤（120mEq/L 以下）で，意識障害を伴うなど速やかな治療を要する場合は，フロセミド（10〜20mg）の静脈内投与を行い，尿中ナトリウム排泄に相当する 3% 高張食塩水の点滴静注を行う。その際，急激な補正による**浸透圧性脱髄症候群**を防止するために 1 日の血清ナトリウム濃度上昇は 10mEq/L 以下にとどめる。
- 異所性 ADH 産生腫瘍に原因し，既存の治療で効果不十分な場合に限り，モザバプタン（V2 受容体拮抗薬）30mg/ 日を経口投与する。
- ADH の作用を腎臓で阻害するデメクロサイクリンを経口投与することがある。

II 甲状腺疾患

A 甲状腺機能障害

1. 甲状腺機能亢進症（バセドウ病）

Digest

甲状腺機能亢進症（バセドウ病）

概念・定義	・甲状腺ホルモンを過剰に分泌する自己免疫性甲状腺疾患。
原因・病態	・自己抗体であるTSH受容体抗体が産生され，TSH受容体に結合して甲状腺ホルモンの合成，分泌が促進される。
症状	・動悸，発汗過多，手指振戦，体重減少，食欲亢進，下痢などの甲状腺中毒症状と特有の眼症状（眼球突出，眼瞼浮腫，複視，上眼瞼の挙上など）がみられる。
検査・診断	・甲状腺中毒症状，fT_4，fT_3の増加，TSH低値，TRAb陽性で診断可能。 ・一般血液検査：総コレステロール低値，アルカリホスファターゼ高値でバセドウ病が疑われる場合もある。 ・超音波検査：びまん性甲状腺腫大，内部の血流増加。 ・核医学検査：放射性ヨウ素またはテクネチウムによる甲状腺摂取率が高値。 ・尿中ヨウ素排泄量：バセドウ病では減少，無痛性甲状腺炎では増加するため鑑別が可能。 ・妊娠初期は，妊娠一過性甲状腺中毒症とバセドウ病との鑑別が必要。
治療	・抗甲状腺薬：チアマゾール（MMI）とプロピルチオウラシル（PTU）がある。両者の重篤な副作用のうち特に無顆粒球症には十分注意する ・アイソトープ治療：甲状腺腫が大きく薬物治療後も縮小がみられない場合などに ^{131}I 内用療法が行われる。 ・外科治療：甲状腺腫が大きく，抗甲状腺薬の副作用がみられる場合などに適応。甲状腺亜全摘術または甲状腺全摘術。

▶ **概念・定義** バセドウ病は臓器特異的な**自己免疫性甲状腺疾患**であり，甲状腺中毒症の約70%を占める。

▶ **原因** 自己免疫の異常により**TSH受容体抗体**（TRAb）が産生され，TSH受容体に結合して甲状腺ホルモンの合成および分泌を促進する。

▶ **病態生理** 甲状腺ホルモンの増加に伴い，種々の甲状腺中毒症状が出現する。

▶ **症状** 甲状腺のびまん性腫大がみられ，甲状腺ホルモンの増加に伴い，動悸，発汗過多，手指振戦，体重減少，食欲亢進，下痢，イライラ感などの情緒不安定など種々の甲状腺中毒症状が出現する（表4-6）。しかし高齢者においてはこれら中毒症状が明らかでない場合があり，体重減少や下痢，肝機能異常から消化器疾患を疑われ精査されたり，心不全として治療されていることもある。特に高齢者では加齢に伴い**心房細動**を合併する頻度が増加するので注意が必要である。

表4-6 甲状腺中毒症（機能亢進症）と甲状腺機能低下症の症状

甲状腺機能亢進症	甲状腺機能低下症
・暑がりである ・汗かきである ・疲れやすい ・動悸がする ・食欲があるのに体重が減った ・手足が震える ・息切れがする ・首の下のほうが腫れてきた ・目が出てきた ・まぶたが腫れぼったくなった ・落ち着きがない	・寒がりである ・皮膚がかさかさしてきた ・便秘がちになった ・体重が増えてむくむ ・無気力で何をするのもおっくう ・髪や眉が薄くなった ・食欲がない ・首の下のほうが腫れてきた

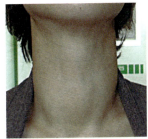
甲状腺のびまん性の腫大

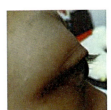
眼球突出

甲状腺のびまん性の腫大と特有の眼症状を認める。

図4-10 バセドウ病でみられる甲状腺腫大とバセドウ病眼症

　バセドウ病の一部では**バセドウ病眼症**がみられ，特有の眼症状（眼球突出，眼瞼浮腫，複視，上眼瞼の挙上，眼裂の開大など）がみられる（図4-10）（第2章-Ⅳ-B「眼の異常」参照）。特に甲状腺腫大，頻脈，眼球突出をメルゼブルクの三徴という。

　周期性四肢麻痺（periodic paralysis）として突然の脱力発作（両側性の全身の筋力低下）を起こすこともあり，しばらくして再び正常に戻る可逆性病態がある。糖質過剰摂取後に起こることが多く，通常低カリウム性周期性四肢麻痺となる。甲状腺機能亢進症を伴わない場合は遺伝性疾患であり難病指定されている。

　発作性頻脈や心房細動を伴って急性心不全症状が出現し，高熱，不穏・意識低下となる**バセドウ病（甲状腺）クリーゼ**を起こすこともあり，救急の現場では甲状腺中毒症も鑑別疾患の一つとして早期に診断・治療していくことが大切である（本章-Ⅷ-1「甲状腺クリーゼ」参照）。

▶ **検査**　表4-7にバセドウ病の診断ガイドラインを示す[1]。

　甲状腺中毒症状とともに，遊離T_4（fT_4），遊離T_3（fT_3）の増加，甲状腺刺激ホルモン（TSH）低値，TRAb陽性であれば診断可能である。一般血液検査では総コレステロール低値，アルカリホスファターゼ高値からバセドウ病を疑うきっかけとなる場合もある。

Ⅱ　甲状腺疾患

表4-7 バセドウ病の診断ガイドライン

a）臨床所見
1. 頻脈，体重減少，手指振戦，発汗増加等の甲状腺中毒所見
2. びまん性甲状腺腫大
3. 眼球突出または特有の眼症状

b）検査所見
1. fT$_4$，fT$_3$ のいずれか一方または両方高値
2. TSH 低値（0.1μU/mL 以下）
3. 抗TSH受容体抗体（TRAb, TBⅡ）陽性，または刺激抗体（TSAb）陽性
4. 放射性ヨード（またはテクネシウム）甲状腺摂取率高値，シンチグラフィでびまん性

1）バセドウ病
　a）の1つ以上に加えてb）の4つを有するもの
2）確からしいバセドウ病
　a）の1つ以上に加えてb）の1,2,3を有するもの
3）バセドウ病の疑い
　a）の1つ以上に加えてb）の1と2を有し，fT$_4$，fT$_3$ 高値が3か月以上続くもの

【付記】
1. コレステロール低値，アルカリフォスファターゼ高値を示すことが多い。
2. fT$_4$ 正常で fT$_3$ のみが高値の場合がまれにある。
3. 眼症状があり TRAb または TSAb 陽性であるが，fT$_4$ および TSH が正常の例は euthyroid Graves' disease または euthyroid ophthalmopathy といわれる。
4. 高齢者の場合，臨床症状が乏しく，甲状腺腫が明らかでないことが多いので注意をする。
5. 小児では，学力低下，身長促進，落ち着きのなさ等を認める。
6. fT$_3$（pg/mL）/ fT$_4$（ng/dL）比は無痛性甲状腺炎の除外に参考となる。
7. 甲状腺血流測定・尿中ヨウ素の測定が無痛性甲状腺炎との鑑別に有用である。

出典／日本甲状腺学会編：甲状腺疾患診断ガイドライン2013，日本甲状腺学会，http://www.japanthyroid.jp/doctor/guideline/japanese.html.

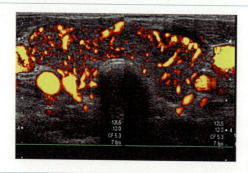

カラードプラ（パワーモード）で甲状腺内部に豊富な血流を認める。

図4-11 バセドウ病の超音波所見

　超音波検査ではびまん性の甲状腺腫大と内部の血流増加がみられる（図4-11）。
　核医学検査で，**放射性ヨウ素**（^{123}I）または**テクネチウム**（^{99m}Tc）による**甲状腺摂取率**を調べると高値になる。また**尿中ヨウ素排泄量**を測定すると，バセドウ病では甲状腺へのヨウ素の取り込みが増加して尿中ヨウ素排泄量が減少するのに対して，無痛性甲状腺炎では甲状腺組織の破壊によりヨウ素の漏出が起こるため尿中ヨウ素量が増加することで鑑別できる。

妊娠初期（7～13週）に胎盤からのヒト絨毛性ゴナドトロピン（human chorionic gonadotropin；hCG）が過剰産生され一過性甲状腺機能亢進症を呈する場合があり，**妊娠一過性甲状腺中毒症**（gestational thyrotoxicosis）とよばれ，バセドウ病との鑑別を要する場合がある。つわりが強い妊婦に多く，血中 hCG が5万～7万5000mIU/mL 以上の高値となり TRAb が陰性であることで鑑別診断できる。

▶ 治療

- **抗甲状腺薬による治療**：抗甲状腺薬には**チアマゾール**（MMI）と**プロピルチオウラシル**（PTU）がある。作用の強さと副作用の点から通常は MMI で治療開始する。
- **MMI**：投与初期量としては MMI：15mg/日であり，重度のバセドウ病の場合は 30mg/日から開始する。抗甲状腺薬による副作用として発疹（蕁麻疹），肝機能障害，白血球減少が起こる頻度は高く，そのほか関節痛，筋肉痛などもみられる。重篤な副作用のうち特に**無顆粒球症**には十分注意する必要がある。無顆粒球症の発症時期は服用開始後3か月以内がほとんどであるため，投与開始後少なくとも2か月間は原則として2週間ごとに外来で血液検査をして副作用の有無をチェックしていく。治療初期に上気道炎症状とともに高熱が出現した場合は無顆粒球症を疑い，直ちに薬の内服を中止して医療機関を受診するよう指導する。
- **PTU**：まれに**抗好中球細胞質抗体**（anti-neutrophil cytoplasmic antibody：ANCA）**関連血管炎**や**劇症肝炎**などを起こすことがあるため，PTU 投与例では尿検査での血尿の有無，肝機能検査も注意深くみていく必要がある。
- **妊娠時の注意点**：バセドウ病は若い女性に多いため妊娠に伴う問題点もある。母体の TRAb が高値の場合，TRAb が胎盤を通過し胎児の甲状腺を刺激して**新生児バセドウ病**を発生する場合がまれにあるため，妊娠中は十分甲状腺機能をコントロールしていく必要がある。また MMI ではまれに**胎児の小奇形**（頭皮欠損，後鼻孔閉鎖症，食道閉鎖症，気管食道瘻など）を起こすことが明らかとなり，妊娠希望例あるいは妊娠初期においては，MMI は中止して PTU あるいは無機ヨウ素での治療に切り替えることが推奨されている。妊娠初期の器官形成時期（妊娠4～7週）を過ぎれば MMI に変更しても問題ない。

  授乳に関しては，抗甲状腺薬は母乳へ移行するが，その率は MMI より PTU のほうが少ない。しかし PTU300mg/日，MMI10mg/日までなら乳児の甲状腺機能に影響ないとされている。詳細については「バセドウ病治療ガイドライン 2011」[1] に述べられているので参考にしていただきたい。

- **アイソトープ治療**（^{131}I 内用療法）：抗甲状腺薬による副作用を認めた場合や甲状腺腫が大きく治療後も縮小がみられない場合，また数年以上抗甲状腺薬での治療を続けてもなかなか寛解に至らない場合は，^{131}I 内用療法を行う。放射性ヨウ素治療に関してはガイドラインを参照のこと [2,3]。放射性ヨウ素 ^{131}I は甲状腺に取り込まれ放出される β 線によって甲状腺細胞を破壊する。治療後早期に甲状腺機能正常になっても晩発性

甲状腺機能低下症に移行する可能性があることを十分に説明する。500MBq（13.5mCi）までは外来投与が可能であるが，周囲への被曝についての注意や治療後少なくとも6か月間は避妊することを指導する。甲状腺機能低下症になっていった場合はレボチロキシンナトリウム（チラーヂン®S）の投与を開始する。

- **外科治療**：バセドウ病で外科治療を勧める条件には，甲状腺腫が大きい，抗甲状腺薬で副作用がある，経過が長い，腫瘤を合併している，早期の寛解を希望するなどがあげられる。手術は再燃を防ぐため**甲状腺亜全摘術**または**甲状腺全摘術**が行われる[4]。術後の合併症としては，術後出血，低カルシウム血症による**テタニー**，嗄声（**反回神経麻痺**）があげられる。低カルシウム血症に対してはカルシウム製剤，活性化ビタミンD_3製剤を内服させて，テタニーが出現した時はカルシウムをゆっくり静注して治療する。術後の甲状腺機能低下症に対してはレボチロキシンナトリウム（チラーヂン®S）を投与する。

2. 甲状腺機能低下症（クレチン症）

Digest

甲状腺機能低下症（クレチン症）	
概念・定義	・クレチン症は，胎児期の発生異常で甲状腺が無形成，低形成に陥り，甲状腺ホルモンの合成障害を起こす先天性の甲状腺機能低下症。 ・後天性のほとんどが，慢性甲状腺炎（橋本病）である。
原因	・ヨウ素の摂取不足または摂取過剰，医原性，遺伝子異常など。
分類	・原発性：甲状腺自体の問題のため分泌ができない場合。 ・中枢性：TSH あるいは TRH 低下のため甲状腺ホルモンを分泌できない場合。 ・ホルモン不応性：ホルモン分泌量は十分でも，受容体の異常により利用できていない状態。
症状	・強い全身倦怠感，無力感，寒がり，皮膚の乾燥，発汗減少，低体温，低血圧，便秘，眉外側の脱毛，嗄声，体重増加，顔面・眼瞼の浮腫など。 ・子どものクレチン症では，からだの成長や知的発達の遅れ。 ・高齢者では認知症，うつと誤診される場合がある。 ・中枢性甲状腺機能低下症では視力・視野障害のほか，下垂体前葉ホルモンの機能低下に伴う症状。
検査	・新生児マススクリーニングでは生後 5〜7 日に TSH を測定。TSH 高値でクレチン症を疑い，精密検査を行う。 ・血液検査：fT_3，fT_4 低値，TSH は原発性で高値だが，中枢性では低値。 ・心電図：低電位所見 ・画像検査：超音波検査でクレチン症は甲状腺の萎縮や欠損，橋本病では甲状腺びまん性腫大。甲状腺シンチグラフィでは異所性甲状腺を検査。
治療	・生後，機能低下が認められる場合は，甲状腺ホルモン薬のレボチロキシンナトリウムで治療開始。 ・成人は，甲状腺ホルモン薬の内服。高齢者，虚血性心疾患の合併例は少量から開始。 ・副腎皮質機能低下症を合併している場合（シュミット症候群）では，必ず副腎皮質ホルモン製剤を 1〜2 週間投与してから甲状腺ホルモン薬を開始。

▶ **概念・定義** 胎児期の発生異常で甲状腺が無形成や低形成に陥ったもの（欠損性），舌根部などにとどまったもの（異所性），甲状腺ホルモン合成の障害（甲状腺性）がある場合は，先天性の甲状腺機能低下症となり**クレチン症**とよばれる。クレチン症の発生頻度は出生児 3000〜5000 人に 1 人と推測されている。まれに中枢性（下垂体性，視床下部性）の機能障害によるものもある。後天性の甲状腺機能低下症のほとんどは慢性甲状腺炎（橋本病）である（本章-Ⅱ-B-1「慢性甲状腺炎（橋本病）」参照）。

▶ **原因** 自己免疫異常によって起こる橋本病を除けば，ヨウ素の摂取不足や医原性，遺伝子異常などが甲状腺機能低下の原因となる。

開発途上国では甲状腺ホルモンの材料であるヨウ素摂取不足により甲状腺ホルモン自体を合成できないことが原因となることがあるが，逆にヨウ素の過剰摂取（コンブなど海藻類の摂りすぎや毎日のポビドンヨード含嗽液［イソジン®ガーグル液］でのうがいなど）によっても甲状腺機能低下症が起こる。医原性の甲状腺機能低下症としては，手術による甲状腺の摘出や放射線療法による甲状腺機能を廃絶させた場合などがある。

遺伝性甲状腺機能低下症のなかでは**甲状腺ペルオキシダーゼ**（thyroid peroxidase；TPO）**遺伝子変異**が最も有名な甲状腺ホルモン合成異常で，マシュマロ様の軟らかい腺腫様甲状腺腫の形態をとる。**サイログロブリン異常症**は濾胞細胞で異常な構造のサイログロブリン（thyroglobulin；Tg）が作られ，濾胞腔内へ分泌できないため甲状腺ホルモン合成障害が起こる。小児期での著明な甲状腺腫大をきたし，がんの合併頻度も高いため，甲状腺全摘術が必要となる。**ペンドレッド**（Pendred）**症候群**は，甲状腺に取り込んだヨウ素を甲状腺濾胞細胞内へ輸送するたんぱく質であるペンドリンの異常による甲状腺機能低下症であり，遺伝子検査で約 50％ に *SLC26A4* 遺伝子変異が認められる。本症は感音性難聴を伴う疾患である。

▶ **分類** 甲状腺ホルモン作用の不足する状況としては，分泌調節の段階から次のように分類できる。

- **原発性**：甲状腺自体の問題のため分泌ができない場合を原発性甲状腺機能低下症という。
- **中枢性**：下垂体から分泌される TSH あるいは視床下部の TRH が低下しているために甲状腺ホルモンを分泌できない場合をいう。
- **ホルモン不応性**：逆に，ホルモン分泌量は十分でありながら受容体の異常によって利用できていない状態（ホルモン不応性）もある。甲状腺ホルモン受容体の β アイソフォームの異常（遺伝子変異）による甲状腺ホルモン不応症は**レフェトフ**（Refetoff）**症候群**とよばれ，常染色体優性遺伝の形式をとる。

▶ **症状** 全身の活動性が低下し症状は多岐にわたる。主な症状は，強い全身倦怠感，無力感，寒がり，皮膚の乾燥，発汗減少，低体温，低血圧，便秘，眉の外側の脱毛，嗄声，体重増加，顔面や眼瞼の浮腫などである（表 4-6 参照）。代謝が低下することにより皮下に粘液状の物質が沈着してむくむ症状は**粘液水腫**ともよばれる。心臓も活動性が低下し

て低血圧，徐脈になる。高齢者では認知症やうつと誤診される場合もある。子どものクレチン症の場合は生育に必要な甲状腺ホルモンが欠如するので，からだの成長や知的発達の遅れが問題となる。まれに重度の甲状腺機能低下症に陥ると意識障害，呼吸不全，低血圧などを起こすことがあり，**粘液水腫性昏睡**とよばれる（本章-Ⅷ-2「粘液水腫性昏睡」を参照）。中枢性甲状腺機能低下症では下垂体腫瘍による視力・視野障害，そのほかの下垂体前葉ホルモンの機能低下に伴う症状が出現する。

▶ **検査**　1979（昭和54）年以降，全新生児に対して，生後5～7日に血液中のTSHの測定によるマススクリーニングが行われている。TSHが高値の場合はクレチン症を疑い，精密検査としてTSH，fT_4などの再検査，大腿骨遠位端骨格のX線検査，甲状腺の超音波検査などを行う。一過性甲状腺機能低下症との区別のため，母親の甲状腺疾患（母親がバセドウ病の場合には抗甲状腺薬内服の有無），胎児造影，イソジン®液，コンブの食べすぎなどによるヨウ素大量曝露の有無などの確認をする。

- **身体所見**：**甲状腺腫大**，**下肢の非圧痕性浮腫**，**アキレス腱反射の弛緩相遅延**などがみられる。
- **血液検査**：fT_3，fT_4低値，TSHが原発性では高値，中枢性では低値となる。甲状腺ホルモン不応症ではfT_3，fT_4高値でTSHも軽度高値をとる。甲状腺自己抗体であるTPOAb，TgAbが陽性の場合は橋本病が疑われる。一般検査では**高コレステロール血症**が約半数でみられ，そのほか貧血や肝障害，クレアチンキナーゼ（CK）の上昇がみられる。
- **心電図**：心電図での低電位所見が診断のきっかけになる場合もある。
- **画像検査**：超音波検査で橋本病では甲状腺のびまん性腫大，逆にクレチン症の場合は萎縮や欠損がみられる。甲状腺シンチグラフィで異所性甲状腺を調べる場合もある。

▶ **治療**　生後2か月以内の甲状腺機能は知能予後に極めて重要であり，機能低下を認めた場合はまず治療を開始することが基本となる。1日1回甲状腺ホルモン薬のレボチロキシンナトリウム（チラーヂン®S錠，散）10～15μg/kg/日より開始，成人では2～3μg/kg/日の内服を行う。高齢者や虚血性心疾患の合併例では12.5μg/日の少量から開始する。

　病型診断は，3歳以後にいったん内服を中止して，^{123}I甲状腺摂取率，シンチグラフィ，唾液血液ヨウ素比，ロダンカリ放出試験などの検査を行い診断していく。

　下垂体前葉機能低下症や多腺性自己免疫症候群などで，副腎皮質機能低下症を合併している場合（**シュミット[Schmidt]症候群**）では，必ず副腎皮質ホルモン製剤を1～2週間投与してから甲状腺ホルモン薬を開始する。

B 甲状腺の炎症

1. 慢性甲状腺炎（橋本病）

Digest

慢性甲状腺炎（橋本病）

概念・定義	・臓器特異的な自己免疫疾患。 ・びまん性甲状腺腫，高度のリンパ球浸潤，間質の線維化を呈する。 ・甲状腺機能低下症の原因として最も頻度が高い。 ・女性に多く，加齢とともに増加する。
病態生理	・自己免疫が活性化され障害を受けた細胞成分が，抗原提示されることでT細胞を活性化し，リンパ球浸潤と組織の炎症が起こる。
症状	・甲状腺機能は正常の場合が多いが，進行すると機能低下症となる。寒がり，倦怠感，体重増加，顔や手のむくみ（浮腫），無気力感，うつ状態，便秘，脱毛，月経不順などが現れる。 ・甲状腺が痛みを伴い急速に増大する場合もある。
合併症	・下垂体，副甲状腺，膵臓，副腎などの内分泌臓器の自己免疫疾患との合併やアジソン病との合併（シュミット症候群）がみられる。 ・高齢者では，甲状腺原発リンパ腫の合併に注意する。 ・関節リウマチやシェーグレン症候群の合併頻度が高い。
検査	・甲状腺ペルオキシダーゼ抗体，サイログロブリン抗体が90％以上で陽性。 ・一般血液検査：総コレステロール，クレアチンキナーゼ，膠質反応，肝酵素が高値。 ・超音波検査：甲状腺のびまん性腫大，内部エコーレベルの低下，不均質なエコーがみられる。
治療	・レボチロキシンナトリウムによる薬物療法で治療開始。 ・甲状腺機能低下症は不妊の原因になる。妊婦では，胎児の知能障害や発育不全を予防するため，早期の治療介入が必要。 ・潜在性甲状腺機能低下症では，ヨウ素過剰摂取が原因の場合があるため，ヨウ素制限食で経過をみる。

▶ **概念・定義** 臓器特異的な自己免疫異常による甲状腺炎で，**橋本病**と同義語である。組織学的にはびまん性甲状腺腫，高度のリンパ球浸潤，間質の線維化を呈する。**萎縮性甲状腺炎**（atrophic thyroiditis）や**特発性粘液水腫**（idiopathic myxedema）も広義の慢性甲状腺炎に含まれる。甲状腺機能低下症の原因として最も頻度が高い疾患である。

自己免疫の異常によって起こるが，**遺伝的素因**のある人や様々な**環境因子**（ヨウ素，妊娠・出産，喫煙など）が加わって発症する。男女比は1：20と女性に多く，加齢とともに増加する。甲状腺自己抗体陽性例や甲状腺超音波検査での異常で発見される潜在例を含めると，成人女性の10～15％と高頻度でみられる。

▶ **病態生理** 自己免疫が活性化され障害を受けた細胞成分が処理されて主要組織適合遺伝子複合体（major histocompatibility complex；MHC）class Iあるいはclass IIとともに抗原

提示されることでT細胞を活性化し，サイトカインの放出によりリンパ球浸潤と組織の炎症が惹起される。

▶ **症状** 甲状腺機能は正常の場合が多いが，進行すると機能低下症となり，寒がり，倦怠感，体重増加，顔や手の浮腫，無気力感，うつ状態，便秘，脱毛，月経不順などの症状が現れる。時に甲状腺が痛みを伴って急速に増大する場合があり，**橋本病の急性増悪**とよばれ亜急性甲状腺炎との鑑別を要することもある。
甲状腺の腫大はびまん性で弾性硬で表面が凹凸不整である。

- **合併症**：下垂体，副甲状腺，膵臓，副腎などほかの内分泌臓器の自己免疫疾患を合併することがあり，**自己免疫性多内分泌腺症候群**（autoimmune polyglandular syndrome；APS）とよばれる。アジソン（Addison）病との合併は**シュミット症候群**とよばれる。高齢者で急速に甲状腺の増大があった場合は**甲状腺原発リンパ腫**の合併に注意する必要がある。リンパ腫は橋本病を基礎疾患として起こることが多いため，甲状腺の急速な腫大や頸部リンパ節の腫大を認めたときには注意する。またほかの自己免疫疾患の合併も起こり，特に関節リウマチやシェーグレン（Sjögren）症候群の合併頻度が高い。

▶ **検査** 表4-8に慢性甲状腺炎（橋本病）の診断ガイドラインを示す。甲状腺はびまん性に腫大し，甲状腺自己抗体である**甲状腺ペルオキシダーゼ抗体**（TPOAb）や**サイログロブリン抗体**（TgAb）が90％以上で陽性となる。甲状腺機能は60〜70％は基準範囲内であるが，TSHのみ高値を示す潜在性甲状腺機能低下症や，甲状腺ホルモン低値とTSH上昇を伴う顕性甲状腺機能低下症を呈する場合がある。

- **一般血液検査**：総コレステロール，クレアチンキナーゼ，膠質反応（ZTT，TTT），肝酵素（AST，ALT）が高値となる。

表4-8 慢性甲状腺炎（橋本病）の診断ガイドライン

a）臨床所見
　1. びまん性甲状腺腫大
　　　ただしバセドウ病などほかの原因が認められないもの
b）検査所見
　1. 抗甲状腺マイクロゾーム（またはTPO）抗体陽性
　2. 抗サイログロブリン抗体陽性
　3. 細胞診でリンパ球浸潤を認める
1）慢性甲状腺炎（橋本病）
　a）およびb）の1つ以上を有するもの

【付記】
1. ほかの原因が認められない原発性甲状腺機能低下症は慢性甲状腺炎（橋本病）の疑いとする。
2. 甲状腺機能異常も甲状腺腫大も認めないが，抗マイクロゾーム抗体およびまたは抗サイログロブリン抗体陽性の場合は慢性甲状腺炎（橋本病）の疑いとする。
3. 自己抗体陽性の甲状腺腫瘍は慢性甲状腺炎（橋本病）の疑いと腫瘍の合併と考える。
4. 甲状腺超音波検査で内部エコー低下や不均一を認めるものは慢性甲状腺炎（橋本病）の可能性が強い。

出典／日本甲状腺学会ホームページ：甲状腺疾患診断ガイドライン2013，www.japanthyroid.jp/doctor/guideline/japanese.html（最終アクセス日：2018/9/7）．

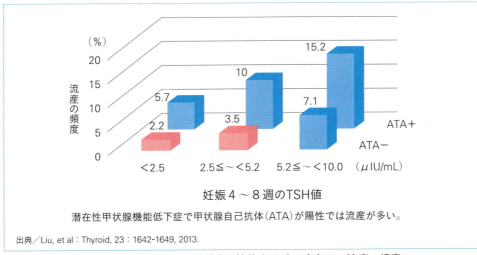

図4-12 妊娠4〜8週の血中TSH値と甲状腺自己抗体（ATA）の有無での流産の頻度

- **超音波検査**：甲状腺のびまん性の腫大と内部エコーレベルの低下と不均質なエコーを呈する。
- ▶ **治療** 甲状腺機能低下症を伴った橋本病では**レボチロキシンナトリウム**（チラーヂン®S）25〜50μg/日で治療開始する。高齢者では少量の25μg/日から開始して慎重に増量していく。

妊娠女性では潜在性を含めて甲状腺機能低下症があると、不妊の原因にもなり**児の知能障害**や**発育不全**を起こすため早期の治療介入が必要である。また機能が正常でも自己抗体（TPOAb，TgAb）が陽性の場合は**流産**や**早産**のリスクが増加することが明らかとなっており（図4-12），妊娠希望あるいは妊娠初期の女性には甲状腺機能を調べて機能低下症があれば，血中TSHが2.5μIU/mL以下になるよう治療を開始することが推奨されている。

潜在性甲状腺機能低下症では食事でのヨウ素過剰摂取が原因のことがあるので，詳細に問診をしたうえでヨウ素制限の食事を指示して経過をみる場合もある。長期にわたり甲状腺機能が正常の場合もあるが，しだいに機能低下症に移行することが多いため，定期的な経過観察が必要である。

まれに甲状腺リンパ腫や甲状腺がんの合併もあるため，数年に1回は超音波検査で結節性病変の有無を調べていく。

2. 無痛性甲状腺炎

▶ **概念・定義** 慢性甲状腺炎（橋本病）の経過中に自己免疫異常が急に増強し，甲状腺濾胞細胞の破壊が亜急性に起こり，その結果甲状腺ホルモンが血中に漏出して起こる甲状腺中毒症である。本症は甲状腺中毒症の約20〜30%を占めバセドウ病に次いで多く，慢性甲状腺炎を反映して女性に多く起こる。

- ▶ **原因** 慢性甲状腺炎（橋本病）の経過中に一時的な甲状腺組織の破壊により甲状腺中毒症が起こるとされているが，分娩後やステロイドの内服中止あるいはクッシング症候群の術後などが誘因となって起こる場合もある。分娩後数か月で起こる場合は**出産後甲状腺炎**（postpartum thyroiditis）とよばれる。また薬剤性でも起こることがあり，インターフェロン，ゴナドトロピン放出ホルモン（Gn-RH）誘導体，分子標的薬などがある。

- ▶ **病態生理** 自己免疫の異常により一過性に甲状腺の破壊が起こり一時的に甲状腺中毒症を呈するが，数か月後には正常に復帰する。回復過程で一過性に甲状腺機能低下症を呈することが多い。

- ▶ **症状** 発症時は全身倦怠感，動悸，発汗過多，体重減少などの甲状腺中毒症状を呈する。その後機能低下症になると体重増加，手や顔の浮腫，筋肉のつれ，便秘などの症状が出現する。

- ▶ **検査** 甲状腺ホルモン高値，TSH 低値，TPOAb，TgAb 陽性となる。通常 TRAb は陰性である。甲状腺機能低下症期には TSH 高値となる。無痛性甲状腺炎の診断ガイドラインを**表 4-9** に示す。甲状腺中毒症を呈する疾患のなかでバセドウ病との鑑別が重要であるが，まれにバセドウ病の寛解中や治療中でも発症することもあり，また一過性に抗 TSH 受容体抗体が陽性になることがあるため，バセドウ病との鑑別が困難な場合もある。放射性ヨウ素の甲状腺摂取率を測定するとバセドウ病では高値であり，一方無痛性甲状腺炎では甲状腺中毒症の時期には抑制されていることで鑑別可能である。主な鑑

表 4-9 無痛性甲状腺炎の診断ガイドライン

a）臨床所見
　1. 甲状腺痛を伴わない甲状腺中毒症
　2. 甲状腺中毒症の自然改善（通常 3 か月以内）
b）検査所見
　1. 遊離 T_4 高値
　2. TSH 低値（0.1μU/mL 以下）
　3. 抗 TSH 受容体抗体陰性
　4. 放射性ヨード（またはテクネシウム）甲状腺摂取率低値
　1）無痛性甲状腺炎
　　a）および b）のすべてを有するもの
　2）無痛性甲状腺炎の疑い
　　a）のすべてと b）の 1〜3 を有するもの
除外規定
　甲状腺ホルモンの過剰摂取例を除く

【付記】
1. 慢性甲状腺炎（橋本病）や寛解バセドウ病の経過中発症するものである。
2. 出産後数か月でしばしば発症する。
3. 甲状腺中毒症状は軽度の場合が多い。
4. 病初期の甲状腺中毒症が見逃され，その後一過性の甲状腺機能低下症で気づかれることがある。
5. 抗 TSH 受容体抗体陽性例がまれにある。

出典／日本甲状腺学会ホームページ：甲状腺疾患診断ガイドライン 2013，www.japanthyroid.jp/doctor/guideline/japanese.html（最終アクセス日：2018/9/7）．

表4-10 バセドウ病と無痛性甲状腺炎との鑑別点

	バセドウ病	無痛性甲状腺炎
甲状腺中毒症状	中等度〜著明	軽度
甲状腺腫	びまん性（著明）	びまん性（軽度）
甲状腺自己抗体	TRAb（＋）	TPOAb（＋），TgAb（＋）
甲状腺ホルモン	$fT_3/fT_4 > 3.1$	$fT_3/fT_4 < 3.1$
放射性ヨード摂取率	高値	低値
超音波所見	びまん性腫大（中等度）	びまん性腫大（軽度） 低エコー域の存在
カラードプラ	びまん性に血流信号豊富	低エコー域に血流信号なし
治療	抗甲状腺剤	無治療

別点を表4-10にあげる。

▶ **治療** 治療は中毒症状が強ければβ遮断薬を投与するが，通常は経過観察していく。機能低下症に移行した場合は甲状腺ホルモンを補充する場合もあるが，多くは一過性であり永続性の甲状腺機能低下症の発症はまれである。

3. 亜急性甲状腺炎

▶ **概念・定義** 上気道感染が先行して炎症が発生し甲状腺組織の破壊が起こり，血中甲状腺ホルモンが一過性に漏出し甲状腺中毒症を示す病態である。発症年齢は30〜60歳に多く，男女比は1：10と女性に多い。季節的変動があり，夏と秋に多い傾向がある。

▶ **原因** 流行性耳下腺炎，インフルエンザ，コクサキーウイルス，アデノウイルス，EBウイルスなどの上気道感染が先行する場合が多く，ウイルス感染が原因とされている。HLA-Bw35（ヒト白血球抗原の遺伝子タイプの1つ）との強い関連性も報告されている。

▶ **症状** 上気道感染症状に続き，高熱，前頸部の疼痛，下顎や耳介への放散痛が起こる。これら局所の症状とともに動悸，体重減少，発汗過多などの甲状腺中毒症状を呈する。また発症初期は一側葉に限局した炎症，疼痛が，経過途中で対側葉にも出現することがある（**クリーピング現象**）。初期の1〜2か月間はこの中毒症状を呈するが，その後一過性に甲状腺機能低下症が起こった後正常となることが多い。

▶ **検査** 亜急性甲状腺炎の診断ガイドラインを表4-11に示す。

- **一般血液検査**：CRP陽性，赤沈の著明な亢進，白血球軽度増加，肝機能（AST，ALT）の軽度増加がみられる。甲状腺機能異常としてはfT_3，fT_4の高値，TSH低下が認められる。通常，TRAbは陰性となる。放射性ヨウ素の甲状腺摂取率は著明に抑制される。

- **超音波検査**：圧痛，硬結部位に一致して境界不明瞭な低エコー域を認める（図4-13）。甲状腺が痛く腫大してくる疾患には表4-12に示すように，亜急性甲状腺炎以外に，嚢胞内出血，橋本病の急性増悪，急性化膿性甲状腺炎，未分化がんなどがあり，検査所見や超音波所見から鑑別していく。

表4-11 亜急性甲状腺炎（急性期）の診断ガイドライン

a) 臨床所見
　　有痛性甲状腺腫
b) 検査所見
　　1. CRP または赤沈高値
　　2. 遊離型 T_4 高値，TSH 低値（0.1 μU/mL 以下）
　　3. 甲状腺超音波検査で疼痛部に一致した低エコー域

1) 亜急性甲状腺炎
　　a) および b) のすべてを有するもの
2) 亜急性甲状腺炎の疑い
　　a) と b) の 1 および 2

除外規定
　　慢性甲状腺炎（橋本病）の急性増悪，嚢胞への出血，急性化膿性甲状腺炎，未分化がん

【付記】
1. 上気道感染症状の前駆症状をしばしば伴い，高熱をみることもまれでない。
2. 甲状腺の疼痛はしばしば反対側にも移動する。
3. 抗甲状腺自己抗体は高感度法で測定すると未治療時から陽性になることもある。
4. 細胞診で多核巨細胞を認めるが，腫瘍細胞や橋本病に特異的な所見を認めない。
5. 急性期は放射性ヨード（またはテクネシウム）甲状腺摂取率の低下を認める。

出典／日本甲状腺学会ホームページ：甲状腺疾患診断ガイドライン 2013．www.japanthyroid.jp/doctor/guideline/japanese.html（最終アクセス日：2018/9/7）．

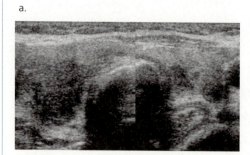
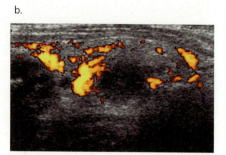

甲状腺がびまん性に腫大し，右葉に圧痛に一致して境界不明瞭な低エコー領域を認め（a），血流が欠如している（b）。

図4-13 亜急性甲状腺炎の超音波所見

▶ **治療**　軽症の場合は非ステロイド抗炎症薬を用いるが，炎症が著明なときはステロイドが著効を示す。初回量プレドニゾロン 15 〜 30mg で数日以内に疼痛が改善するが，その後ゆっくりと漸減していき 1 〜 2 か月間は投与していく。早く漸減・中止すると再燃しやすいため自己中断しないよう指導する。また病変が片葉の場合，治療により症状が改善しても反対葉に炎症が波及する（クリーピング現象）ケースがあることを十分説明しておく。抗菌薬は無効である。

表 4-12 甲状腺が有痛性に腫大してくる疾患

	亜急性甲状腺炎	橋本病の急性増悪	急性化膿性甲状腺炎	囊胞内出血	未分化がん
甲状腺腫	結節性，あるいはびまん性に硬い	硬くびまん性に著明に腫大	片葉性に腫大（左側が多い），炎症が進むと皮膚発赤	硬い結節	急速に増大
好発年齢と性別	中年女性に多い，小児はまれ	中高年の女性	小児がほとんど	特になし	高齢者
TSH	初期は抑制	初期は抑制，その後永続性機能低下症となる	低下～正常	正常	正常～軽度高値
TPOAb, TgAb	（－）時に（±）	（＋＋＋）	（－）	（－）	（－）
超音波所見	圧痛部位に一致した境界不明瞭な低エコー域	びまん性に不均質で低エコー	甲状腺周囲から内部にかけて広範囲に境界不明瞭な低エコー域が広がる	囊胞内に出血を示唆するデブリス様エコーを認める	内部エコー不均質，境界不明瞭，周囲への浸潤像

C 甲状腺腫瘍

1. 良性腫瘍

▶ **概念・定義** 甲状腺の良性病変には，非腫瘍性病変として囊胞，腺腫様結節，腺腫様甲状腺腫があり，良性腫瘍には濾胞腺腫がある（表 4-13）。近年は種々の画像検査（頸動脈エコーや CT，PET-CT など）件数の増加に伴い，偶発的に甲状腺病変が発見されることが非常に多くなった。

▶ **疫学** わが国の疫学調査では，甲状腺の結節性病変は一般人口の 4～7% に認められ，女性は特に高齢者で多いとされている。人間ドック受診者で超音波検査を行うと，3mm 以上の充実性結節が 22.8%，囊胞性病変が 27.6% に認められ，特に女性においてはその頻度が高いと報告されている[5]。

▶ **病態生理** 偶発的に発見される甲状腺結節のなかで特に多いのは囊胞，腺腫様結節，腺腫様甲状腺腫といった非腫瘍性病変である。

▶ **診断** 通常，甲状腺超音波検査で良悪性の鑑別をして悪性が疑われた場合は細胞診で確定診断をしていくが，濾胞性腫瘍については良性の濾胞腺腫と悪性の濾胞がんの術前で

表 4-13 甲状腺の結節性病変

①非腫瘍性病変	囊胞，腺腫様結節，腺腫様甲状腺腫（多結節性甲状腺腫）	
②良性腫瘍	濾胞腺腫	
③悪性腫瘍	分化がん	乳頭がん，濾胞がん
	低分化がん，未分化がん，髄様がん，リンパ腫，転移がん	

の鑑別診断はいまだ困難である．甲状腺腫瘍の組織学的分類は WHO 分類をもとに日本甲状腺外科学会から『甲状腺癌取扱い規約』（第 7 版）が 2015（平成 27）年に発行されている[6]．

▶ **症状**　多くの症例では，前頸部の一部分が限局性に腫大して気づく場合が多い．一般に無症状であるが，腫瘍の増大により圧迫感をきたしたり自発痛や緊満感がある場合は，前項の表 4-11 のように甲状腺の炎症（亜急性甲状腺炎，橋本病の急性増悪）や腫瘍内の出血，あるいは未分化がんやリンパ腫との鑑別も必要となる．

　甲状腺中毒症状を認めた場合，バセドウ病や破壊性甲状腺炎以外に**プランマー (Plummer) 病**（**自律性機能性甲状腺結節；AFTN**）という結節性病変もあることを知っておく．

▶ **検査**
- **血液検査**：血清 fT_3，fT_4，TSH を測定する．通常甲状腺機能は正常であるが，甲状腺ホルモンが正常〜高値で TSH が低値の場合は，AFTN を疑い甲状腺シンチグラフィを行う．AFTN では結節に一致して集積像がみられ（hot nodule），結節以外の部位は抑制している所見を認める．
- **画像検査**：最も簡便で有用なのは超音波検査であり，結節の性状，内部構造，被膜外への浸潤，リンパ節腫大などから良悪性を鑑別し，さらにエコー下で**穿刺吸引細胞診**を行い病理診断していく．超音波検査では日本超音波医学会で出された超音波診断基準[7]に基づいて診断するが，良性の結節性病変のうち，嚢胞では嚢胞内部無エコーとなり，腺腫様甲状腺腫では嚢胞や充実性結節が多発する所見があり，濾胞腺腫では境界部低エコー帯を伴い円形の腫瘤として認める[8]（図 4-14）．

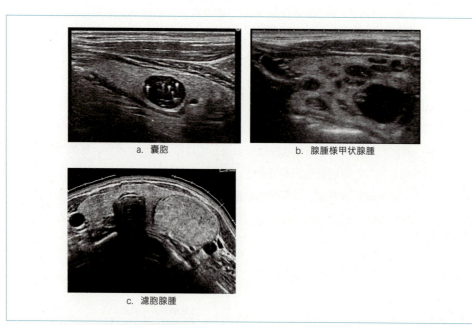

a. 嚢胞　　　　　　　　　　　　b. 腺腫様甲状腺腫

c. 濾胞腺腫

図 4-14 良性の甲状腺結節の超音波画像

局所浸潤，遠隔転移など病巣の広がりをみる場合は頸部 CT や PET-CT が有用である。ただし，**PET-CT** では甲状腺がん以外にも良性疾患である橋本病や腺腫様甲状腺腫でも高集積がみられることから，特異度が低いため甲状腺がんの診断には必ずしも有用とはいえない。

▶ **治療** 嚢胞，腺腫様結節，腺腫様甲状腺腫の場合は，年に 1 回定期的に甲状腺超音波検査を施行して経過観察していく。嚢胞性病変が増大して緊満感を伴う場合は超音波ガイド下で穿刺排液し，再貯留する場合はエタノール注入療法（PEIT）を行う場合もある。AFTN に対しても PEIT は有効な治療法であるが，大きい良性結節は原則として手術で葉切除を行う。腫瘍の縮小を目的に TSH 抑制療法としてレボチロキシンナトリウム（チラーヂン®S）を投与する場合がある。しかし長期的には縮小効果は乏しく，TSH 抑制療法は推奨されていない[9]。

良性腫瘍である濾胞腺腫と悪性の微少浸潤型濾胞がんとは術前の画像検査では鑑別困難であるため，濾胞腺腫として片葉切除術をした後に病理組織で濾胞がんと確定診断されたときは補完全摘術をして術後 ^{131}I アブレーション（放射線による組織焼灼）を行う。

2. 悪性腫瘍

Digest

甲状腺腫瘍－悪性腫瘍

疾患概念	・乳頭がん，濾胞がん，低分化がん，未分化がん，髄様がん，そのほかのがんに大別される。 ・乳頭がんの頻度が最も多く，約 90% を占める。
原因	・放射線被曝による。一部には遺伝的要因があり，特に髄様がんは遺伝子の異常で起こるため，遺伝子診断が行われる。
症状	・ほとんど無症状であるが，腫瘍が急速に増大すると圧迫症状，嚥下困難に。 ・がんの浸潤により，反回神経麻痺（嗄声）がみられる。
検査治療	・超音波検査で良悪性の鑑別を行い，必要に応じ穿刺吸引細胞診で病理診断を行う。 ・乳頭がん：超音波検査で形状不整，境界不明瞭，内部エコー不均一，内部の微細多発石灰化，血流増加所見。 ・濾胞がん：超音波検査では広汎浸潤型は境界不明瞭だが，充実性腫瘤による内部血流増加で診断可能。がんの遠隔転移は胸部 CT，PET-CT で調べる。 ・髄様がん：血中カルシトニン，CEA（腫瘍マーカー）を測定。遺伝子変異が疑われる場合は，*RET* 遺伝子の検索も行う。
治療	・10mm 以下の微小がん：高リスクを除き手術をせず，定期的な超音波検査で経過観察。 ・10mm 以上の甲状腺がん：片葉切除術あるいは甲状腺全摘術と頸部リンパ節郭清術。 ・術後の再発高リスク：放射性ヨウ素（^{131}I）によるアブレーションで，残存する甲状腺の組織破壊を行う。

▶ **疫学** 日本の2013（平成25）年における甲状腺がん罹患数は1万5629例（男性4233例，女性1万1396例）で，2016（平成28）年における甲状腺がんによる死亡数は1779例（男性587例，女性1192例）であった。近年，超音波検査など画像診断の発達により10mm以下の甲状腺微小がんが発見される機会が多くなり甲状腺がん罹患数が増加しており，甲状腺検診の普及もさらなるがん発見頻度を高めていると考えられる。

▶ **原因** 甲状腺がんが放射線被曝によって起こることは，原爆やチェルノブイリ原発事故後調査でも明らかとなっており，小児では特に放射線感受性が高いことから放射線治療後やCT検査などの診断のための放射線被曝も種々のがん発症リスクとなる。また一部には遺伝的要因があり，特に髄様がんでは*RET*がん遺伝子の異常で起こることから遺伝子診断が行われる。

▶ **分類** 甲状腺がんは乳頭がん，濾胞がん，低分化がん，未分化がん，髄様がん，そのほかのがんに大別され，乳頭がんと濾胞がんを合わせて分化がんとよぶ。甲状腺がんの約90％は乳頭がんである。

▶ **症状** ほとんど無症状であるが，腫瘍の急速な増大に伴い圧迫症状や嚥下困難，また，がんの甲状腺外への浸潤により反回神経麻痺（嗄声）が起こる。

▶ **検査** まず超音波検査で良悪性の鑑別を行い，必要に応じて穿刺吸引細胞診（FNAC）を施行して病理診断をしていく。

- **乳頭がん**：最も頻度の高い**乳頭がん**では，超音波検査で形状不整，境界不明瞭，内部エコー不均一，内部の微細多発石灰化，血流増加所見などがみられる（図4-15）[10]。
- **濾胞がん**：広汎浸潤型と微小浸潤型に分類され，超音波検査では広汎浸潤型は境界不明瞭で充実性腫瘤により内部の血流が増加していることで診断可能であるが，微小浸潤型は濾胞腺腫との鑑別は超音波およびFNACでも診断は困難である。遠隔転移の検索には胸部CTで肺転移や頸部および縦郭リンパ節転移の有無を調べ，PET-CTで全身への転移の有無を調べていく。血中Tgは通常良悪性の鑑別には有用ではないが，1000ng/mL以上の異常高値であれば**濾胞がん**の可能性が高い。また甲状腺全摘術後の血中Tgの増加は再発転移を意味するため術後のモニターとして重要である。

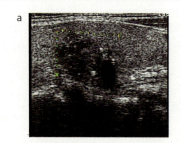 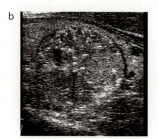

形状不整，境界不明瞭（a），内部エコー不均質で微細多発石灰化（b）を認める。

図4-15 乳頭がんの超音波画像

表4-14 甲状腺がんの放射性ヨウ素内用療法に関するガイドライン

【適応】
　原則として正常甲状腺を外科的に全摘して行うこと。
a) 組織型が乳頭がんまたは濾胞がんであること
b) 肺，骨などへの遠隔転移を認める場合
c) 非治癒切除例（術後に残存する腫瘍組織が存在する場合）
d) 術後再発例（局所，頸部リンパ節など）
e) 血清サイログロブリン高値の場合
f) 残存甲状腺の破壊（手術後，再発率を低下させる）目的（アブレーション）の場合

出典／日本核医学会分科会 腫瘍・免疫核医学研究会 甲状腺RI治療委員会：放射性ヨウ素内用療法に関するガイドライン，第5版，oncology.jsnm.org/files/pdf/thyroid-guideline_201408.pdf（最終アクセス日：2018/9/27）を基に作成．

- **髄様がん**：髄様がんを疑った場合は，血中**カルシトニン**と**CEA**（腫瘍マーカー）を測定する。また髄様がんでは**多発性内分泌腫瘍症**（multiple endocrine neoplasia；MEN）という*RET*遺伝子変異により起こる常染色体優性遺伝形式の病態がある。MEN2A型では甲状腺髄様がん，褐色細胞腫，原発性副甲状腺機能亢進症が起こり，MEN2B型では甲状腺髄様がんと褐色細胞腫を合併するが副甲状腺機能亢進症は認めず，口唇や舌の粘膜神経腫が特徴的である。MENを疑った場合は，副甲状腺腫瘍や副腎褐色細胞腫の合併の有無を調べるため，血中カルシウム，リン，副甲状腺ホルモン（parathyroid hormone；PTH），血中および尿中カテコールアミンを測定し，*RET*がん遺伝子の検索も行う。

▶ **治療**　現在，高リスクの場合（家族歴で甲状腺がんあり，放射線照射の既往あり，明らかな頸部リンパ節腫大あり）を除いては，10mm以下の微小がんの場合は手術をしないで定期的な超音波検査での経過観察をしていく方針がとられるようになった（active surveillance）。10mm以上の甲状腺がんの場合は片葉切除術あるいは甲状腺全摘術と頸部リンパ節郭清術を施行する[11]。

　術後に再発リスクが高い症例については放射性ヨウ素（^{131}I）による**アブレーション**を行い，残存する甲状腺床の組織破壊を行う。遠隔転移への^{131}Iの集積が認められた場合は^{131}I内用療法（100〜150mCi）を行う。その適応について表4-14に示す。近い将来に妊娠や授乳を希望する者は治療時期などを含め，医師と相談のうえ施行する。

　さらに^{131}Iの集積が認められない場合や600mCiまで^{131}I内用療法をしても依然転移巣への集積が認められる場合は**RI抵抗性**と判断し，**分子標的薬**による治療を行う。現在，分子標的薬にはソラフェニブトシル（ネクサバール®）やレンバチニブメシル（レンビマ®）が承認されているが，治療にあたっては手足症候群や高血圧症などの副作用に対する十分なケアが必要である。

3. 甲状腺手術後の合併症と管理

❶ 術後出血による窒息

術後早期に出血を起こすと急速に前頸部が腫大し，気道狭窄をきたして窒息する危険性

があり、早期に再手術が必要となる。

❷ 反回神経麻痺

甲状腺の裏側には両側に反回神経が走行しており、反回神経までがんが浸潤していたり手術で切除あるいは神経を圧迫したりした場合は、術後数日で嗄声が出現する。多くは一過性であるが、まれに永続性に反回神経麻痺をきたすことがある。ビタミン B_{12} の内服や発声のリハビリテーションを行い治療する。

❸ テタニー

甲状腺の手術で副甲状腺を合併切除した場合、術後急に血中カルシウムが低下して**テタニー**を生じる。軽度の場合は手足や唇の周りがしびれるという症状であるが、ひどくなると手足の筋肉が硬直して自分で動かせなくなる。術後早期にカルシウムの補充をすることで通常は改善していく（本章-Ⅲ「副甲状腺（上皮小体）疾患」参照）。

❹ リンパ節郭清による乳び漏

リンパ節郭清の際にリンパ管が傷つくと乳び（乳白色のリンパ液）が漏れて局所の腫れを生じることがある。自然に回復してくるので経過をみていく。

❺ 術後甲状腺機能低下症

甲状腺全摘術を施行すると永続性甲状腺機能低下症となるため、術後から甲状腺ホルモン剤（チラーヂン®S）を投与する。投与量は通常 100〜150 μg/日が必要である。

❻ 甲状腺クリーゼ

本章-Ⅷ-1「甲状腺クリーゼ」を参照されたい。

Ⅲ 副甲状腺（上皮小体）疾患

1. 原発性副甲状腺（上皮小体）機能亢進症

PTH の自律的かつ過剰な分泌により、その標的臓器である腎や骨における PTH 作用の亢進が生じる。その結果、高カルシウム血症と高カルシウム尿症をきたし、それに関連する症状を呈する。腎では尿路結石症および腎機能低下を、骨では骨密度低下を生じる。まれに線維性骨炎という本疾患に特有の骨病変を認める。

高カルシウム血症の中枢作用や自律神経への作用により、**食欲低下**、被刺激性の亢進（**イライラ感**）、**不眠**、**便秘**などが認められる。また、腎作用により尿濃縮力障害が生じて**多尿**となる。ガストリン分泌が促進されるため、**消化性潰瘍**が起こりやすい。

本疾患は、1000 人当たり 1 人の有病率であり、男女比は 1：2 とされている。閉経後の女性に好発する。副甲状腺の異常としては、良性腺腫が 85% 以上を占め、多腺性の過形成が約 5% である。がんは 1〜3% とされている。

❶ 病態生理

▶ **PTHの骨作用**　PTHは骨芽細胞に対する作用を介して破骨細胞の形成と活性化を刺激することで，**骨吸収を促進**する。骨吸収はリン酸カルシウム塩であるヒドロキシアパタイト（$Ca_{10}[PO_4]_6[OH]_2$）の溶解を伴い，血液中にカルシウム，リンおよび水酸イオン（重炭酸イオン）が動員される。

▶ **PTHの腎作用**　PTHは腎近位尿細管において，リンと重炭酸イオンの排泄を促進する。また，同部位で1α水酸化酵素を活性化し，25水酸化ビタミンDを活性型である**1α,25水酸化ビタミンD**に代謝する。活性化されたビタミンDは十二指腸と小腸に作用し，カルシウムとリンの吸収を促進する。PTHは腎遠位尿細管にも作用し，カルシウムの再吸収を促進する。以上の作用の総和として，PTH作用の過剰は，**血中カルシウム濃度の上昇，血中リン濃度の低下**および**代謝性アシドーシス**をもたらす。また，皮質骨優位の骨密度の低下と腎結石症が生じる。

❷ 検査

尿路結石症や骨密度低下の原因精査の過程で，あるいはまったくの偶然に高カルシウム血症を指摘され，本症の存在が疑われることが多い。高カルシウム血症の存在下で血中PTHが高値であれば，ごくまれな病態を除外したうえで，原発性副甲状腺機能亢進症と診断される。副甲状腺の責任病巣の局在診断には，超音波検査と核医学検査である^{99m}Tc-MIBIシンチグラフィが用いられる。

本症による病状の評価には超音波やCTによる腎結石の検索と骨密度測定が望ましい。腎結石の既往や存在，骨粗鬆症レベルの低骨密度を認める場合は手術の適応となる。

❸ 治療

原発性副甲状腺機能亢進症の根治的治療は責任病巣の**外科的切除**である。手術の合併症としては，反回神経麻痺による嗄声や全腺切除時の自家移植腺が生着しなかった場合の副甲状腺機能低下症がある。

手術適応であるが手術ができない，あるいは希望しない患者に対しては高カルシウム血症や骨粗鬆症に対する内科的治療が検討される。

❹ 経過と予後

無治療では腎結石の悪化と骨折危険度の上昇が認められる。一方で，生命予後に関しては一般住民と比べて不良とする報告もあるが，定まった見解は得られていない。

2. 続発性副甲状腺（上皮小体）機能亢進症

続発性副甲状腺機能亢進症は**腎不全**による場合と**ビタミンD欠乏**による場合に大別される。腎機能の低下が進行するに従い，ビタミンDの活性化障害による血清カルシウム値の低下を代償するためにPTH分泌亢進が生じる。このような病態が腎不全による続発性副甲状腺機能亢進症である。

ビタミンD欠乏の場合は，天然型ビタミンDのサプリメント摂取が推奨される。天然

型ビタミンDは単一成分として処方可能な薬剤は存在しない。短期間に確実にビタミンD欠乏状態を改善したい場合には，活性型ビタミンD製剤であるアルファカルシドールまたはカルシトリオールを投与する。

3. 副甲状腺(上皮小体)機能低下症

PTHの**分泌不全**やそれに対する標的臓器における**不応**により，PTHの作用不全を生じる疾患である。PTHに対する不応性による病態は，**偽性副甲状腺機能低下症**と称される。

❶病態生理

PTH作用不全により，**低カルシウム血症**と**高リン血症**が生じる。病歴が長期に及ぶと異所性石灰化が生じ，典型的には大脳基底核に著しい**石灰化**を認める。皮下骨腫を認めることもある。

- **特発性副甲状腺機能低下症**：PTHの分泌が低下することにより発症する。本症の原因は多岐にわたり，特定の遺伝子異常による多くの症候群の一症状として発症する場合もまれではない。
- **続発性副甲状腺機能低下症**：頸部外科手術や頸部への放射線照射により副甲状腺機能が障害され，PTH分泌不全を発症することがある。
- **偽性副甲状腺機能低下症**：本症はPTHの細胞内シグナル伝達機構の異常により発症する。臨床的には丸顔，低身長，中手骨の短縮などの身体的特徴（オルブライト［Albright］遺伝性骨異栄養症）を認めることがある。
- **低マグネシウム血症**：マグネシウム欠乏により副甲状腺機能低下症が惹起される。低カリウム血症を併発することが多い。

❷症状

副甲状腺機能低下症は原発性副甲状腺機能亢進症に比べると非常にまれな疾患である。**テタニー**（手足のしびれ，痙攣，手足の筋拘縮など助産師の手位とよぶ独特な症状）に代表される低カルシウム血症による諸症状，あるいは本症に特有の身体所見や大脳基底核の石灰化もしくは異所性骨形成を契機に診断される。脳血管関門の発達が未成熟なことにより，小児期には低カルシウム血症により痙攣を生じやすいので，てんかんと誤診されることもある。

偽性副甲状腺機能低下症の一部の患者では特徴的な身体所見（オルブライト遺伝性骨異栄養症）を示すため，家族歴と共に診断の参考になる。頸部手術や頸部への放射線照射の治療歴があれば続発性副甲状腺機能低下症の可能性を検討する。

❸検査

低カルシウム血症を認めた場合は，直ちに血清マグネシウム値を測定し，低マグネシウム血症の有無を明らかにする。

次に血中PTH濃度を測定し，低値であれば特発性または続発性副甲状腺機能低下症と診断される。正常あるいは高値であれば偽性副甲状腺機能低下症である可能性を考慮する。血清リン濃度は正常上限あるいは高値であることが多い。

❹ 治療法

活性型ビタミンD製剤（アルファカルシドールまたはカルシトリオール）による低カルシウム血症の改善が主な治療となる。治療に伴い尿中カルシウム排泄量が増加することにより，腎結石，腎石灰化および腎機能低下が生じる可能性があるため，適切な配慮が必要である。小児では血清カルシウム濃度の変動が大きく，テタニーなどの症状を防ぐためにカルシウム製剤を併用することが多い。**カルシウムの急速静注**は非常に**危険**であり，行ってはならない。

低マグネシウム血症による場合は，マグネシウム補充が最優先される。**マグネシウムの急速静注**は非常に**危険**であり，行ってはならない。

4. 悪性腫瘍による高カルシウム血症

悪性腫瘍による高カルシウム血症は，腫瘍随伴症候群の代表的なものである。その病態はPTH過剰によるものと類似しており，腫瘍から分泌される**副甲状腺ホルモン関連たんぱく**（parathyroid hormone-related proteins；PTHrP）が原因であることが多い。入院患者で認められる高カルシウム血症の原因としては，まず悪性腫瘍を想起する必要がある。

❶ 発症機序と病態

悪性腫瘍による高カルシウム血症の最も主要な原因は腫瘍細胞に由来するPTHrPである。PTHrPはPTHと同一の受容体に結合してその作用を発揮する。一部の悪性腫瘍では，腫瘍細胞によるビタミンDの活性化亢進が高カルシウム血症の原因となる。

❷ 症状と症候

高カルシウム血症による症状と症候を認める。本症では進行が急速であるため，自覚症状の出現頻度が高い。一方で，原疾患による症状との区別が難しいことが多い。

❸ 治療

高カルシウム血症をコントロールすることにより，意識レベル，食欲および腸管運動の改善が認められ，患者のQOL（生活の質）の向上が期待できる。治療により高カルシウム血症による急速な腎障害の進行が抑制され，わずかではあるが生命予後は改善される。

▶ **補液**　高カルシウム血症では尿濃縮力の障害により脱水状態をもたらすので，まず十分に補液を行う。カルシウムとリンを含まない生理食塩水を基本とした輸液を行う。この際，心不全に十分注意し，必要に応じてカルシウム排泄作用も期待できるループ利尿薬を投与する。

▶ **ビスホスホネート**　高カルシウム血症に対する積極的治療の基本はビスホスホネート製剤（ゾレドロン酸など）の点滴静注である。破骨細胞に直接作用することにより骨吸収を抑制して，血清カルシウム値を低下させる。投与後7日目から14日目頃に血清カルシウム値は最低となる。

ビスホスホネートの急性の副作用としては，発熱と頭痛の頻度が高く，特に発熱は約半数の症例で認められる。全身倦怠感や眼球結膜の充血が認められることもある。これ

らの症状は，初回点滴時に最も強く認められ，2回目以降は軽度になることが多い．

　ビスホスホネートは腎臓から排泄される．本薬剤は腎毒性が強く急性尿細管壊死を起こすことが報告されているため，薬剤添付文書に従い緩徐に投与する必要がある．

▶ **そのほかの治療手段**　カルシトニンの点滴静注は速やかに血清カルシウム値を低下させる．カルシトニンの効果は3時間程度で出現し，連日の投与で1週間は効果が期待できる．しかしながら，カルシトニンには「エスケープ」現象が知られており，長期にわたる効果は期待できない．

Ⅳ　副腎皮質・髄質疾患

A　副腎皮質機能障害

1. クッシング症候群

▶ **概念・定義**　副腎皮質でコルチゾル（グルコ［糖質］コルチコイド）が自律的に過剰分泌される病態の総称である．**高コルチゾル血症**によって特徴的な症状や身体所見を呈する．

▶ **原因**　副腎がACTH非依存性にコルチゾルを自律的に産生する．背景となる因子には①腺腫（副腎の中でコルチゾルを産生する細胞が腫瘍性に増殖する），②過形成（副腎の細胞自体の異常で副腎自体が大きくなり，結果的にホルモン分泌が増える），③副腎がん（コルチゾル産生腫瘍が悪性化したもの，大きな副腎腫瘍）がある．ほかに医原性クッシング症候群（ステロイドホルモン使用に伴うもの）とACTH依存性（下垂体腺腫，異所性ACTH産生腫瘍）がある．

▶ **病態生理**　コルチゾルは本来，適切な血糖値・血圧を維持し，ストレスに応答するために必須のホルモンである．しかし慢性的なコルチゾル過剰は肝臓における糖新生亢進から血糖値の上昇をきたし，ミネラル（電解質）コルチコイド受容体に結合することで血圧の上昇をきたすなど，様々な代謝異常の原因となる．

▶ **分類**　ACTH依存性か非依存性で分類される．ACTH非依存性クッシング症候群のなかには，副腎でコルチゾルは自律的に分泌されているが過剰とはならない病態として，サブクリニカルクッシング（subclinical Cushing）症候群がある．

▶ **症状**　クッシング症候群の典型例では，満月様顔貌，赤ら顔，ざ瘡（にきび），多毛，中心性肥満，野牛肩（水牛様脂肪沈着，バファローハンプ［buffalo hump］ともいう），皮膚の菲薄化，皮下出血，近位筋萎縮を認める．そのほか，非特異的ではあるが，浮腫，月経異常，高血圧，耐糖能異常，骨粗鬆症，尿路結石，低カリウム血症などが出現する．

▶ **検査**　特徴的な臨床症状を有し，診断のためにはACTH低値，コルチゾル高値を確認する（表4-15）．

表 4-15 クッシング症候群診断のための検査

一般検査	白血球の増加（好中球増加・リンパ球減少・好酸球減少），低カリウム血症，耐糖能異常，脂質異常，腹部 CT で副腎腫大
診断のための検査	1) 日内変動の消失：血中コルチゾル値が深夜も低下しない 2) デキサメタゾン抑制試験：コルチゾルが低下しない（通常は内服後にコルチゾルは低下する） 3) 尿中遊離コルチゾルが多い

▶ **治療** 片側の副腎腺腫の場合，片側副腎摘出術を行う。術後は対側の副腎機能が回復するまでコルチゾル補充を行う。両側の腺腫や過形成の場合は薬物療法によって高コルチゾル血症の影響を抑える（場合によっては片側副腎摘出，または両側副腎摘出）。

2. アルドステロン症

▶ **概念・定義** アルドステロン（ミネラルコルチコイド）が過剰となり，高血圧や電解質異常を呈する。

▶ **原因**
- **原発性アルドステロン症**：副腎が自律的にアルドステロンを産生する。背景となる因子には①アルドステロン産生腺腫（副腎の中でアルドステロンを産生する細胞が腫瘍性に増殖する），②過形成（特発性アルドステロン症）がある。
- **続発性アルドステロン症**：様々な原因によりレニン・アンジオテンシン・アルドステロン系が刺激され，結果的にアルドステロンが過剰分泌される。背景となる因子には①循環血液量低下（腎不全，肝硬変，心不全，嘔吐・下痢，ループ利尿薬の多用，バーター［Bartter］症候群など），②交感神経活性の亢進（褐色細胞腫），③レニン産生腫瘍がある。
- **偽性アルドステロン症**：アルドステロン過剰はないが，原発性アルドステロン症のような所見を呈する。甘草（リコリス），グリチルリチン酸製剤などの使用が原因である。

▶ **病態生理** アルドステロンは腎尿細管でナトリウムの再吸収を促進するため，アルドステロンが過剰になると体内にナトリウムが多く残る。ナトリウム過剰は体内に水分を貯留させ，結果的に血圧が上昇する。またナトリウムを再吸収する代償としてカリウムが尿中に多く排出されるため，アルドステロン症の約半数に低カリウム血症を認める。一方，甘草によってアルドステロン標的細胞内のコルチゾルが増加し，余剰のコルチゾルがアルドステロンの受容体に結合して，あたかもアルドステロンが過剰であるかのような状態となるのが**偽性アルドステロン症**である。

▶ **分類・症状** 原因によって分類される。原発性アルドステロン症は高血圧の 5 ～ 13% を占め，二次性高血圧の原因として重要である。症状としてナトリウム貯留による高血圧や頭痛を呈する。また低カリウム血症を伴う場合，脱力や筋力低下，代謝性アルカローシスをきたす。

▶ **検査** 続発性，偽性については問診や診察，必要な検査で除外する。治療抵抗性の高血圧，若年者の高血圧，副腎腫大のある高血圧，低カリウム血症を伴う高血圧患者におい

表4-16 原発性アルドステロン症診断のための検査

スクリーニング	1) 血漿アルドステロン濃度（pg/mL）/ 血漿レニン活性（ng/mL/hr）＞ 200 2) 血漿アルドステロン濃度＞ 140pg/mL のときに原発性アルドステロン症を疑う．また副腎の病変を確認するために腹部CTを撮影する．副腎腺腫による原発性アルドステロン症の場合，腺腫は1cm以下と小さいものが多く，CTで副腎腫大が確認できないものもある．
確定診断	1) カプトプリル試験　2) 生理食塩水負荷試験　3) 立位フロセミド試験　4) ACTH負荷試験のうち，2種類が陽性となれば確定診断とする．
局在診断	選択的副腎静脈サンプリング →確定診断がつき患者が手術を希望したら，左右どちらの副腎からアルドステロンが過剰に分泌しているかを調べる．

て原発性アルドステロン症を疑い，スクリーニングを行う．さらに確定診断，局在診断のための検査を行う（表4-16）．

▶ **治療**　片側副腎病変であれば手術（主に腹腔鏡下副腎摘出術）を行う．しかし全身状態が不良であり手術できない場合は薬物療法を選択する．両方の副腎からアルドステロンが分泌されていると考えられる場合や，手術を希望しない場合は薬物療法を選択する．薬物療法としてはミネラルコルチコイド（アルドステロン）受容体拮抗薬（スピロノラクトン，エプレレノン）を中心に降圧薬を用いる．

3. 慢性副腎不全（アジソン病）

▶ **概念・定義**　両側副腎からの副腎皮質ホルモン分泌が低下した病態をいう．現在では後天性の原因による病態を総称してアジソン病とよぶことが一般的である．

▶ **原因**　背景となる因子には，特発性（自己免疫性疾患），結核やクリプトコッカス，ヒストプラズマなどの感染症，両側副腎へのがんの転移，悪性リンパ腫，アミロイドーシス，サルコイドーシスがある．

▶ **病態生理**　副腎皮質からコルチゾル，アルドステロン，アンドロゲンの分泌が低下するため，それぞれに対応したホルモン低下症状が出現する．

▶ **分類**　原因による．また副腎皮質自体に異常はなくとも，視床下部や下垂体の疾患で，副腎皮質刺激ホルモンの分泌が低下する場合にも副腎皮質機能低下症となり（中枢性副腎皮質機能低下症，続発性副腎皮質機能低下症），アジソン病とは区別される．

▶ **症状**（所見も含む）　コルチゾル欠乏の場合は食欲不振，悪心，嘔吐，体重減少，易疲労感，腹痛，関節痛，貧血，低血糖，低ナトリウム血症などがみられ，アルドステロン欠乏の場合は低血圧，低ナトリウム血症，高カリウム血症などがみられ，アンドロゲン欠乏の場合は骨量減少，女性の場合は腋毛・恥毛の脱落などがみられる．

また副腎でコルチゾル分泌が低下すると，下垂体はACTHを多く分泌しその機能を維持しようとする．ACTHが過剰に分泌されると，色素沈着（口腔内・粘膜・爪など）が起こる．

▶ **検査**　白血球の減少（リンパ球割合の増加，好酸球の増加），貧血，低血糖，尿中遊離コルチ

ゾルの減少，血中コルチゾルの低値とACTHの高値を認める。診断のためには早朝血中コルチゾルの低値，迅速ACTH負荷試験におけるコルチゾル，アルドステロンの低反応を確認する。本疾患では迅速ACTH負荷試験ではACTHを静脈投与してもコルチゾル，アルドステロンが適切に増加しない。また，腹部CTでは副腎の腫大がないかを確認する。

▶ 治療　ヒドロコルチゾンの投与（通常は1日に15〜20mgが必要）を行う。必要に応じてフルドロコルチゾンを追加する。

4. 急性副腎不全（副腎クリーゼ）

本章-VIII-4「副腎クリーゼ」を参照されたい。

B 副腎髄質機能障害

1. 褐色細胞腫

▶ 概念・定義　副腎髄質や傍神経節組織にあるクロム親和性細胞から発生するカテコールアミン産生腫瘍のことである。

▶ 原因　不明である。しかし褐色細胞腫感受性遺伝子の異常は多数報告されており，コハク酸脱水素酵素サブユニットをコードする遺伝子群（SDH関連遺伝子）の異常をもつものが20〜30%とされている。

　ほかにも多発性内分泌腺腫瘍症2型（MEN2，RET遺伝子），フォン ヒッペル - リンドウ（von Hippel-Lindau）病（VHL遺伝子），神経線維腫症（NF1遺伝子）などに合併する場合がある。以前は10%病として，両側性・多発性・悪性・遺伝性の頻度がそれぞれ10%とされていたが，現在では褐色細胞腫は全例を悪性として考えることが提唱されており，また遺伝性の割合が40%以上と高いこともわかってきた。

▶ 病態生理　腫瘍が過剰産生するカテコールアミンにはアドレナリン，ノルアドレナリン，ドパミンがある。これらが全身のアドレナリン受容体に結合して多彩な症状が出現する。心筋では心拍出量や心収縮力が増加し，血管平滑筋の収縮を促すため，血圧が上昇し頭痛をきたす。肝臓ではグリコーゲンの分解が促進され，インスリンの分泌が抑制されるため高血糖になりやすい。代謝が亢進し多汗となる。ほかにも動悸，振戦，腹痛，体重減少，起立性低血圧，不安感などカテコールアミン過剰の所見が出現する。

▶ 分類　副腎髄質由来の褐色細胞腫（狭義の褐色細胞腫）と，傍神経節細胞由来のパラガングリオーマに大別される。パラガングリオーマはノルアドレナリンが優位に高値となりやすく，狭義の褐色細胞腫に比べて悪性の割合が高い。

▶ 症状　5H's diseaseといわれるように，前述の高血圧（Hypertension），代謝亢進（Hypermetabolism），高血糖（Hyperglycemia），頭痛（Headache），発汗亢進（Hyperhidrosis）を

きたす。

- ▶ **検査** 血中カテコールアミン，尿中メタネフリン・ノルメタネフリン（カテコールアミンの代謝産物）の高値がみられる。画像検査（CT，MRI，^{123}I-MIBG シンチグラフィ検査）で腫瘍性病変を確認する。

- ▶ **治療** 手術が第一選択である。術前には十分に有効循環血漿量を増加させるため $α_1$ 遮断薬を十分量用いる。それでも頻脈が続く場合に β 遮断薬を併用する。β 遮断薬の単独使用は高血圧を誘発するため禁忌である。また制吐薬のメトクロプラミド（プリンペラン®），ドンペリドン（ナウゼリン®）などは使用禁忌であり，造影剤の安易な使用も禁忌とされている。激しい運動や腹部の圧迫を契機にカテコールアミンが大量に分泌されることがあり禁忌である。このように褐色細胞腫には注意すべき行為，薬剤などが多いため医療者が情報共有することが重要である。

V 消化管ホルモンの疾患

1. インスリノーマ

- ▶ **概念・定義・病態生理** 膵臓 β 細胞に由来する腫瘍のことで，血糖値に関係なく腫瘍がインスリンを自律的かつ持続的に分泌するため低血糖をきたす。インスリノーマ（insulinoma）は膵神経内分泌腫瘍（PNET［膵 NET］）のなかで最も頻度が高く 60％ 以上を占め，90％ は単発で良性だが悪性や多発病変のこともあり注意が必要である。また MEN1（多発性内分泌腫瘍症 1 型）の約 20％ に合併する。

- ▶ **症状** 空腹時・運動時に低血糖症状（動悸・発汗・異常行動・震え・不安などの自律神経症状）を認め，意識障害をきたす。また摂食で症状が改善することを患者は知っているため，過食に陥り肥満になることがある。①空腹時の低血糖症状，②低血糖発作時の血糖値が 45mg/dL 未満，③血糖の上昇で症状が改善する，の 3 つを **ウィップル**（Whipple）**の三徴候** という。

- ▶ **検査** 空腹時の低血糖と不適切なインスリン分泌（空腹時は通常インスリンは分泌されないため，測定されていれば不適切）で機能的な診断を行う。また低血糖の存在を確認するために絶食試験を行う場合がある。腫瘍の局在を確認するためには腹部超音波検査や造影 CT を行う。選択的動脈内カルシウム注入試験（selective arterial calcium injection test；SACI 試験）を行う場合がある。

- ▶ **治療** 外科的腫瘍切除を行う。対症療法としては低血糖時にブドウ糖を投与する。

2. ガストリノーマ

- ▶ **概念・定義・病態生理** 主に十二指腸・膵臓に発生するガストリン産生腫瘍のことで，

ガストリンの自律的な分泌により胃酸分泌過多となり，消化性潰瘍や慢性の水様性下痢をきたす（ゾリンジャー・エリソン［Zollinger-Ellison］症候群）。インスリノーマと異なり60〜70%が悪性であり，肝臓に転移しやすい。病変は多発性のことが多い。ガストリノーマ（gastrinoma）の約25%はMEN1に合併する。

- ▶ **症状** 難治性の消化性潰瘍に伴う心窩部痛・吐血，逆流性食道炎に伴う胸やけ・慢性咳嗽，水様性下痢・脂肪性下痢を認める。
- ▶ **検査** 血清ガストリン高値，カルシウム静注負荷試験で機能評価を行う。局在診断のために腹部超音波検査やCT，SACI試験を行う。
- ▶ **治療** 原発巣・転移巣の切除を行う。また抗腫瘍療法としてソマトスタチンアナログ製剤（オクトレオチド）やmTOR阻害薬（エベロリムス）を用いる。対症療法としてH_2受容体拮抗薬やプロトンポンプ阻害薬を用いて胃酸分泌を抑制する。

3. VIP産生腫瘍（WDHA症候群）

- ▶ **概念・定義** 膵臓（膵尾部）・十二指腸に発生する血管作動性腸管ポリペプチド（vasoactive intestinal polypeptide；VIP）産生腫瘍のことで，VIPの自律的分泌により，頑固な水様性下痢（Watery Diarrhea），低カリウム血症（Hypokalemia），胃無酸症（Achlorhydria）を呈する。これらの頭文字をとり，WDHA症候群ともよばれる。VIP産生腫瘍の40〜70%は悪性である。
- ▶ **症状** 大量の下痢（1日700〜3000mL）により高度な脱水と電解質異常（低カリウム血症，高カルシウム血症など）をきたす。
- ▶ **治療** 治療はソマトスタチンアナログの注射と十分な補液である。

4. グルカゴノーマ

- ▶ **概念・定義** 膵臓α細胞に由来するグルカゴン産生腫瘍のことで，グルカゴンの自律的な分泌によりアミノ酸から糖新生が持続的になされ，高血糖・低たんぱく血症となる。
- ▶ **症状・検査** 筋・脂肪の異化亢進に伴う体重減少・壊死性遊走性紅斑（滲出液を伴う皮疹）を多くの症例で認め，貧血・静脈血栓症を合併する場合もある。腫瘍は単発で悪性の頻度が非常に高い。高グルカゴン血症を認め，局在診断のために腹部CT，MRI，超音波検査を行う。
- ▶ **治療** 治療は腫瘍切除であるが，手術不能例には抗腫瘍療法としてソマトスタチンアナログ製剤（オクトレオチド），mTOR阻害薬（エベロリムス），チロシンキナーゼ阻害薬（スニチニブ）などを用いる。また高血糖や電解質異常などに対して対症療法を行う。

5. ソマトスタチノーマ

- ▶ **概念・定義** 膵臓δ細胞由来のソマトスタチン産生腫瘍のことで，十二指腸に発生することもあり，肺小細胞がん，甲状腺髄様がんがソマトスタチンの自律分泌能を獲得する

V 消化管ホルモンの疾患

こともある。

▶ **症状** ソマトスタチンの自律的な分泌により様々な臓器でホルモン分泌が抑制されるため，消化管ホルモンの分泌抑制に伴い消化管運動や胆嚢収縮が低下し腹痛や黄疸，胆石症，脂肪便が出たり，インスリンやグルカゴンの分泌抑制に伴い高血糖になったりする。多くは悪性で，診断時には転移していることが多い。

▶ **治療** ほかの膵 NET と同様に手術またはソマトスタチンアナログなどである。

VI 多発性内分泌腫瘍症

複数の内分泌腺およびそのほかの組織に一定の組み合わせで腫瘍性病変を発症する症候群が多数知られている。これら症候群のなかで，主に下垂体腺腫，副甲状腺機能亢進症あるいは膵などに神経内分泌腫瘍を認めるものを MEN1 型，甲状腺髄様がんや褐色細胞腫を発症するものを MEN2 型と称する。MEN2 型は，副甲状腺機能亢進症を合併する 2A 型と粘膜神経腫や消化管神経節性神経腫を合併する 2B 型とに分類される。いずれも**常染色体優性遺伝**の疾患であり，一部の患者における遺伝子診断には保険が適用される。

1. MEN1 型

MEN1 型の 80〜90% では，染色体 11q13 領域に存在する *MEN1* 遺伝子に胚細胞変異を認める。*MEN1* は腫瘍抑制遺伝子と考えられ，核内たんぱく menin をコードしている。この menin の機能消失が MEN1 型の発症に関与する。

本症の腫瘍組織では変異 *MEN1* 遺伝子のみが発現しており，正常な *MEN1* 遺伝子は欠失している（loss of heterozygosity：LOH）。本症の発症は"two-hit"モデル，すなわち，胚細胞変異としての *MEN1* 遺伝子変異（first hit）に病変部での LOH（second hit）が加わり腫瘍形成に至るとする仮説で説明される。

MEN1 型は 10 万人に 2 人程度の発症頻度とされている。臨床的には**副甲状腺機能亢進症**が 90% 以上の症例に認められ，**下垂体腫瘍**は 10〜60% に，**膵神経内分泌腫瘍**は 30〜75% に認められる。これらをどのような組み合わせでいくつ発症するかは患者ごとに多様であり，さらに *MEN1* 変異の遺伝子型と臨床像との間にも相関を認めないため，同一家系内でもその臨床像は多様である。

これら 3 臓器以外にも，カルチノイド（〜10%），副腎腫大（20〜40%），皮膚血管線維腫（40〜80%），脂肪腫（30%）などを発症することがある。

下垂体前葉の腺腫は，プロラクチン産生腫瘍（20%），成長ホルモン産生腫瘍（10%），ACTH 産生腫瘍（2%），非機能性腫瘍（5%）などである。

膵神経内分泌腫瘍で頻度が高いのはガストリノーマ（40%）と非機能性腫瘍（20%）であり，インスリノーマ（10%）を発症することもある。MEN1 型ではこれらの腫瘍は多中

心性に発生することが多い。副甲状腺や下垂体の病変は原則的に良性であるが、神経内分泌腫瘍では肝などへの転移を伴う悪性の場合も少なくない。

臨床的には、主要3病変のうち2つを認めればMEN1型と診断される。また、1親等の親族に本症患者がいる場合には、主要病変の1つを認めればMEN1型と診断される。*MEN1*遺伝子に不活性型の変異を認めれば診断は確実である。

MEN1型においては、発症後の適切な治療法や未発症者と診断された場合の適切な経過観察手段が確立されている。しかしながら、未発症時期の診断による本人にとっての利害得失については現在でも議論の余地が残されており、慎重な判断が求められる。

2. MEN2型

MEN2型は臨床的にMEN2A型（シップル［Sipple］症候群）と2B型に分類される。ほかの疾患を併発しない家族性甲状腺髄様がんも含めて、これらは同一遺伝子の異常による先天性疾患である。

MEN2A型は、**甲状腺髄様がん、褐色細胞腫に原発性副甲状腺機能亢進症**を合併する症候群である。MEN2B型は副甲状腺病変をもたないが、**マルファン体型、粘膜神経腫、消化管神経節性神経腫**を合併することがある。

MEN2型では染色体10q11.2に存在する*RET*遺伝子に胚細胞変異を認める。*RET*遺伝子は受容体型チロシンキナーゼretをコードしており、MEN2型で認められる変異は、いずれもretを活性化させる変異である。

MEN2型では甲状腺髄様がんの発症率は100%であり、また悪性疾患であるためにその対応が臨床的に最も重要である。発症年齢および重症度と遺伝子変異部位との間に相関が認められることから、欧米では遺伝子診断が積極的に勧められており、その診断に基づいたガイドラインが提示されている。**血中カルシトニン濃度の上昇**が腫瘍マーカーとして有用であり、診断的意義が高い。血中CEA値の上昇も認められる。

褐色細胞腫の発症率は50%であり、両側性の場合が多い。褐色細胞腫はほかの手術の危険度を高めるため、甲状腺髄様がんよりも本症の治療が優先する。家族性褐色細胞腫としてはMEN2型以外にもフォン ヒッペル–リンドウ病や家族性傍神経節腫瘍などが知られている。

MEN1型と比べるとMEN2型における遺伝子診断の意義は大きい。すなわち、本症では遺伝子変異部位と臨床像との相関が高く、特に甲状腺髄様がんの発症年齢や重症度と相関が認められることから、発端者以外の家族における遺伝子診断の意義が大きい。

VII 性腺疾患

性腺機能低下症は性腺自体に原因がある**原発性**のものと、下垂体からのゴナドトロピン

（性腺刺激ホルモン）分泌が低下したことによる**二次性**（続発性）のものに分けられ，それぞれに**先天性**のものと**後天性**のものがある．本項では代表的な疾患である，クラインフェルター（Klinefelter）症候群，ターナー（Turner）症候群，多嚢胞性卵巣症候群，神経性やせ症について述べる．

A 男性性腺機能低下症

1 クラインフェルター症候群

X染色体を2本以上，Y染色体を1本以上もつ**染色体異常**による**原発性性腺機能低下症**と定義される．出生男児の500～1000人に1人の割合で認められる．

▶ **原因・分類** 過剰なX染色体は父方または母方の減数分裂時の異常に由来し，代表的な核型は47, XXYだが，46, XY/47, XXY，48, XXYY，48, XXXY なども含む．

▶ **症状** 小児期より比較的高身長でやせ形，陰茎と精巣が小さいことが多いが，思春期以降に第二次性徴の遅れや不妊を主訴に診断されるものが大部分である．うち1/3に女性化乳房がみられる．

▶ **検査** LH，FSH，総テストステロン，遊離テストステロンを測定する．思春期になると負のフィードバックによりLH，FSHが**高値**になる．確定診断のために染色体検査（G-Banding）を行う．

▶ **治療** テストステロン補充による第二次性徴の促進・維持を行う．造精能障害に対しての治療法はない．停留精巣，尿道下裂を合併する症例では1～2歳までに必要な手術療法を行う．女性化乳房の程度が強い場合には乳がんの危険性があるため手術療法が望ましい．

B 女性性腺機能低下症

1 ターナー症候群

先天性にX染色体の全部または一部が欠損し，特徴的な徴候を呈する症候群である．出生女児の2000人に1人前後で認められる．

▶ **症候** 翼状頸，外反肘，高口蓋，楯状胸，爪の低形成，母斑などは**ターナー徴候**とよばれる外表小奇形だが，多くの症例で典型的な所見を示さない．主症状は**低身長**と**卵巣機能低下**である．新生児・乳児期にはリンパ浮腫や大動脈狭窄症などの心奇形で発見される．幼児期・学童期には低身長を主訴に受診し，中耳炎の罹患率が高くなる．思春期以降では第二次性徴の遅れや無月経を主訴に受診する．加齢とともに2型糖尿病，橋本病の合併が増加し感音性難聴も増加する．

- ▶ **検査** LH，FSH，エストラジオールを測定する。思春期以降になると負のフィードバックにより LH，FSH は**高値**になる。確定診断のために染色体検査（G-Banding）を行う。
- ▶ **治療** 低身長に対しては成長ホルモン治療を，性腺機能低下症に対してはエストロゲン製剤を少量から漸増し，その後**カウフマン**（Kaufmann）**療法**（エストロゲンとプロゲステロンを生理周期に合わせて補充）に移行する。本人とその家族に対して，成長に応じた教育指導や精神的サポートを行う必要がある。

2 多囊胞性卵巣症候群

①**月経異常**（無月経，希発月経，無排卵周期症），②**多囊胞性卵巣**，③**血中男性ホルモン高値**または LH 基礎値高値かつ FSH 基礎値正常，のすべてを満たす場合を**多囊胞性卵巣症候群**（polycystic ovary syndrome；PCOS）とする。

- ▶ **原因** 卵巣における**アンドロゲンの過剰産生**が共通した病態である。またインスリン抵抗性と耐糖能異常が関与している。
- ▶ **症候** ほとんどの患者に月経周期異常を認める。身体所見では**多毛，肥満，男性化徴候**を伴う。
- ▶ **検査** 超音波断層検査で卵巣に多数の小卵胞を確認する。LH，FSH 値，男性ホルモン（テストステロン，遊離テストステロン，アンドロステンジオン）の測定を行う。インスリン抵抗性と耐糖能異常の評価のため HOMA 指数を計算する。

  HOMA 指数 = 空腹時血糖（mg/dL）× 空腹時インスリン濃度（μU/mL）÷ 405

  判定：1.6 以下は正常，2.5 以上はインスリン抵抗性あり
- ▶ **治療** 運動療法と食事療法で肥満の改善を図る。挙児希望がある場合は排卵障害の治療を行う。インスリン抵抗性を認める場合はメトホルミンの併用が推奨されている。挙児希望がない場合は月経周期の改善と子宮体がんの予防を行う。

3 神経性やせ症

標準体重の−20％以上の**やせ**と**無月経**を呈する。また GH 高値，IGF-1 低値，低 T_3 症候群，中枢性性腺機能低下症，ACTH とコルチゾルの増加など種々の内分泌異常を認める。視床下部性無月経で，心理的ストレスと体重減少が原因である。標準体重の約 78％で無月経になる。治療は栄養療法と精神療法による体重増加が第一である。

VIII 内分泌疾患の救急治療

1. 甲状腺クリーゼ

- **概念・定義** 日本甲状腺学会の診断基準で甲状腺クリーゼ（thyroid crisis）は「甲状腺中毒症の原因となる未治療ないしコントロール不良の甲状腺基礎疾患が存在し，これに何らかの強いストレスが加わったときに，甲状腺ホルモン作用過剰に対する生体の代償機構の破綻により複数臓器が機能不全に陥った結果，生命の危機に直面した緊急治療を要する病態をいう」とされている。甲状腺中毒症による代謝亢進によって中枢神経・心臓・肝臓・消化管などを中心に障害をきたす。予後は不良で10％が死亡する。

- **原因** 誘発因子としては肺炎などの感染症が最も多いが，手術，外傷，妊娠・分娩，副腎皮質機能低下，糖尿病ケトアシドーシス，ヨウ素造影剤投与，強い情動ストレス，激しい運動などがある。また甲状腺に直接関連する誘発因子として抗甲状腺薬の服用中断，甲状腺の手術，甲状腺アイソトープ治療，過度の甲状腺触診，甲状腺細胞診などがある。

- **診断** fT_3またはfT_4の高値や一般的な甲状腺中毒症状（本章-Ⅱ-A「甲状腺機能障害」参照）に加え，38℃以上の発熱，中枢神経症状（不穏・傾眠・痙攣など），心不全，嘔吐・下痢，黄疸（総ビリルビン≧3.0mg/dL）を合併する場合に診断される。甲状腺クリーゼを疑った場合にはすぐに治療を開始する必要がある。

- **治療** ①抗甲状腺薬（大量のチアマゾール［メルカゾール®］またはプロピルチオウラシル［チウラジール®］で甲状腺ホルモン合成を抑制），②ヨウ化カリウム（甲状腺ホルモン分泌の抑制），③副腎皮質ホルモン（相対的副腎不全への対処とfT_4からfT_3への転換を抑制），④β遮断薬（頻脈や心不全の改善，末梢での甲状腺ホルモンの作用の抑制）を用いる。ICUでの全身管理を要する場合がある。

2. 粘液水腫性昏睡

- **概念・定義** 粘液水腫性昏睡（myxedema coma）の診断基準と治療指針の作成委員会では「甲状腺機能低下症（原発性または中枢性）が基礎にあり，重度で長期にわたる甲状腺ホルモンの欠乏に由来する，あるいはさらに何らかの誘因（薬剤・感染症等）により惹起された低体温・呼吸不全・循環不全などが中枢神経系の機能障害を来す病態」と定義され，適切な治療がなされないと致死的である。

- **原因・診断** 未治療の橋本病の場合が多い。具体的には甲状腺機能低下症に意識障害・痙攣を合併し，低体温（35℃以下），低換気（CO_2の貯留，アシドーシス，酸素投与が必要），循環不全（低血圧，徐脈，昇圧剤投与が必要），低ナトリウム血症（ナトリウム130 mEq/L以下）などを伴う場合に診断される。

- ▶ **治療** ①甲状腺ホルモンの補充（原因の改善），②副腎皮質ホルモンの補充（副腎不全を合併している場合に先行投与する），③抗生剤投与（感染徴候がマスクされている場合がある），④輸液（電解質異常の改善），⑤循環・呼吸管理があり，必要があればICU管理を行う．復温は血圧などを評価しつつ緩徐に行う．

3. 高カルシウム血症クリーゼ

- ▶ **概念・定義** 高カルシウム血症クリーゼ（hypercalcemic crisis）とは，急激な血中カルシウム濃度の上昇により，意識障害や腎障害をきたした状態をいう．もともと高カルシウム血症をきたすような背景や基礎疾患があり，食欲不振・下痢などで脱水となった際に腎機能障害が出現・増悪し，尿中カルシウム排泄が低下して高カルシウム血症が進行する．

- ▶ **原因・症状** 背景となる因子には，①骨からのカルシウム動員が増加するもの（悪性腫瘍や原発性副甲状腺機能亢進症），②ビタミンD過剰（サルコイドーシス，結核，活性型ビタミンD薬使用）がある．クリーゼでは全身倦怠感や口渇，多尿などの一般的な高カルシウム血症の症状に加え，中枢神経症状が出現し意識障害を呈する．症状は血中カルシウム濃度12.0 mg/dL以上，または急峻な濃度変化の際に生じる．原因検索のために血清リン値，intact PTH，$1,25(OH)_2D$（活性型ビタミンD），尿中カルシウムなどを測定するが，高カルシウム血症と腎機能障害を認めたらすぐに治療を開始する．

- ▶ **治療** ①十分な輸液（高度脱水の補正），②原因薬剤の中止，③ビスホスホネート製剤の点滴静脈注射（カルシウムを骨に取り込ませる），④カルシトニン製剤の投与（骨にカルシウムを取り込ませる，即効性がある），⑤グルココルチコイドの投与（肉芽腫の異所性ビタミンD活性化酵素を抑制する）だが，それでもカルシウム値をコントロールできない場合は血液透析を行うことがある．

4. 副腎クリーゼ

- ▶ **概念・原因・症状** 副腎クリーゼ（adrenal crisis）とは，副腎の急激な機能低下によりショック状態となること．原因としてはアジソン病などもともと副腎不全があり感染や手術などの侵襲を契機に発症するもの，長期使用したステロイドの突然の中止，クッシング病の術後，外傷や梗塞，がんの副腎転移などがある．副腎皮質の産生するグルココルチコイド・ミネラルコルチコイドは電解質バランスを調整し血圧を保ち，血糖を維持するなど生命にとって極めて重要な役割を担っている．副腎の機能が低下し，血中コルチゾル・アルドステロン濃度が低値となると低血圧・低血糖・全身倦怠感・悪心・嘔吐・腹痛，ひいては意識障害が出現する．ほかにも低ナトリウム血症，高カリウム血症，高カルシウム血症などを認める．

- ▶ **治療** 治療はグルココルチコイドの迅速な補充である．治療しなければ致死的であるため，疑えば迷わず投与する．また脱水や電解質異常を合併するため補液を行う．

5. 低ナトリウム血症による意識障害

　低ナトリウム血症では神経細胞が正常に活動できず意識障害をきたし，時に痙攣などを起こす。意識障害を伴う低ナトリウム血症は急性の変化と考えられ，1日で8〜12mEq/Lの改善を目指し治療を行う。しかし血中ナトリウム値を急激に上昇させると浸透圧性脱髄症候群をきたすリスクが高く注意が必要である。低ナトリウム血症の原因疾患によっては輸液ではなく飲水制限（SIADHの場合），グルココルチコイドの投与（副腎不全の場合）が優先されるため，原因疾患の鑑別を治療と同時に進めていくことが重要である。

IX　乳腺疾患

A　炎症

1. 急性乳腺炎

▶ **概念**　乳腺炎は乳腺組織に起こる炎症に起因する炎症性疾患の総称であり，急性乳腺炎（acute mastitis）と慢性乳腺炎（chronic mastitis）に大別される。急性乳腺炎は授乳期に発症することが多く，乳汁のうっ滞に起因する**うっ滞性乳腺炎**と，感染が加わった**化膿性乳腺炎**に分類される。化膿性乳腺炎は授乳期以外にも起こり得る。

▶ **症状・治療**　うっ滞性乳腺炎（congestive mastitis）は，乳汁分泌が不完全となり乳汁がうっ滞することにより炎症が起こる非細菌性の乳腺炎である。乳管内の通過不良や授乳の不慣れなどにより生じ，初産婦に多く発症する。乳房のびまん性の腫脹と発熱，硬結触知，疼痛が主症状であり，発熱を伴うこともある。血液検査では炎症反応の上昇を認め，超音波検査で乳管の拡張や間質の浮腫を認める。治療は乳房マッサージと搾乳で乳汁分泌を促進することである。発赤や熱感がある場合は予防的な抗生剤投与を検討する。

　化膿性乳腺炎は授乳期のうっ滞性乳腺炎に逆行性細菌感染が重なったものが多いが，授乳期以外にも乳管の閉塞などを背景にして発症する。乳房の局所性，あるいはびまん性の腫脹，発赤，疼痛に加え，高熱や悪寒戦慄を伴うこともある。超音波検査で膿瘍形成の有無を確認し，膿瘍形成がある場合はドレナージを行うとともに抗生物質の投与を行う。

2. 慢性乳腺炎

　慢性乳腺炎は乳腺に慢性的な炎症が起きている病態，あるいは急性乳腺炎を繰り返す病態をいう。陥没乳頭，乳管の閉塞・拡張などの器質的な背景に細菌感染が繰り返される場

合が多く，膿瘍形成，瘻孔形成に進展する場合もある。比較的炎症が軽度の場合は乳がんとの鑑別が問題になるケースもある。

3. 乳輪下膿瘍

▶ **概念・原因** 乳輪下膿瘍（subareolar abscess）は，乳輪下またはその近傍に発症する難治性の慢性乳腺炎の一つである。若年に発症し陥没乳頭に併発することが多い。主乳管の閉塞を起点として逆行性感染が起こり，膿瘍形成や瘻孔形成をきたす。喫煙，肥満，糖尿病，陥没乳頭がリスク因子とされている。症状は乳輪下の限局性・有痛性硬結の触知，皮膚の発赤，腫脹であり，瘻孔形成を認めることもあり，陥没乳頭の有無も合わせて診断は比較的容易である。

▶ **治療** 治療は抗菌薬の投与と切開排膿であるが，一度治癒したかのように思われても，その後再燃を繰り返すことがあり難治である。その場合は，炎症が落ち着いてから外科的に膿瘍腔・瘻孔・周囲の肉芽組織とともに責任乳管を切除する必要がある。また陥没乳頭があれば，乳頭形成術を追加する。

4. 肉芽腫性乳腺炎

特発性肉芽腫性乳腺炎（idiopathic granulomatous mastitis）はまれな慢性炎症の病態であり，病理組織学的には非乾酪性の肉芽種で，病変が小葉中心のパターンでしばしば微小膿瘍を形成する特徴があるが，疾患の原因は明らかではない。まれな良性疾患であるが2つの点で臨床的に重要である。一つは臨床的，画像的所見が乳がんと似ているため，乳がんと間違いやすく，針生検などの病理組織診断で初めて診断が下される場合が多いこと，もう一つは診断が下された後も，瘻孔や膿瘍を形成した場合に治療に難渋する点である。最適な治療法は確立されておらず，ステロイドを中心とした内科的治療，局所切除，膿瘍ドレナージなどが症状に応じて行われている。

B 乳がん

Digest

乳がん

概念・定義	・乳がんは，乳腺の乳管上皮細胞や小葉上皮細胞が悪性化したものである。 ・女性のがんで罹患率第1位，死亡率第5位である。
原因	・明らかな原因は不明であるが，表4-17 のリスク因子が考えられている。
病態生理	・乳がんは，乳管内にとどまる時期（Stage0）を経たのち，間質浸潤をきたし，リンパ行性転移，血行性転移を経て遠隔転移し，臓器不全をきたす。 ・がんの広がり，転移しやすさは，がんの種類・性質により大きく異なる。
分類	・非浸潤がんは0期，浸潤がんはしこり（腫瘍）の大きさ，リンパ節への転移状況，ほかの臓器への転移の有無により，Ⅰ～Ⅳ期に分類される（表4-19 参照）。

症状	・乳がんが大きくなると乳房のしこり，えくぼ状のひきつれ，乳房の変形がみられる。 ・リンパ節への転移で脇や首の付け根にしこりを触知できる。 ・特殊な乳がんのパジェット病では乳頭，乳輪に湿疹，炎症性乳がんでは乳房の皮膚が橙皮のように赤くなる。
検査	・問診から始まり，マンモグラフィ，乳房超音波検査，細胞診・組織診，MRI，CT，PET-CT，骨シンチグラフィなど，検査の目的に応じて構成。
治療	・手術療法：外科手術によりがんを取りきることが基本。乳房を残す乳房部分切除術と，全部切除する乳房切除術に分けられる。腋窩リンパ節郭清や乳房再建術が組み合わされる。 ・放射線治療：乳房部分切除術後，乳房内再発を予防するために，残された乳房に放射線治療を行う。 ・薬物療法：化学療法，ホルモン療法，分子標的療法を行う。病期Ⅲ期までの症例では乳がんの完治を目指して実施する。

1 概念

乳房は乳腺組織と脂肪，それらを支える結合組織からなる。乳腺は乳管と小葉と間質成分である結合組織で構成されており，このうち乳管は乳管上皮細胞と筋上皮細胞の二層構造を呈している。乳がん（breast cancer）は乳管上皮細胞や小葉上皮細胞が悪性化したものである。年々増加しており，女性のがんで罹患率第1位，死亡率第5位である。2013（平成25）年のデータ（国立がん研究センター）によれば，生涯に女性が乳がんにかかるリスクは9％（11人に1人）と推計されている。年齢別罹患率では40代後半にピークがあり，高齢者にピークのある他臓器のがんとは異なる。

2 原因とリスク因子

乳がんの明らかな原因というものはわかっていないが，乳がんの発症の可能性を高めるリスク因子はいろいろ明らかになっている。乳がんのリスク因子は本人がコントロールできるリスク因子とできない因子がある（表4-17）。

❶本人がコントロールできるリスク因子

体重は乳がんのリスクファクターで，閉経後の場合は明らかなリスク因子となる。卵巣がエストロゲン産生を停止した後は，脂肪組織からエストロゲンが産生される。このため閉経後の肥満は乳がんの明らかなリスク因子となっている。食事も乳がんのリスクファクターと考えられており，低脂肪食は乳がんのリスクを軽減することが示されている。運動

表4-17 乳がんのリスク因子

本人がコントロールできる	体重，食事，運動，アルコール摂取，喫煙，エストロゲンへの曝露（ホルモン補充療法），経口避妊薬，ストレスと不安
本人がコントロールできない	女性，年齢，乳がんの家族歴，乳がんの既往歴，乳がんの遺伝性因子，人種，胸部への放射線照射歴，乳房生検で増殖性病変の指摘，エストロゲンへの曝露（早い初潮，遅い閉経），妊娠歴・授乳歴がないこと

も乳がんのリスク低減に貢献し，一方でアルコール摂取，喫煙，エストロゲンへの曝露（ホルモン補充療法），経口避妊薬，ストレスと不安などは乳がんのリスク因子と考えられている。これらは自分で避けることができるリスク因子であるため，指導・啓発という観点から重要である。

❷ 本人がコントロールできないリスク因子

女性であること，年齢，乳がんの家族歴，本人の乳がんの既往歴，乳がんの遺伝子因子，人種，胸部への放射線照射歴，乳房生検で増殖性病変の指摘，エストロゲンへの曝露（早い初潮，遅い閉経），妊娠歴・授乳歴がないことなどがあげられる。これらの因子は本人の意思では今後変えていくことができないため，スクリーニングなどの早期診断の対策が重要となる。

本人がコントロールできないリスク因子の一つに乳がんの遺伝性の因子があげられるが，これらは近年研究が進み，一般にも認識が広まってきた領域である。乳がんを発症した人の5～10%は遺伝によるものであることが知られており，原因となる遺伝子の病的変異については近年多くの研究がなされているが，特に有名なのが **BRCA1** と **BRCA2** の**遺伝子変異**である。BRCA1/2 は DNA の修復を行うがん抑制遺伝子である。BRCA1/2 遺伝子の病的変異は全乳がんの3～5%とされている。BRCA1/2 の遺伝子変異をもったキャリアは乳がんのみでなく卵巣がんも発症するリスクが高く，これを乳がん卵巣がん症候群とよぶ。乳がんと卵巣がんに対するリスク軽減のための対策として，スクリーニングだけではなく卵巣卵管や乳房を予防的に切除するリスク低減手術が自費診療ではあるが実施されるようになってきた。

3 病態生理

乳がんは乳管内に留まる時期（Stage0）を経たのち，間質浸潤をきたし，その後リンパ行性転移，血行性転移を経て遠隔転移が成立し，臓器不全をきたし致命的になるという進展形式をとる。1970（昭和45）年頃までは，これらの転移が順次起こる（ハルステッドの説）と考えられて拡大手術が重視されてきたが，比較的早期の段階から遠隔転移をきたすという乳がん全身病説（フィッシャーの説）が受け入れられるようになり，1980年代には乳房温存手術に代表される縮小手術や早期からのホルモン療法，化学療法が導入されるようになってきた。

1990年代末にはペローらにより，多数の遺伝子を網羅的に解析することで，乳がんがいくつかの生物学特性が異なるサブタイプに分類されるという考え方が提唱された。乳がんのサブタイプ分類は，乳がんは均質な病気ではなく，複数の異なった病態の集合であることを意味し，乳がんの性質を決定付けるホルモン受容体と **HER2 受容体**の 2×2 の組み合わせによって乳がんを大きく分類できるという画期的な考え方であった。この分類によって乳がんはルミナルタイプ，ルミナル HER2 タイプ，HER2 増幅タイプ，トリプルネガティブタイプに分類されるようになり，予後予測や薬物療法の選択において重要な役

表4-18 サブタイプ分類に重要な3つの因子

ホルモン受容体	・正常乳腺の発育や分化には女性ホルモンが重要な因子として関与している。 ・正常乳腺におけるホルモン受容体の陽性率は10%程度であることが知られており，そのほとんどがエストロゲン受容体（ER）とプロゲステロン受容体（PgR）の両方を発現している。 ・乳がんの発生と増殖にもエストロゲンの作用が関与している。 ・エストロゲン受容体は核内受容体であり，エストロゲンがホルモン受容体に結合すると，核内に移動しDNAの転写を制御するようになる。
HER2受容体	・HER2（human epidermal growth factor receptor 2）は細胞の細胞膜上に存在するたんぱく質である。 ・HER2は乳がん患者の15%で過剰発現しており，HER2が過剰発現した細胞では増殖シグナルががん細胞の核に送られる。これにより，がん細胞は分裂を繰り返し増殖するようになる。 ・トラスツズマブは，このHER2に結合しシグナルの伝達を阻害する薬剤である。
Ki67	・Ki67は細胞周期に関連するたんぱく質である。 ・Ki67は細胞周期の休止期であるG0期では発現しておらず，G1，S，G2，M期に発現するため，Ki67の多いがん組織はがん細胞の分裂が活発，つまり悪性度が高い組織であると判断できる。 ・Ki67の高低は予後と化学療法の効果に相関することが見いだされ，組織グレードとともに腫瘍の増殖マーカーとして広く用いられている。

割を果たしている。ルミナルタイプは細胞の増殖マーカーであるKi67の陽性率や組織グレードなどによって増殖能の低いルミナルAと増殖能の高いルミナルBに分類されるようになった（表4-18）。

4 病期分類

乳がんは原発巣の浸潤の有無により非浸潤がんと浸潤がんに分類される。非浸潤がんは0期の診断となり，浸潤がんはしこり（腫瘍）の大きさやリンパ節への転移状況，ほかの臓器への転移の有無によりⅠ期からⅣ期までに分類される。なお0期からⅡ期までを早期乳がん，Ⅲ期を局所進行乳がん，Ⅳ期を進行乳がんとよぶ場合が多いが，早期乳がんはⅠ期までとする場合があり注意が必要である（表4-19）。

5 乳がんの症状

❶乳房のしこり，皮膚の変化，乳頭からの分泌

乳がんはある程度の大きさになると，しこりとして触知されるようになる。皮膚に浸潤すると皮膚がえくぼ状にひきつれたり，乳頭や乳房が変形したりする。特殊な乳がんであるパジェット病の場合は乳頭，乳輪にびらん状に広がるためこの部位の湿疹として発見される。炎症性乳がんの場合は乳房の皮膚全体が橙皮（だいだいの皮）のようにむくんで赤くなるが，これは乳がんによって皮膚のリンパ管が閉塞するためである。乳がんからの出血が乳頭から分泌され，血性乳頭分泌によって乳がんが発見される場合もある。

❷乳房近傍のリンパ節の腫大

乳がんは進展するとリンパ節に転移を起こす場合が多く，患側の脇（腋窩）や首の付け

表4-19 乳がんの病期分類

病期	しこりの大きさ，リンパ節転移や臓器転移の状況
0期	非浸潤がん
I期	しこりの大きさが2cm以下でリンパ節転移なし
IIA期	しこりの大きさが2〜5cm以下でリンパ節転移なし しこりの大きさが2cm以下で同側腋窩リンパ節レベルI，II転移あり
IIB期	しこりの大きさが5cmを超えて，リンパ節転移なし しこりの大きさが2〜5cm以下で，同側腋窩リンパ節レベルI，II転移あり
IIIA期	しこりの大きさが5cmを超えて，同側腋窩リンパ節レベルI，II転移あり しこりの大きさは問わず，同側腋窩リンパ節レベルI，IIが周囲組織に固定されている，または胸骨傍リンパ節のみに転移あり
IIIB期	しこりの大きさは問わず，しこりが胸壁に固定されていたり，皮膚に浮腫や潰瘍を形成しているもの（炎症性乳がんを含む）で，リンパ節転移なし，または同側腋窩リンパ節レベルI，II転移あり，または胸骨傍リンパ節のみに転移あり
IIIC期	しこりの大きさは問わず，同側腋窩リンパ節レベルIIIあるいは鎖骨上のリンパ節転移あり，また，胸骨傍リンパ節と同側腋窩リンパ節レベルI，II両方に転移あり
IV期	しこりの大きさやリンパ節転移の状況にかかわらず，他の臓器への転移あり

出典／日本乳癌学会編：臨床・病理 乳癌取扱い規約，第18版，金原出版，2018年に準拠して著者作成．

根（鎖骨上窩）のしこりを触知するようになる。

❸ 遠隔転移の症状

骨に転移するとその部位の痛みや骨折を起こし，肺に転移すると咳や呼吸苦などの症状を起こす。肝臓の転移は比較的症状が出にくいが，進行すると腹部が張り黄疸が出現する。脳に転移を起こすと吐き気，麻痺などの脳神経症状を引き起こす。

6 検査

乳がんの診断，検査は問診から始まり，マンモグラフィ，乳房超音波検査，細胞診・組織診，MRI，CT，PET-CT，骨シンチグラフィなどで構成される。マンモグラフィ，乳房超音波検査，細胞診・組織診については第3章-II-B「乳がんの検査」を参照いただきたい。この章ではほかの検査について記載する。なおこれらの検査はそれぞれ重なっている部分があり，すべてが実施されるわけではない。また遠隔転移を早期発見しても治療効果に差がないという考え方もあることを理解しておく必要がある。

▶ **問診** 問診は診療の最も基本となる部分である。受診目的（主訴）や現病歴，既往歴や内服薬の聴取はほかの疾患でも重要であるが，乳がんのリスクに関して特に聴取すべき項目がある。まず家族歴である。乳がんのリスク因子として家族歴は重要であり，特に遺伝性乳がん卵巣がん症候群をはじめとする遺伝家系の可能性を考えた問診は重要である。遺伝性の乳がんの場合は手術術式にも影響があるので家族歴の聴取は重要である。次に婦人科歴は乳がんのリスク因子としても重要であり，さらに治療に関しても挙児希望の有無は大きく影響するため，早い段階で把握する必要がある。

▶ **乳房MRI検査** MRI検査は乳房病変の質的診断，乳がんの広がり診断，術前薬物療法の効果判定に有用である。ガドリニウム造影剤を用いた造影MRIを行うことで病変と

正常組織とのコントラストをつけて病変を描出する。感度が最も優れた検査法であるが，造影剤を使う必要があるため気管支喘息や腎障害がある患者には実施できない。このため検査前の聴取が必要である。

▶ **CT**　CT検査を行う第一の目的は転移診断である。リンパ節転移の有無の評価に加え，遠隔転移の有無を評価する。乳がんの遠隔転移は骨，肺，肝，脳が多く，これらの臓器への転移診断は病期の決定と，治療効果の判定において重要である。造影剤を用いたほうが検査感度は向上する。

▶ **PET-CT**　PET（positron emission tomography）検査は，特定の細胞に親和性をもつ放射性物質を投与しその分布を画像化する検査である。乳がんのPET検査においてはFDG（18Fフルオロデオキシグルコース）を用いる。ブドウ糖の類似物質を18F（フッ素）で標識した物質であり，糖代謝が高まっている部分（腫瘍）に取り込まれることで病変の局在を明らかにする。PETのみでは空間分解能が低いため，CTを組み合わせたPET-CTが診断に有用である。高血糖の患者では，FDGの分布が変化してしまうため，血糖コントロールが悪い場合は検査できない。

▶ **骨シンチグラフィ**　骨シンチグラフィはリン酸化合物にテクネチウムを標識した製剤を用いて行う。製剤が骨のハイドロキシアパタイトに吸着し，局所の血流と骨代謝の亢進により集積が強くなる。骨転移は，溶骨型，造骨型，混合型に分類されるが，乳がんの骨転移はいずれのタイプの転移をも呈する。骨シンチグラフィでは溶骨型の骨転移では集積が低下し検出が困難となる。

7　治療

❶手術療法

乳がんの治療では，外科手術によりがんを取りきることが基本となる。乳がんの手術は乳房を残す**乳房部分切除術**と乳房を全部切除する**乳房切除術**に大きく分けることができる。また腋窩リンパ節をどのように扱うか，乳房再建手術を行うかどうかでいくつかの組み合わせができる（第3章-Ⅲ-B-5「乳腺手術」参照）（表4-20，図4-16）。

▶ **乳房部分切除術**　腫瘍から1〜2cm離れたところで乳房を部分的に切除する。乳房部分切除術はがんを確実に切除したうえで整容的な乳房を残すことが目的になる。しこりが大きい場合は術前の薬物療法を行い，腫瘍を縮小したうえで手術を行う。切除された手術検体は全割にて病理検索を行い，がんが確実に切除されたことを確認する必要がある。手術前の判断より広範囲に病変が広がっていて取り切れていないと判断されれば再

表4-20　乳がんの手術の種類

乳房切除の範囲	腋窩リンパ節の扱い	乳房再建の有無
• 乳房部分切除（温存） • 乳房切除（全摘）	• 扱いなし • センチネルリンパ節生検 • 腋窩リンパ節郭清	• 再建なし • 人工物を用いた再建 • 自家組織を用いた再建

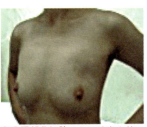
左乳房部分切除＋センチネルリンパ節生検

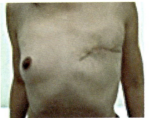
左乳房切除＋腋窩郭清

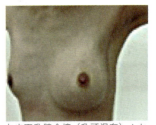
左皮下乳腺全摘（乳頭温存）＋センチネルリンパ節生検＋インプラント再建

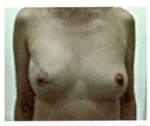
右乳房切除＋センチネルリンパ節生検＋インプラント再建＋乳頭・乳輪再建

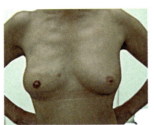
右乳房切除＋センチネルリンパ節生検＋自家組織（広背筋皮弁）による乳房再建＋乳頭・乳輪再建

図4-16　乳がんの手術の種類

手術を行う場合もある。
　術後は残された乳房に放射線照射を行い，乳房内の再発を予防する。

- ▶**乳房切除術**　乳がんが広範囲に広がっている場合や複数のしこりが離れた場所に存在する多発性の場合は，最初から乳房を全部切除する乳房切除術を行う。腫瘍が限局していて乳房温存手術が可能な場合でも遺伝性乳がん卵巣がん症候群の場合などは乳腺組織を残さないほうがよいという考え方に基づき，乳房切除（＋再建）が選択される場合が多い。乳房切除に再建手術を組み合わせる術式が増えており，最近は乳房切除術が増加傾向にある。

- ▶**乳房再建術**　乳房切除術後あるいは同時に人工物（シリコンインプラント）または自家組織（広背筋皮弁や腹直筋皮弁）を用いて乳房を作ることを乳房再建という。乳頭，乳輪も後日再建することが可能である。

- ▶**センチネルリンパ節生検法**　乳がんは早期から腋窩リンパ節に転移を起こす可能性があり，このため乳がんの手術中に転移を起こしやすいリンパ節を色素やアイソトープを用いて同定（センチネルリンパ節）し，術中検査や術後検査でリンパ節に転移があればリンパ節の郭清あるいは追加切除を行う。この術式をセンチネルリンパ節生検法という。

- ▶**腋窩リンパ節郭清術**　術前検査で腋窩リンパ節転移と診断した場合や，センチネルリンパ節生検で病理組織学的にリンパ節転移を認めた場合は腋窩リンパ節を系統的に切除する。この術式を腋窩リンパ節郭清術という。

❷放射線治療

放射線治療は，高エネルギーのX線や電子線を体外から照射して行う。がん細胞を通過した放射線は，細胞の増殖を阻害し，がんを縮小，死滅させる効果がある。放射線治療は放射線照射を行った部分だけに効果があり，手術と同様，局所治療である。

乳がんでは乳房部分切除術を行ったあとに，乳房内再発を予防するために残された乳房に放射線治療を行う。また腋窩リンパ節転移の個数が多い場合は乳房切除術後も胸壁や乳房近傍の領域に放射線治療を再発予防の目的で行う。

進行再発乳がんで骨転移や脳転移をきたした場合は，疼痛などの症状緩和や症状発現の予防のために放射線治療を行う。術後の再発予防の場合は，16～30回に分割して放射線治療が行われ，進行再発乳がんの場合は10回程度に分割して実施される場合が多い。

❸薬物療法

薬物療法には化学療法，ホルモン療法，分子標的療法（抗体薬などの分子標的薬を使用）に区別される。病期Ⅲ期までの症例で手術前後に行われる場合は乳がんの完治を目指して実施される。局所，領域に留まる乳がんの治療はあくまで手術で完全に摘出することが治療として重要であるが，初回治療時にはわからない微小な転移が結局致命的な再発になってくると考えられている。このため治療の早期の段階から，薬物療法によって乳がんの微小な転移を破壊，コントロールして遠隔再発を防止することが乳がんの完治には必要と考えられている。

ホルモン受容体が陽性でホルモン療法の効果が期待できるサブタイプ（ルミナルA，ルミナルB，ルミナルHER2タイプ）にはホルモン療法が選択され，化学療法の効果が期待されるサブタイプ（ルミナルB，ルミナルHER2，HER2増幅，トリプルネガティブタイプ）には化学療法を行い，抗HER2療法が期待できるサブタイプ（ルミナルHER2，HER2増幅タイプ）には抗HER2療法を行う（表4-21）。

▶ **進行再発乳がんの薬物療法** 遠隔転移を伴う乳がんの完治は困難という認識に基づき，症状を緩和し，進行を遅らせるために薬物療法が実施される。効果が期待できるなら，なるべく副作用の少ないホルモン療法，分子標的療法が選択される。進行が早く，生命の危機が懸念される場合は奏効率の高い化学療法が早期に用いられる。

表4-21 乳がんのサブタイプ分類と選択される薬物療法

サブタイプ分類	選択される薬物療法
ルミナルAタイプ	ホルモン療法，（化学療法）
ルミナルBタイプ	ホルモン療法，化学療法
ルミナルHER2タイプ	ホルモン療法，分子標的治療，化学療法
HER2増幅タイプ	分子標的治療，化学療法
トリプルネガティブタイプ	化学療法

8 乳がん手術後の合併症と管理

第3章-Ⅲ-B-5「乳腺手術」を参照されたい。

C 乳腺良性腫瘍

1. 乳腺線維腺腫

▶ **概念** 線維腺腫は，間質結合織性成分と上皮性成分の過剰増殖による良性結節病変である。好発年齢は20〜30歳代で，乳がんより若年で生じる。通常は2〜3cmになると増殖が止まり，自然退縮するものもある。さらなる増大傾向を示すものは比較的少なく，その原因に，経口避妊薬や妊娠，ほかのホルモンの刺激があげられることもあるが，多くの場合明確な理由は不明である。線維腺腫の上皮成分から乳がんが発生するケースがまれにある。

▶ **症状・診断** 症状は平滑で境界明瞭で可動性良好な腫瘤の触知である。典型的な線維腺腫は，マンモグラフィでは辺縁明瞭な腫瘤陰影として，超音波検査では境界明瞭で内部エコーが均一な腫瘤陰影として描出される。乳房超音波検査で悪性との鑑別を行うことが重要である。超音波ガイド下の針生検を行うと通常は確定診断が得られる。線維腺腫が疑われた場合に悪性を除外するため全例に針生検を行うのは過剰な検査であるが，経過観察によって後日悪性と判明することもあるので，診断の線引きは臨床判断に患者希望を加味して行うことになる。

▶ **治療** 線維腺腫の治療は基本的には不要であり経過観察を行うが，経過観察中に増大してきた場合や，病変が3cmを超えているような場合は，葉状腫瘍の可能性を除外する目的や，整容性のために切除生検（腫瘤摘出術）を行う。

2. 葉状腫瘍

▶ **概念** 葉状腫瘍は全乳房腫瘤の0.5％未満であり好発年齢は40代である。病理学的には線維腺腫と類似するが，上皮成分に比べて間質結合織性成分の増生のほうが優位で，その結果として病理標本上，植物の葉状のような形態を示すのが特徴である。葉状腫瘍では，間質成分が悪性化を示すものがあり，良性，境界悪性，悪性の3つに分類される。過半数が良性であり，悪性は葉状腫瘍全体の数％程度であり，また悪性葉状腫瘍は乳房悪性腫瘍の1％以下の頻度である。

▶ **診断・治療** 葉状腫瘍は腫瘤として触知するものが多く，視触診では，表面平滑，多結節性，境界明瞭な可動性良好な腫瘤として認識される。腫瘍は緩徐に増大するが，急速に巨大化し数か月で10cm以上になるものもある。マンモグラフィでは分葉状の境界明瞭平滑な腫瘤として描出され，超音波検査では辺縁整で分葉状の腫瘍として描出される

が，これらの検査のみでは良悪性の質的診断は困難である．診断には針生検を行うが，病理組織診断では線維腺腫との鑑別が困難となることがある．治療の基本は外科的切除である．局所再発のリスク低減のために，腫瘤辺縁から1cm以上の正常組織まで含めた切除を行うことが推奨されており，腫瘍の大きさや部位によっては乳房切除の対象になり得る．腋窩リンパ節転移は悪性であってもまれであり，通常腋窩リンパ節に対する手術は行わない．

多くは良性であり予後良好であるが，再発したり悪性転化したりする症例もある．乳腺悪性葉状腫瘍の遠隔転移で最も多いのは肺である．乳腺悪性葉状腫瘍の遠隔転移例に対しては，外科的切除のほかにドキソルビシンやイホスファミドなどの軟部肉腫に準じた薬物療法を実践することが勧められる．術後補助化学療法やホルモン療法は現時点では推奨されていない．

3. 乳管内乳頭腫

▶ **概念** 乳管内で増生した上皮が毛細血管を有する結合織の茎を伴って，乳頭状あるいは樹枝状の構造をとる良性腫瘍である．大型乳管に発生する中枢型と末梢乳管に発生する末梢型に大別される．主乳管に発生した場合など，嚢胞状に拡張した乳管内に病変を認めるものを嚢胞内乳頭腫とよぶ．30〜50代の女性に好発し，症状は漿液性または血性の乳頭分泌が主であるが，腫瘤として触知する場合もある．

▶ **診断・治療** 確定診断には細胞診や組織診による病理学的診断が必要であり，組織学的には乳管内乳頭がんとの鑑別が重要となる．確定診断がつかなかった場合は，乳管腺葉区域切除術を行う．病巣が完全に摘出された際には血性乳頭分泌が消失し治癒するが，症状が持続する場合は病変が残存している可能性があり経過観察が必要となる．

D 乳腺良性腫瘍性疾患

1. 乳腺症

Digest

乳腺症	
概念・定義	● 乳腺組織に増生・化生・退行などの変化が混在した非炎症性，非腫瘍性病変の総称． ● 疼痛などが強くなければ病的ではない．
症状・診断	● 乳房の疼痛，圧痛，腫脹． ● 乳腺の腫瘤，硬結に触れ，乳頭から異常分泌を認めることもある． ● 症状は月経前に増強し，月経後に軽快する． ● 乳房痛に対してダナゾールを用いることがある．

▶ **概念** 乳腺症は乳腺組織に**増生・化生・退行**などの変化が混在した非炎症性，非腫瘍性病変の総称であり，女性の月経周期のなかでエストロゲン，プロゲステロン，プロラクチンなどのホルモンが乳腺組織に直接働きかけた結果生じると考えられており，疼痛などの症状が強くなければ特に病的とは考えられていない。

▶ **症状・診断** 乳房の疼痛，圧痛，腫脹が出現し，乳腺の腫瘤，硬結を触れ，乳頭から異常分泌を認めることがある。超音波検査では，低エコー域と高エコー域が交錯した豹紋状陰影を呈することが多い。乳腺症を構成する病理像としては，アポクリン化生，囊胞，閉塞性腺症，乳管乳頭腫症，線維腺腫症，小葉増生症，硬化性腺症があげられ，これらが混在した状態が乳腺症として診断される。症状は月経前に増強し月経後に軽快するため，治療対象となることは少ないが，乳房痛に対しては内分泌療法としてダナゾールを用いることがある。

　乳腺症に伴う病理組織学的変化のうち，乳腺組織の非増殖性の変化は特に乳がん発症のリスクを高めないと考えられている。一方で異型乳管内過形成のような乳腺組織の増殖性の変化を認めた場合は，将来の乳がん発症のリスクを高めると考えられている。

2. 乳瘤

　乳瘤は母乳または母乳様の液体を含んだ囊胞であり，授乳期あるいはその卒乳後の近い時期に生じる。触知される場合は固いしこりとして触れ，乳管の閉塞によって生じる。乳瘤は通常は感染したり，膿瘍形成をしたりはせず，卒乳後は自然軽快するため特別な治療はいらないと考えられている。乳瘤を不快に感じたり，乳がんとの鑑別診断を要する場合は穿刺吸引（細胞診）を行うことが有用である。

国家試験問題

1 原発性副甲状腺（上皮小体）機能亢進症で正しいのはどれか。　　（97回AM42を改変）

1. 骨量は増加する。
2. 血中リン値は上昇する。
3. 血中カルシウム値は低下する。
4. 尿中カルシウム排泄量は増加する。

2 甲状腺機能低下症の身体所見はどれか。　　（98回AM58）

1. 眼瞼浮腫
2. 眼球突出
3. 心悸亢進
4. 発汗過多

▶答えは巻末

文献

1) 日本甲状腺学会編：バセドウ病治療ガイドライン 2011，南江堂，2011．
2) 御前隆：Basedow 病：アイソトープ治療〈田上哲也，他編：甲状腺疾患診療マニュアル〈内分泌シリーズ〉，改訂第 2 版，診断と治療社，2014, p.62-63〉
3) 前掲書 1) p.162-215．
4) Sugino K, et al：Surgical management of Graves' disease；10-year prospective trial at a single institution, Endocr J, 55（1）：161-167, 2008.
5) 志村浩己：日本における甲状腺腫瘍の頻度と経過；人間ドックからのデータ，日本甲状腺学会雑誌，1（1）：109-113, 2010．
6) 日本甲状腺外科学会編：甲状腺癌取扱い規約，第 7 版，金原出版，2015 年．
7) 日本超音波医学会用語・診断基準委員会：甲状腺結節（腫瘤）超音波診断基準，超音波医学，38（6）：667-670, 2011．
8) 日本乳腺甲状腺超音波医学会，甲状腺用語診断基準委員会編：甲状腺超音波診断ガイドブック，改訂第 3 版，南江堂，75-79, 2016，
9) 日本甲状腺学会編：甲状腺結節取扱い診療ガイドライン 2013, 2013，p.166-172．
10) 前掲書 8)，p.87-99．
11) 前掲書 9)，p.82-84．

栄養・代謝

栄養・代謝

第1章

栄養・代謝機能

この章では

- 様々な栄養素のエネルギーについて学習する。
- 血糖値の調節のしくみについて学習する。
- インスリンの働きについて学習する。
- 消化管からのインクレチンについて学習する。

I 栄養素とエネルギー

この章では，栄養素とエネルギー，脂質代謝，尿酸代謝の概略について述べる。

1. 栄養素

1 三大栄養素とビタミンおよびミネラル

ヒトに必要な栄養素は炭水化物，たんぱく質，脂質の三大栄養素とビタミンおよびミネラルである（図1-1）。

❶炭水化物

炭水化物は $Cm(H_2O)n$ という組成式をもつ単糖または単糖重合体である。重合度の数にしたがって，糖類（重合度1〜2），少糖類（3〜9），多糖類（10以上）に分かれる。糖類は単糖類（ブドウ糖・果糖・ガラクトース）と2糖類（しょ糖・乳糖・麦芽糖など）である。少糖類はオリゴ糖などで，多糖類はでんぷん（アミロースやアミロペクチン）と非でんぷん性多糖類（セルロース・ヘミセルロース・ペクチンなど）に分かれる。食物繊維のほとんどは非でんぷ

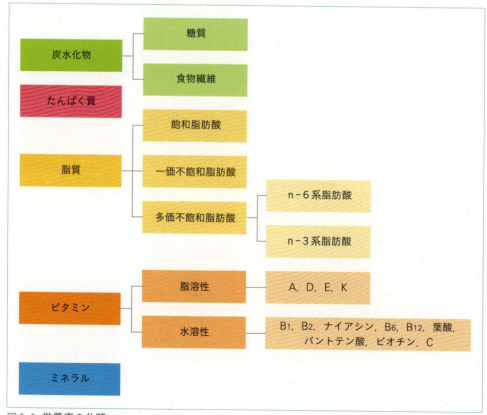

図1-1 栄養素の分類

ん性多糖類である。炭水化物はエネルギー源として重要で，脳・神経組織などはブドウ糖だけをエネルギー源として利用している。

❷ たんぱく質

たんぱく質は，アミノ酸がペプチド結合してできた化合物である。たんぱく質を構成するアミノ酸は20種あり，ヒトは11種をほかのアミノ酸・中間代謝物から体内で合成することができる。しかし，9種のアミノ酸は合成できないので，食事で摂取する必要がある。これを**必須アミノ酸**＊とよぶ。

たんぱく質は，生体の構成成分の一つであり，代謝・輸送・免疫に関与している。たんぱく質の必要量は，成長時や妊娠・授乳期で増加し，低栄養状態や外傷からの回復期にも増加する。適度な運動は食事性たんぱく質の利用を高める。

❸ 脂質

脂質は，水に不溶で有機溶媒に溶解する化合物である。脂肪酸，中性脂肪，リン脂質，糖脂質，ステロール類に分類される。

脂肪酸は，飽和脂肪酸（炭素間の二重結合がない），一価不飽和脂肪酸（二重結合が1個），多価不飽和脂肪酸（二重結合が2個以上）に分かれる。多価不飽和脂肪酸は体内で合成できないので，**必須脂肪酸**とよばれる。さらに，多価不飽和脂肪酸はn-3系脂肪酸（メチル基末端からの最初の2重結合の位置により，メチル基末端から3番目に二重結合がある）とn-6系脂肪酸（メチル基末端から6番目に二重結合がある）に細分される。

中性脂肪は，グリセロールと脂肪酸のモノ，ジおよびトリエステルである。それぞれモノグリセリド，ジグリセリド，トリグリセリド（triglyceride；TG，中性脂肪）という。トリグリセリド（TG）は，心臓や筋肉でエネルギーとして利用され，脂肪組織に蓄積される。リン脂質はリン酸をモノまたはジエステルの形で含む脂質で，細胞膜の構成成分である。糖脂質は，1個以上の単糖がグリコシド結合によって脂質部分に結合している脂質である。

コレステロールはステロイド骨格と炭化水素側鎖をもつ両親媒性分子である。コレステロールは体内で合成され，12～13mg/kg体重/日（体重50kgの人で600～650mg/日）が生産されている。一方，摂取されたコレステロールの40～60％が吸収されるが，個人差が大きい。食事から摂取されるコレステロールは，体内でつくられるコレステロールの1/3～1/7に当たる。

脂質は細胞膜の主要な構成成分であり，エネルギー源にもなる。また，コレステロールは性ホルモン・ステロイドホルモンの原料である。

2 ｜ 三大栄養素とその吸収

食事中に含まれる栄養素はエネルギー源である炭水化物，たんぱく質，脂質と，生体調節に必要なビタミン，ミネラルである。**炭水化物**は米，パン，麺，いもなどの主食に含ま

＊**必須アミノ酸**：ヒスチジン，イソロイシン，ロイシン，リシン，メチオニン，フェニルアラニン，トレオニン，トリプトファン，バリンの9種である。

れるでんぷん質と，砂糖（しょ糖），牛乳などに含まれる乳糖，果物の果糖，ブドウ糖などの糖類を指す。**たんぱく質**は肉，魚や大豆などに含まれる。**脂質**は油脂，肉の脂身，種実類などに含まれる。

　三大栄養素の多くは高分子であり，そのままでは腸管から吸収されない。消化管内で様々な消化酵素の働きで徐々に消化され，吸収されやすい分子（炭水化物は単糖類や2糖類へ分解，たんぱく質はアミノ酸，ジペプチド，トリペプチドへ分解）となり小腸粘膜から吸収される。

　また，脂質は胆汁酸と混合し乳化したのちに膵リパーゼの働きで脂肪酸，モノグリセリド，グリセロールなどに分解されて小腸から吸収される。コレステロールは中性脂肪とともに胆汁酸によって懸濁（けんだく）され，小腸から吸収される。

2. エネルギー

1 エネルギー摂取量とBMI

❶エネルギー必要量

　身体活動や基礎代謝にはエネルギーが必要である。**エネルギー必要量**は，「長期間に良好な健康状態を維持する身体活動レベルの時，エネルギー消費量との均衡が取れるエネルギー摂取量」と定義される。さらに，比較的短期間の場合には，「そのときの体重を保つ（増加も減少もしない）ために適当なエネルギー」とされている[1]。

　エネルギー必要量は身体活動のレベルにより異なるが，日本人の推定エネルギー必要量（普通の身体活動レベル）は男性で18〜49歳が2650kcal/日，50〜69歳が2450kcal/日，70歳以上が2200kcal/日である。女性では18〜49歳は1950〜2000kcal/日，50〜69歳では1900kcal/日，70歳以上では1750kcal/日である。妊婦・授乳婦では，エネルギー必要量が付加される。

❷体格指数（BMI）

　エネルギーの摂取量と消費量の収支バランスを示す指標に，**体格指数**（body mass index：BMI）がある。「日本人の食事摂取基準（2015年版）」では，疫学研究により総死亡率が最も低かったBMIを検討して，成人期を3つに分けて18〜49歳は18.5〜24.9 kg/m^2，50〜69歳では20.0〜24.9kg/m^2，70歳以上では21.5〜24.9kg/m^2を目標とすることが推奨されている。生活習慣病の改善・重症化予防のためには，減量や肥満の是正が推奨されている。一方，高齢者では低栄養の予防が強調されている。

❸エネルギー産生栄養素バランス

　エネルギーを産生する栄養素は，たんぱく質・脂質・炭水化物である。なお，炭水化物に属するアルコール（エタノール）はエネルギーを産生するが，必須の栄養素ではない。産生するエネルギー量は，たんぱく質・脂質・炭水化物・アルコールについて単位重量当たりそれぞれ4，9，4，7kcal/gである。

「日本人の食事摂取基準（2015年版）」では，**エネルギー産生栄養素バランス**は，たんぱく質を13〜20%，脂質を20〜30%とし，残り（おおむね50〜65%）を炭水化物でとることを勧めている。脂質のうち飽和脂肪酸は，心筋梗塞の発症・重症化予防のために，エネルギー全体の7%以下を推奨している。

2 各栄養素のエネルギー

炭水化物に含まれるエネルギーは1g当たり4kcalである。炭水化物には，糖質（でんぷん，グリコーゲンと糖類）と食物繊維が含まれており，人体では食物繊維は消化・吸収されないため，厳密には摂取した糖質の重量1g当たり4kcalのエネルギーが体内に取り込まれている。食物繊維は消化・吸収を受けないものの，一部は大腸内で腸内細菌により分解・発酵して短鎖脂肪酸となり，腸管のエネルギーとして利用される。

たんぱく質に含まれるエネルギーも1g当たり4kcalである。脂質は1g当たり9kcalのエネルギーがあり，重量当たりのエネルギーが最も高い。人体が皮下や内臓周囲の脂肪組織に中性脂肪を蓄積してエネルギーを保存していることは合理的で，脂肪組織1kg当たりにはおよそ7000kcalのエネルギーが貯蔵されている。

II 糖代謝

1. 血糖値の調節

血液中に最も多く含まれる糖は**ブドウ糖**（グルコース）であり，通常は体内の**エネルギー源**として主にブドウ糖が利用されている。ブドウ糖は肝臓や骨格筋では**グリコーゲン**として蓄積されているが，ほとんどの臓器はブドウ糖の蓄積をもたず，血液中のブドウ糖を取り込んで代謝しエネルギーを生んでいる。なかでも脳はブドウ糖を大量に消費する臓器であり，覚醒時も睡眠中も常にブドウ糖を必要とするが，ブドウ糖の蓄積をもたず，絶えず血液中のブドウ糖を取り込んで利用している。このため，血糖値はおおよそ70〜150mg/dLの範囲で維持されるような調節機構が備わっている。

食事の後に消化・吸収された大量のブドウ糖が血液内に流入することによって一時的に血糖値は上昇するが，インスリンの働きによってブドウ糖は血液中から肝臓や筋肉に取り込まれ血糖値は正常化する。取り込まれたブドウ糖は，一部はエネルギーとして利用され，残りは肝臓と筋肉でグリコーゲンに変えられて一時的に蓄積される。

これとは逆に，夜間や絶食時など食事からブドウ糖の供給がない状態では，肝臓に蓄積したグリコーゲンを分解してブドウ糖に変換して血液中に放出し血糖値を維持している。絶食が長時間に及びグリコーゲンが枯渇すると，肝臓では乳酸，アミノ酸やグリセロールなどを原料としてブドウ糖を新たに合成する。これを**糖新生反応**という。生成されたブド

ウ糖は肝臓から血液中に放出され，脳へのブドウ糖供給を維持している．さらに絶食が長時間に及ぶと，脂肪組織の中性脂肪が分解されて脂肪酸を生み出し，肝臓で代謝を受けケトン体が生成される．ケトン体は絶食時のエネルギー源として脳を含めたほとんどの臓器が利用することができる．

2. インスリンの分泌と作用

膵臓には消化酵素を含む膵液を合成する**外分泌細胞**とインスリンなどのホルモンを合成・分泌する**内分泌細胞**がある．内分泌細胞は**ランゲルハンス島**とよばれる細胞の集まりを形成している（外分泌細胞に囲まれて島状に存在することからこう命名されている）．ランゲルハンス島内にはインスリンを合成するβ細胞，グルカゴンを分泌するα細胞，ソマトスタチンを分泌するδ細胞などがある．

β細胞には血液中のブドウ糖濃度を感知する機構が備わり，血糖値の上昇に合わせてインスリンを分泌し，血糖値が正常化するように機能している．一方，**α細胞**は血糖値の低下に合わせて**グルカゴン**を分泌し，血糖値を上昇させる．

グルカゴンのほかにも体内には副腎からのコルチゾール（副腎皮質ホルモン）やカテコールアミン（副腎髄質ホルモン），脳下垂体からの成長ホルモンなどの血糖上昇作用をもつホルモンがあり，これらは**インスリン拮抗ホルモン**（insulin-counter-regulatory hormone）とよばれる．

インスリン分泌は一日をとおして少量持続的に分泌される基礎分泌と，食事に合わせて分泌される追加分泌がある．基礎インスリン分泌は空腹時の肝臓からの糖放出を抑え血糖値を一定に保ち，かつ脂肪組織の分解を抑える働きがある．食後の追加インスリンは腸管から吸収された栄養素とともに門脈内に分泌され，肝臓や筋肉，脂肪組織への栄養蓄積を促進する作用がある（図1-2）．インスリンは血糖低下作用のほか，グリコーゲン合成促進作用，たんぱく合成促進作用，脂肪合成促進作用，細胞増殖促進作用などの多様な作用をもつ．

糖尿病ではインスリンの分泌や作用がともに低下しているため，食事後に血糖値が上昇し，また夜間に肝臓から過剰な糖が放出され早朝空腹時の血糖値も上昇する．

3. 消化管からのインクレチンと膵β細胞

食事で摂取した栄養素が消化管に流入し小腸に達すると，小腸壁内の細胞からGLP-1（グルカゴン様ペプチド-1）やGIP（グルコース依存性インスリン分泌刺激ポリペプチド）などの**インクレチン**が分泌され，膵臓のβ細胞に作用してインスリン分泌を促進している（図1-3）．

インクレチンは食事に連動して速やかにインスリンの追加分泌が起こるしくみの一つとして注目されている．しかし，インクレチンは血液中で速やかにDPP4（ジペプチジルペプチダーゼ4）という分解酵素の働きにより不活化される．近年，DPP4を阻害しインクレチンの作用を増強するDPP4阻害薬が開発され，2型糖尿病の治療に広く用いられている．

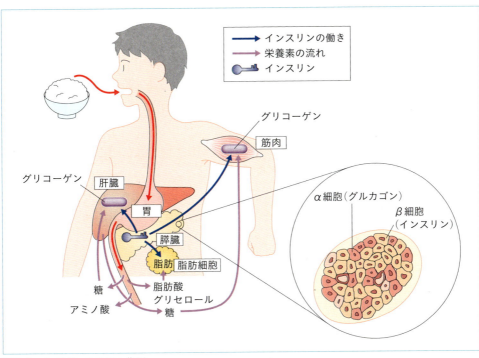

図1-2 インスリンの分泌と作用

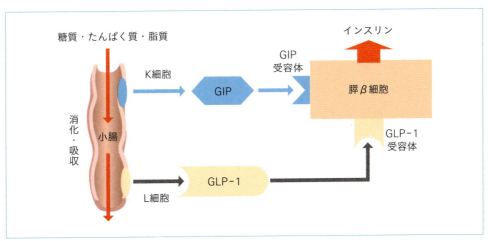

図1-3 主なインクレチンの働き

Ⅲ 脂質代謝

1. リポたんぱく質と脂質

❶ リポたんぱく質の構造と分類

血液中の脂質は，主にトリグリセリド，コレステロール，コレステロールエステル，リ

ン脂質，遊離脂肪酸である。トリグリセリド，コレステロールなどの水に溶けにくい脂質が血中に存在するために，**リポたんぱく質**という形をとっている。リポたんぱく質のほとんどは球状で，中心に中性脂質があり，表面に一層の複合脂質とアポリポたんぱく（アポたんぱく）が存在する。アポリポたんぱくは，リポたんぱく質の構成成分であり，さらに酵素の活性化を行ったり，リポたんぱく受容体に特異的に結合する物質として働いている。

❷ リポたんぱく質の種類と代謝

血液中には，様々な脂質組成をもつリポたんぱく質が存在する。超遠心法による比重（density：あるいは「密度」ともいう）の違いにより**カイロミクロン**（chylomicron），**超低比重リポたんぱく質**（very low density lipoprotein；**VLDL**），**低比重リポたんぱく質**（low density lipoprotein；**LDL**），**高比重リポたんぱく質**（high density lipoprotein；**HDL**）に大別される。中心にある脂肪が多いほど比重は低く，粒子の大きさは大きい。

カイロミクロンとVLDLはトリグリセリドを運搬し，LDLはコレステロールを運搬し，HDLはコレステロールを末梢組織から回収する働きをしている。カイロミクロンとVLDLは主に中性脂肪を含み，LDLとHDLは主にコレステロールエステルを含む。

超遠心法は多検体の処理には煩雑であるため，臨床ではより簡便な電気泳動法が用いられる。アガロース電気泳動法では陽極に向かって，原点，β，pre-β，αのバンドがみられる。それぞれカイロミクロン，LDL，VLDL，HDLに相当する（VLDLはLDLより陰性荷電が多いのでpre-β位になる）。Ⅲ型脂質異常症でみられる中間比重リポたんぱく質（intermediate density lipoprotein；IDL）はβとpre-βの間に位置する。ポリアクリルアミドゲル電気泳動法（PAGE）では，粒子サイズによって移動するので，カイロミクロン，VLDL，LDL，HDLの順になる。

❸ アポたんぱく

アポたんぱく（アポリポたんぱく）は，リポたんぱく質の構造を形成するのに必要で，AⅠ，B-48，B-100，CⅡ，CⅢ，Eなどがある（表1-1）。

アポたんぱくは，酵素の活性化を行ったり，リポたんぱく質受容体のリガンドとして働くなど，リポたんぱく質の代謝に関与している。AⅠはLCAT（レシチンコレステロールアシルトランスフェラーゼ）を活性化する。B-100とEはLDL受容体（LDLレセプター）のリガンドである。CⅡは**リポたんぱく質リパーゼ**（lipoprotein lipase；LPL）を活性化する。

表1-1 リポたんぱく質に含まれる主なアポたんぱく

	リポたんぱく質			
	カイロミクロン	VLDL	LDL	HDL
アポたんぱく	AⅠ			AⅠ
	B-48	B-100	B-100	
	CⅡ	CⅡ		
	CⅢ	CⅢ		
	E	E		

- **アポたんぱく B**　ヒトのアポたんぱく B には，小腸で合成される B-48 と肝臓で合成される B-100 の 2 つがある。B-48 はカイロミクロンを，B-100 は VLDL，LDL を構成する。アポ B-48 はアポ B-100 のアミノ末端側の 48％に相当するたんぱく質である。
- **LPL**　LPL は脂肪細胞や筋肉で合成され，血管壁に存在する。LPL はカイロミクロンや VLDL に作用して，トリグリセリドを分解する。アポたんぱく C Ⅱ が LPL の活性化に必須である。
- **LDL 受容体**　肝臓をはじめとするほとんどの組織に発現しているリポたんぱく質受容体で，アポたんぱく B-100 とアポたんぱく E を認識し，LDL の細胞内取り込みに働いている。LDL 受容体の遺伝的欠損症が，家族性高コレステロール血症である。

2. リポたんぱく質代謝

　脂質代謝の中心臓器は肝臓である。腸管から吸収された脂質は，まず肝臓へ運ばれ，肝臓から末梢組織に運ばれる。末梢組織の脂質は肝臓へ逆転送される。

　脂質代謝は，次の 3 つに分かれる（図 1-4）。

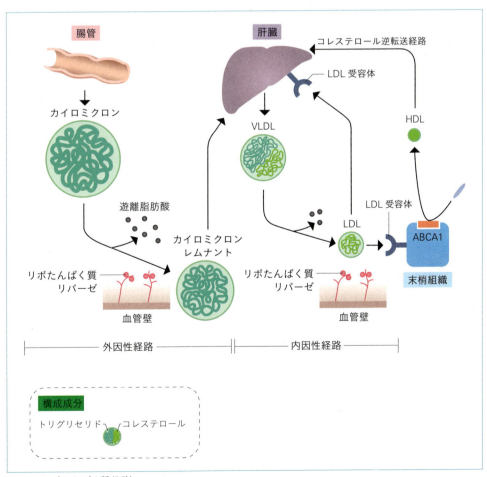

図 1-4　リポたんぱく質代謝

①腸管から肝臓へカイロミクロンが脂質を運ぶ（**外因性経路**）
②肝臓からVLDLが分泌され，LDLに代謝されて末梢組織に脂質を運ぶ（**内因性経路**）
③末梢組織の脂質は，HDLによって肝臓に逆転送される（**コレステロール逆転送経路**）

❶ 腸管から肝臓へ（外因性経路）

　食事中の脂質は膵臓からの消化酵素により，トリグリセリドはモノグリセリドと脂肪酸に，コレステロールエステルは遊離コレステロールに加水分解される。吸収された脂肪酸とモノグリセリドは，小腸粘膜の上皮細胞でトリグリセリドに再合成され，アポたんぱくB-48とともにカイロミクロンに構成され，血中に分泌される。

　カイロミクロンはリンパ管から胸管を通じて血管に入る。カイロミクロンは血管内皮細胞の表面に係留されたLPLの作用を受けて，トリグリセリドが加水分解され，カイロミクロンレムナントに代謝される。遊離した脂肪酸は脂肪細胞や筋肉に取り込まれて，脂肪細胞ではトリグリセリドに再合成されて蓄積され，筋肉ではエネルギーとして利用される。カイロミクロンレムナントは肝臓で取り込まれる。

❷ 肝臓から末梢組織へ（内因性経路）

　肝臓では，糖質から合成された脂肪酸や，脂肪組織からの脂肪酸からトリグリセリドが合成される。トリグリセリドはアポたんぱくB-100とともにVLDLを形成して，肝臓から分泌される。血液中のVLDLは，LPLの作用を受けてトリグリセリドが加水分解され，コレステロール含量が増加してLDLへと代謝されていく。

　LDLは末梢組織に取り込まれてコレステロールを供給し，残りの大部分は再び肝臓に取り込まれる。LDLを細胞に取り込む機構がLDL受容体経路である。

❸ 末梢組織から肝臓へ（コレステロール逆転送経路）

　末梢組織のコレステロールはHDLの働きにより，肝臓へ逆転送される。この経路を**コレステロール逆転送**とよぶ。

　HDLは肝臓や小腸で新たにつくられるほかに，カイロミクロンやVLDLがLPLにより代謝される過程からもつくられる。肝臓や小腸から分泌された原始HDLはアポたんぱくAIとリン脂質が主成分で円盤状であるが，末梢組織から遊離コレステロールを受け取り，レシチン：コレステロールアシルトランスフェラーゼ（lecithin：cholesterol acyltransferase；LCAT）の作用によりコレステリルエステルになるにつれて球状に成熟していく。末梢組織からHDLへの遊離コレステロールの受け渡しにはABCA1（ATP-binding cassette transporter-A1）が重要である。

　VLDLとHDLの間の脂質の受け渡しはコレステリルエステル転送たんぱく（cholesteryl ester transfer protein；CETP）によって行われる。HDLのコレステリルエステルは，CETPを介してVLDLやLDLから最終的に肝臓へと戻っていく経路と，HDLがHDL受容体により肝臓に取り込まれる経路の2つがある。

　以上の経路が組織でのコレステロール蓄積を防止し，抗動脈硬化作用を担っている。

▶ **LCAT**　レシチンのβ位の脂肪酸を転移して，遊離型コレステロールをエステル型にす

る酵素。主に肝臓で合成されて血中に分泌され，HDL と LDL に存在する。この酵素が遺伝的に障害されると LCAT 欠損症または魚眼病になる。

▶ **ABCA1**　ABC トランスポーターは，ATP 加水分解で生じるエネルギーを利用して，細胞膜をとおした様々な物質の輸送を行っている。ABCA1 は，遊離コレステロールの引き抜きが障害されているタンジール（Tangier）病患者の解析から発見された膜たんぱくで，末梢細胞からのコレステロールの引き抜きと，肝臓や小腸における HDL 産生に関係している。

▶ **CETP**　肝臓や脂肪・筋肉組織で合成され，HDL のコレステリルエステルを VLDL に転送する糖たんぱく。

3. 細胞内での脂質代謝

脂肪細胞のトリグリセリドはホルモン感受性リパーゼ（hormone sensitive lipase；HSL）によって分解され，遊離脂肪酸が血液中に分泌される。遊離脂肪酸は組織に取り込まれてエネルギー源として利用される。カテコールアミンやグルカゴン，甲状腺ホルモンはホルモン感受性リパーゼを活性化して血液中の遊離脂肪酸を上昇させ，インスリンは逆に低下させる。

細胞内では，アセチル CoA から 3-ヒドロキシ-3-メチルグルタリル CoA（3-hydrox-3-methylglutaryl-coenzyme A；HMG-CoA）を介して，コレステロールが生合成される。この合成系の律速酵素は HMG-CoA 還元酵素である。

▶ **ホルモン感受性リパーゼ**　脂肪細胞・心筋・副腎などに分布し，遊離脂肪酸を供給している。

IV 尿酸代謝

プリン体はプリン環をもつ物質の総称で，エネルギー源として使われる ATP や細胞を構成している核酸を原料としてつくられる。ヒトでのプリン体の最終代謝産物は**尿酸**である。尿酸を代謝するウリカーゼがヒトにはないためである。

体内の尿酸量は成人男性が 1200mg 程度で，女性はこの半分である。この尿酸の 6 割が毎日入れ替わっている。主に肝臓でプリン体が代謝されて，体内の尿酸が産生される。生成した尿酸は 1/3 量が腸管から，2/3 量が腎臓から体外へ排泄され，動的平衡状態にあり血清尿酸値はおおむね一定に保たれている（図 1-5）。

腎臓からの排泄は，糸球体での濾過，近位尿細管での再吸収，分泌，分泌後再吸収の 4 段階で行われ，最終的に糸球体で濾過された尿酸のうち約 9 割が体内へ戻る。尿細管に存在する URAT1 というたんぱく質が，尿酸のトランスポーターとして再吸収に働いている。URAT1 の遺伝的多型は，高尿酸血症・痛風に関係することが報告されている。

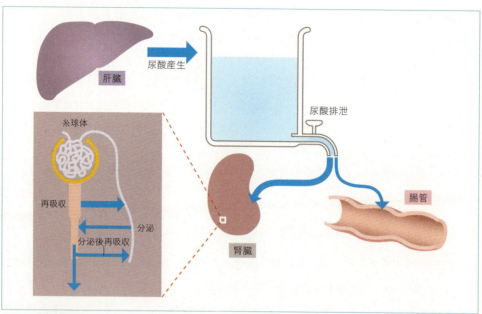

図 1-5 尿酸代謝

国家試験問題

1 脂質1gが体内で代謝されたときに生じるエネルギー量はどれか。 （98回 PM1）

1. 4kcal
2. 9kcal
3. 14kcal
4. 19kcal

2 食事由来のトリグリセリドを運搬するのはどれか。 （100回 PM28）

1. HDL
2. LDL
3. VLDL
4. カイロミクロン

▶答えは巻末

文献

1) 厚生労働省：日本人の食事摂取基準（2015年版）策定検討会報告書，2014．

栄養・代謝

第 2 章

栄養・代謝疾患の症候と病態生理

この章では

- 高血糖に伴う症候を学ぶ。
- ケトーシスに伴う症候を学ぶ。
- 低血糖に伴う症候を学ぶ。

I 高血糖の病態生理と症候

A 高血糖の病態生理

　血液中のブドウ糖は，体内のあらゆる臓器に取り込まれ，エネルギー源やグリコーゲンの原料として利用される。血液中のブドウ糖濃度である血糖値は，インスリンやグルカゴンなどの働きにより，健康な人では 70〜150mg/dL の範囲に収まるように調節されている。肝臓や骨格筋，脂肪組織などのインスリン受容体が多く存在する組織は，インスリンが届くと血液中のブドウ糖をより多く取り込むようになる。特に食事の際に大量のブドウ糖が血液に流入してくるため，膵臓からインスリンが分泌され，肝臓や筋肉，脂肪組織にブドウ糖がより多く取り込まれるように機能している。一方で脳などほかの組織は，インスリンの働きに関係なくブドウ糖を取り込んで利用している。

　したがって高血糖の原因には，①インスリンが十分に分泌できないか，分泌パターンの異常がある場合と，②インスリンの作用不足（インスリン抵抗性）がある場合とがあり，通常，両者は併存し，両者が複雑に絡み合って糖尿病を発症すると考えられている。

　①インスリン分泌不足や分泌障害は，膵β細胞の数の減少や，インスリンをよいタイミングで十分分泌できないことによって起こっている。また，②インスリンの作用不足（インスリン抵抗性）は，インスリンの作用を発現する細胞（肝細胞，脂肪細胞，筋肉細胞）で，インスリンとインスリン受容体が結合したのちにインスリンの作用をうまく細胞内に伝えられないことによって起こる。

　高血糖は体に強い身体的ストレスがかかった状態，たとえば重大な外傷や熱傷，感染症，手術のときなどに，一時的にみられることがある。糖尿病では，インスリン分泌の障害やインスリン抵抗性が様々な原因によって持続的に生じるため，慢性的な高血糖状態がみられることが特徴である。

B 高血糖の症候

　高血糖の症状は口渇，多飲，多尿，体重減少が最も重要であり，「典型的な糖尿病症状」とよばれる。そのほかにも空腹感，多食，こむら返りはしばしばみられる症状である。重症な高血糖状態を示唆するものには全身倦怠感，易疲労感，眠気，意識障害，食欲不振，悪心・嘔吐，視力障害があげられる。

　注意すべきこととして，軽度の高血糖では患者は無症状で口渇，多飲，多尿などの自覚症状がない。特に高齢者では口渇感を感知する脳の働きが低下しているために，高血糖が悪化しても自覚症状に乏しいことがある。

❶ 口渇, 多飲, 多尿

　通常, 耐糖能が正常な者では, 腎性糖尿の場合を除き尿糖は出現しない。血糖値が上昇し, 腎臓での尿糖の排泄閾値を超えると尿糖が出現する。血糖高値の状態が遷延化すると尿糖排泄が増加し, 浸透圧利尿といわれるメカニズムによって水分の排泄も促進され, 尿量の増加, および血漿の濃縮が引き起こされる。その結果浸透圧が上昇し, 口渇が起こり, 2次的に多飲となる。

　心因性の多飲では, 水の過剰摂取によって多尿が起こるが, 糖尿病の高血糖状態では, 多尿が起こって血漿が濃縮されるために多飲が起こる。したがって, 飲水による**水分摂取**を行うことは重要である。患者は飲水するために多尿が起こっていると勘違いしがちなので, 適切な指導を行うことが大切である。

　脱水が進行してさらに血漿の濃縮が進むと, 脳梗塞, 心筋梗塞を起こしたり, 血糖値のさらなる上昇を招き, 昏睡に至ることもある。特に近年, 高血糖による口渇に対して多量のしょ糖を含む清涼飲料水を多飲することにより, 著しい高血糖状態となり, 昏睡となる例が増加している。高血糖に伴う口渇時には, 糖を含まない水分の補給が重要である。

❷ 体重減少, 空腹感, 多食

　糖尿病患者は, 高血糖時に空腹感が強くなり食欲が亢進することが認められる。しかし, 高血糖時でも, インスリンの作用不足から, 血中のブドウ糖（グルコース）の利用は制限され, 脂肪の異化が進むために急激なやせを生じる。患者はやせることを防ぐ目的と空腹感から, しばしばエネルギー摂取を増やし多食（特に甘味多食）傾向がみられる。このような場合は食事摂取量を減らし, 薬物治療の併用などで血糖降下を促すことによって体重減少が止まる。

❸ 全身倦怠感, 易疲労感

　全身の代謝異常のため, 全身倦怠感, 易疲労感が出現する。必ずしも高血糖が持続しているときに訴えがあるとは限らないが, 血糖を良好にコントロールした後には, 高血糖時には倦怠感が強かったと, 後から認識されることも多い。一般的に全身倦怠感が強い場合は代謝異常が進行していることが多いので, 速やかに対処する必要がある。

❹ 眠気, 意識障害

　血糖コントロールが悪い場合, 眠気を訴えることがある。また, 完全な意識消失は糖尿病昏睡時に起こるが, 昏睡に至らなくても, 傾眠傾向やぼんやりしているなどの軽い意識障害がみられることもある。このような場合には, 速やかに血糖測定を行う必要がある。

❺ 食欲不振, 悪心・嘔吐

　ケトーシスにより食欲不振が出現する。ケトアシドーシスの初期症状であることもある。また, 悪心・嘔吐も認められることがある。このような場合には, 血糖と尿中ケトン体の測定などを行う必要がある。一方, これらの症状は, 消化器疾患によるもの以外に, 血糖コントロールの悪化に伴って心筋梗塞などが引き起こされ, 消化器症状で発症する場合もあるので注意が必要である。

Ⅰ　高血糖の病態生理と症候

❻ こむら返り，視力障害

高血糖が持続することにより，しばしば，こむら返りを起こすことがある。また，高血糖によって水晶体の調節障害が起こり，視力低下を訴えることがある。いずれも高血糖の有無のチェックが必要である。

II ケトーシスの病態生理と症候

❶ 定義

脂肪酸から肝臓（かんぞう）で合成されるアセト酢酸，β-ヒドロキシ酪酸（らくさん），アセトンの3者を総称してケトン体という。血中にケトン体が異常に増加した状態を**ケトーシス**（ketosis）とよぶ。通常，高血糖状態などにより，インスリン作用が高度に障害され，血中グルコースの利用が減少するために，脂肪がエネルギーとして動員されケトン体が血中に放出される。**血中ケトン体**が増加すると，その一部は尿中に排泄されるので，ケトーシスの診断は尿中ケトン体の測定により比較的容易に行える。

❷ 診断

通常，尿中ケトン体の存在はケトスティックス試験紙などによる簡便な検査で診断される。ただし，試験紙は主にアセト酢酸に反応するので，糖尿病ケトアシドーシス時にβ-ヒドロキシ酪酸が大量に存在するときには，ケトアシドーシスが存在するにもかかわらず尿中ケトン体が陰性になることもあるので，最終的な診断には血清総ケトン体の測定が必要となる。ただし測定に時間がかかるため，尿中ケトン体のチェックを行い，陰性でもほかの臨床所見やデータから判断して治療を開始することが現実的である。

❸ 病態

軽いケトーシスは食事制限による体重減少に伴っても生じ，また，前日の食事からの絶食時間が長い場合にも生じるもので，陽性になったからといって，必ずしもすぐに治療が必要な状態とは限らない。しかしながら，高血糖状態が持続し，インスリンの作用障害が進行すると，ケトーシスが進行し，代謝性アシドーシス（酸性血症）が起こり**糖尿病ケトアシドーシス**となる。このような場合には，速やかにインスリン投与などの治療を開始しなければ意識障害をきたし，生命の危険が生じることになる。したがって速やかに入院させて，インスリン投与とともに，ほとんどの場合に合併して存在する高度の脱水の補正のために，輸液を開始する必要がある。

III 低血糖の病態生理と症候

❶ 病態

通常，脳へのエネルギー供給を保つために，血糖値を低下させるインスリンと血糖値を上昇させる**インスリン拮抗ホルモン**（insulin-counter-regulatory hormone）によって，血糖値はおおむね 70 〜 150mg/dL の範囲内にコントロールされている。この正常範囲以下に血糖値が低下した状態を**低血糖**（hypoglycemia）とよぶ。血糖値が 50mg/dL 以下を示すときは確実な低血糖である。低血糖症状は，血糖値の低下に対する血糖調節ホルモンであるカテコールアミンの分泌亢進による交感神経刺激症状であり，血糖降下の速度が速ければ，比較的高い血糖値でも低血糖の症状が生じる場合がある。

❷ 原因

糖尿病患者で低血糖を発症する場合，薬物療法（インスリンまたは経口血糖降下薬）によるものがほとんどである。

糖尿病治療を受けていないにもかかわらず，低血糖を生じる場合にはほかの疾患による低血糖症の可能性も考えて対処する必要がある。具体的には，インスリノーマ，副腎皮質刺激ホルモン（adrenocorticotropic hormone：ACTH）単独欠損症，アジソン（Addison）病，インスリン受容体異常症 B 型，特殊な肝がん，間葉系腫瘍，敗血症などを合併した場合に低血糖症が起こり得る。また低血糖を誘発する薬剤によって生じる場合がある。

▶ **インスリノーマ** 膵臓のランゲルハンス島 β 細胞にできる腫瘍により，インスリンの分泌が過剰となる疾患。主な症状には，空腹時の低血糖を伴う異常行動や意識障害がある。

▶ **ACTH 単独欠損症** 下垂体からの ACTH 分泌が減少し，副腎機能が低下する疾患。倦怠感，食欲不振，低血糖を生じる。

▶ **アジソン病** 副腎自体の障害（結核性，HIV 感染，特発性など）によって副腎機能が低下する疾患。倦怠感，食欲不振，低血糖を生じる。

▶ **インスリン受容体異常症 B 型** インスリン受容体に対する自己抗体が受容体の機能を障害する病態で，高血糖や低血糖を呈する。自己免疫疾患に関連があるとみられる。

▶ **悪性腫瘍に伴うもの** 肝細胞がんや間葉系腫瘍から産生される IGF-II（insulin like growth factor-II）のインスリン様作用によって低血糖を生じる。

▶ **敗血症による低血糖** 肝臓からの糖新生の低下と末梢組織での糖消費の増加が要因と考えられている。

▶ **薬剤による低血糖** 抗不整脈薬であるシベンゾリンやジソピラミド，キノロン系抗菌薬ではインスリン分泌の増加による低血糖がみられることがある。非ステロイド系抗炎症薬や ST 合剤，ペンタミジンも時に低血糖を生じる。またアルコールにも血糖低下作用がある。

❸ 症候

典型的な症状は，冷汗，動悸，頻脈，手足の震え，いらつき，不機嫌，顔面蒼白，強い空腹感などである。これらの症状は，低血糖に反応して分泌される血糖調節ホルモンのうち，交感神経を興奮させるエピネフリンおよびノルエピネフリンの作用による。低血糖がさらに進行すると脳の機能障害が起こり，さらに不機嫌となり，他人に対し攻撃的になったり，思考がまとまらなくなったりする。眼の前がチカチカし，複視などの視覚異常が出現し，さらに進行すると意識障害が出現する。

- 低血糖性昏睡が長時間に及んだり，無自覚性の低血糖が頻回に起こったりすると，脳機能障害が生じ，性格変化，知能低下，認知症の進行などが起こる。
- 冠動脈硬化症を合併した患者では，低血糖に続くカテコールアミン分泌により，冠動脈攣縮などが起こり，狭心症や心筋梗塞の発作が誘発される場合がある。

国家試験問題

1 高血糖の症状または所見はどれか。 （予想問題）

1. 食欲の減退
2. 頻脈
3. 低体温
4. 多尿
5. 聴覚障害

2 ケトーシスで正しいのはどれか。 （予想問題）

1. 血中にケトン体が異常に増加した状態を指す。
2. 過剰な食欲増進がみられる。
3. ケトスティックス試験紙などで尿中ケトン体は必ず陽性を示す。
4. ケトーシスがみられたら，すぐにインスリンを投与する必要がある。

3 低血糖の症状または所見はどれか。 （102回AM22）

1. 口渇
2. 徐脈
3. 多尿
4. 発汗
5. 発熱

▶答えは巻末

栄養・代謝

第3章

栄養・代謝疾患の検査

この章では
- 糖尿病にかかわる検査75g経口ブドウ糖負荷試験について学習する。
- そのほかの代謝,栄養にかかわる検査について学習する。

I 糖尿病にかかわる検査

1. 75g経口ブドウ糖負荷試験

　日本糖尿病学会とWHOの基準では，糖尿病の診断に際し，75g経口ブドウ糖負荷試験（75gOGTT）は重要な役割を担っている。また，糖尿病性大血管障害のハイリスク群としての境界型耐糖能障害を診断するうえで，75gOGTTでの2時間値の測定は重要である。

❶ 検査前・検査中の注意
　検査前10時間以上は絶食とする。検査中は安静を保ち喫煙などは禁止する。

❷ 75g経口ブドウ糖負荷試験の実際と判定基準

▶ **検査の実際**　検査の際は75gのブドウ糖（グルコース）相当の糖液（トレーラン®Gなど）が用いられ，この水溶液を早朝空腹時に5分以内に服用する。開始時刻より，0分，30分，60分，120分，時には180分の採血を行い血糖値を測定する。0分，60分，120分のみの採血とする場合もある。インスリンの分泌能をみるため血中のインスリン値（immunoreactive insulin；IRI）を測定することもある。

　特に，0分のインスリン値はインスリン抵抗性の判定に有用で，0分から30分のインスリン分泌の差が少ないことが日本人の糖尿病発症ハイリスク群の特徴である。

▶ **判定基準**　経口ブドウ糖負荷試験の判定基準を図3-1に示した。75gOGTTの場合，早朝空腹時血糖値が126mg/dL以上（静脈血漿値），あるいは2時間後の血糖値が200mg/

	血糖測定時間		判定区分
	空腹時	負荷後2時間	
血糖値（静脈血漿値）	126mg/dL以上 ◀ または ▶ 200mg/dL以上		糖尿病型
	糖尿病型にも正常型にも属さないもの		境界型
	110mg/dL未満 ◀ および ▶ 140mg/dL未満		正常型[注2]

注1）血糖値は，とくに記載のない場合には静脈血漿値を示す。
注2）正常型であっても1時間値が180mg/dL以上の場合は，180mg/dL未満のものに比べて糖尿病に悪化する危険が高いので，境界型に準じた取り扱い（経過観察など）が必要である。また，空腹時血糖値が100〜109mg/dLは正常域ではあるが，「正常高値」とする。この集団は糖尿病への移行やOGTT時の耐糖能障害の程度からみて多様な集団であるため，OGTTを行うことが勧められる。

出典／日本糖尿病学会糖尿病診断基準に関する調査検討委員会：糖尿病の分類と診断基準に関する委員会報告（国際標準化対応版）．糖尿病 55（7）：492, 2012より一部改変／日本糖尿病学会編・著：糖尿病治療ガイド 2018-2019, 文光堂, 2018. p.21.

図3-1 空腹時血糖値[注1]および75gOGTTによる判定区分と判定基準

dL以上（静脈血漿値）のいずれかを満たせば「糖尿病型」と判定してよい。

2. ヘモグロビンA1c（HbA1c）

ヘモグロビンA1c（hemoglobinA1c；HbA1c）は過去1〜2か月間の血糖値の平均と相関を示す。血糖コントロールの指標として通常，毎月1回，または，血糖値が安定した症例では2〜3か月ごとに測定する。基準値は4.6〜6.2％である。貧血の回復期などの場合や異常ヘモグロビン血症では実際より低めとなり，腎不全などのいくつかの病態で実際より高くなる。

血糖値とHbA1cとに隔りがある場合は，グリコアルブミンなどを測定し，食前血糖値と食後血糖値を測定する。インスリン治療中の患者では，血糖自己測定をさせることなどにより血糖コントロール状態を正確に把握する必要がある。

現在は国際標準に準拠しているHbA1c（NGSP値）が用いられている。2014（平成26）年3月以前はおよそ0.4％低値となるHbA1c（JDS値）も使用されていた。

3. グリコアルブミン

グリコアルブミンは過去2週間前後の血糖値の平均と連動している。1か月以内に血糖値の変動が大きかった症例での測定が有用である。また，何らかの理由でHbA1cの値が信頼できない場合にも有用である。ただし，糖尿病腎症によるネフローゼ症候群のように尿たんぱくが多量に排泄される状況では，グリコアルブミンは低値を示すことに注意が必要である。

4. 1,5-アンヒドログルシトール（1,5-AG）

グリコアルブミンより，さらに短期の血糖コントロール状態を反映する指標である。尿糖が増加すると血中1,5-AGは低値となる特徴がある。過去1週間前後の血糖値の平均と相関し，短期の血糖値の変動があった例のコントロール指標として有用である。ほかの指標と異なり，血糖値が高いほど1,5-AG値は低くなる。

5. 空腹時血中インスリン値，空腹時血中Cペプチド値，24時間尿中Cペプチド排泄量

空腹時の血糖値と血中インスリン値から，インスリン抵抗性の程度が類推される場合がある。インスリン使用中の患者では，代わりに空腹時血中Cペプチド値が測定される。内因性インスリン分泌量の指標として，24時間尿中Cペプチド排泄量が重要である。

6. インスリン抵抗性の指標

インスリン抵抗性の検査で用いられるHOMA-IRは，空腹時インスリン値（μU/mL）×空腹時血糖値（mg/dL）÷405で計算する。肥満などによりインスリンの効きが悪くなる

と，高値を示す。正常値は 1.6 以下で，2.5 以上の場合にインスリン抵抗性があると考えられる。ただし，インスリン治療中の患者には用いない。

II そのほかの栄養・代謝疾患にかかわる検査

❶ 栄養素とエネルギー

BMI（body mass index：体格指数）は，

体重（kg）/ 身長（m）²

で計算する。

内臓脂肪の指標としては，**ウエスト周囲長**を測定する。可能な場合は，臍レベルでの腹部 CT 検査で内臓脂肪面積を計測する（ビタミンについての検査は第 4 章の個別の記載を参照）。

❷ 脂質

▶ **血清脂質の測定** 原則として 10 時間以上絶食後に採血した血清を用いて行う。脂質異常症の診断は，「動脈硬化性疾患予防ガイドライン 2017 年版」（日本動脈硬化学会）の診断基準に従う（第 4 章-IV「脂質異常症」参照）。

▶ **家族歴** 家族性脂質異常症の診断には，家族歴に留意することが重要である。

▶ **基礎疾患** 脂質異常症とは別の疾患により二次的に脂質値異常になることが多いので，基礎疾患を把握する。

❸ 尿酸

尿酸の検査には，尿酸値の測定，尿酸クリアランス，クレアチニンクリアランスの測定，関節液での尿酸結晶の偏光顕微鏡での検出などがある（第 4 章-V「痛風（尿酸代謝異常）」参照）。

国家試験問題

1 低値によって脂質異常症（dyslipidemia）と診断される検査項目はどれか。

（102回 PM28）

1. トリグリセリド
2. 総コレステロール
3. 低比重リポ蛋白コレステロール（LDL-C）
4. 高比重リポ蛋白コレステロール（HDL-C）

2 腹部 CT を下に示す。矢印で示す部位について正しいのはどれか。 （106回 AM31）

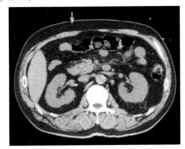

1. 肥満細胞で構成される。
2. 厚さは BMI の算出に用いられる。
3. 厚い場合は洋梨型の体型の肥満が特徴的である。
4. 厚い場合はメタボリックシンドロームと診断される。

▶答えは巻末

栄養・代謝

第4章
栄養・代謝の疾患と診療

この章では
- 栄養・代謝疾患の原因・症状・治療について理解する。

国家試験出題基準掲載疾患

糖尿病 | 肥満症 | メタボリックシンドローム | 脂質異常症 | 痛風（尿酸代謝異常）| ビタミン欠乏症・過剰症

I 糖尿病

A 糖尿病の定義・分類

1. 定義

糖尿病は**インスリン**の作用不足によって，慢性の高血糖をきたす疾患である。

糖尿病の原因には①インスリンが十分に分泌できないか，分泌パターンの異常がある場合と，②インスリンの作用不足（**インスリン抵抗性**）がある場合とがあり，通常，両者は併存し，両者が複雑に絡み合って糖尿病を発症すると考えられている。

①インスリン分泌不足や分泌障害は，膵β細胞の数の減少や，インスリンを良いタイミングで十分分泌できないことによって起こっている。また，②インスリンの作用不足（インスリン抵抗性）は，インスリンの作用を発現する細胞（肝細胞，脂肪細胞，筋肉細胞）で，インスリンの作用をうまく伝えられないことによって起こる。

このような病態は遺伝因子と環境因子が複雑に絡み合って起こっていると考えられ，**1型糖尿病，2型糖尿病**ともに，この2つの因子が発症に関係することが明らかになっている。

2. 分類

糖尿病はその成因によって1型糖尿病，2型糖尿病，そのほかの特定の機序，疾患による糖尿病，妊娠糖尿病に大別される（表4-1）。

❶**1型糖尿病**
膵β細胞の破壊により通常は最終的にインスリン分泌の廃絶をきたす（絶対的インスリン欠乏状態）。成因により，①自己免疫機序によるβ細胞の破壊によるものと，②原因が明確でない特発性のものに分けられる。

❷**2型糖尿病**
インスリン分泌不全とインスリン抵抗性が複雑に絡み合って発症すると考えられる。インスリン分泌の減少が主な原因となっているものと，インスリン抵抗性の亢進があって，インスリン抵抗性を補うだけの十分なインスリン分泌がない場合とがある。

❸**その他の特定の機序，疾患による糖尿病**
ほかの疾患に合併したものや，遺伝子検査などにより発症にかかわる遺伝子（原因遺伝子）が明らかとなったものなどがある。

❹**妊娠糖尿病**（gestational diabetes mellitus；GDM）
「妊娠中に初めて発見または発症した糖尿病に至っていない糖代謝異常」をいう。

表4-1 糖尿病と糖代謝異常*の成因分類

Ⅰ．1型（膵β細胞の破壊，通常は絶対的インスリン欠乏に至る） 　　A　自己免疫性 　　B　特発性
Ⅱ．2型（インスリン分泌低下を主体とするものと，インスリン抵抗性が主体で，それにインスリンの相対的不足を伴うものなどがある）
Ⅲ．その他の特定の機序，疾患によるもの 　　A　遺伝因子として遺伝子異常が同定されたもの 　　　1．膵β細胞機能にかかわる遺伝子異常 　　　2．インスリン作用の伝達機構にかかわる遺伝子異常 　　B　他の疾患，条件に伴うもの 　　　1．膵外分泌疾患 　　　2．内分泌疾患 　　　3．肝疾患 　　　4．薬剤や化学物質によるもの 　　　5．感染症 　　　6．免疫機序によるまれな病態 　　　7．その他の遺伝的症候群で糖尿病を伴うことの多いもの
Ⅳ．妊娠糖尿病

注：現時点では上記のいずれにも分類できないものは，分類不能とする。
*：一部には，糖尿病特有の合併症をきたすかどうかが確認されていないものも含まれる。
出典／日本糖尿病学会糖尿病診断基準に関する調査検討委員会：糖尿病の分類と診断基準に関する委員会報告（国際標準化対応版），糖尿病 55(7)：490, 2012 より引用．／日本糖尿病学会編・著：糖尿病治療ガイド 2018-2019, 文光堂, 2018, p15.

B 各病型における臨床像と病態生理

1. 1型糖尿病

❶臨床所見

▶ **典型的な症状とインスリン治療の必要性**　典型的な場合は，口渇，多飲，多尿，体重減少が，突然または数週間から数か月の期間に出現し，高血糖，さらにはケトーシスもしくはケトアシドーシスをきたす。高血糖が著しく，**インスリン治療**をすぐに開始する必要がある。これを急性発症1型糖尿病という。

通常は，その後もインスリン治療を継続するが，発症早期に十分なインスリン治療により良好な血糖コントロールが得られた症例では，インスリン治療開始後しばらくしてインスリン製剤の必要量が徐々に減少し，インスリン治療を中止しても高血糖をきたさない時期（ハネムーン期間：寛解期）に入る場合がある。しかし大部分では，1年以内に再びインスリン治療が必要となる例が多い。

極めて短期間（およそ1週間くらい）に急激な血糖値の上昇とケトアシドーシスで発症する場合もある（**劇症1型糖尿病**）。高血糖の期間が短いためヘモグロビン A1c（hemoglobin A1c；HbA1c）の上昇は軽度にとどまり，正常範囲であることもある。特徴として膵臓からのインスリン分泌はほとんど枯渇しており，グルタミン酸脱炭酸酵素（glutamic acid decarboxylase；GAD）に対する自己抗体（GAD 抗体）が陰性の症例が多い。

また，発症早期には食事療法や運動療法のみで血糖コントロールが可能であったり，経口血糖降下薬のみで良好な血糖値を保てる状態が続く症例でも，徐々にインスリン分泌能が低下し，最終的には 1 型糖尿病と同じように生命維持のためにインスリン治療が不可欠となる例もある（**緩徐進行 1 型糖尿病**）。

▶ **発症に関連する要因**　1 型糖尿病の発症は，通常，生活習慣の悪化とは関連がなく，生活習慣病とは考えられていない。2 型糖尿病で過食や運動不足による肥満が発症に大きく関連しているのに対して，1 型糖尿病ではむしろ肥満を伴わず，やせ型が多い傾向にある。

劇症 1 型糖尿病では妊娠中に発症する例もある。

❷ 遺伝因子

以前は，1 型糖尿病では遺伝因子は重要ではないと考えられたこともあったが，現在は，1 型糖尿病の発症には，遺伝因子が関係することが証明されている。多くの遺伝子が 1 型糖尿病の発症に関係しているが，**ヒト白血球抗原遺伝子**（human leukocyte antigen；HLA 遺伝子）の関与が最も大きいと考えられている。そのほかにもインスリン遺伝子や CTLA4 遺伝子など数多くの遺伝子が，1 型糖尿病の発症に関係している。

❸ 発症機序

1 型糖尿病のうち**自己免疫機序**によるものは，種々の原因によって自己免疫的機序が引き起こされ，膵 β 細胞が破壊され 1 型糖尿病が発症する。たとえば，ある種類のウイルス感染により自己免疫機序が引き起こされ，膵 β 細胞が破壊されることによって 1 型糖尿病が発症することが示唆されている。

このような自己免疫機序によって β 細胞の障害が起こっている際には，血中に膵 β 細胞に関連する**自己抗体**が出現する。なかでも GAD 抗体や，膵ランゲルハンス島抗体（ICA），インスリノーマ関連たんぱく 2（IA-2）抗体，インスリン自己抗体（IAA）が代表的な抗体である。自己抗体が陽性であれば 1 型糖尿病と診断されるが，現在は，比較的長期にわたって陽性を示す GAD 抗体が，簡便で診断的価値が高いため，診断に頻用されている。そのほかに，自己免疫機序が明らかではないものの同じような病態を示すものがあり，特発性と分類されている。

❹ 発症年齢

1 型糖尿病は 10 〜 12 歳をピークとして発症するが，成人発症例もまれではない。特に日本人では欧米人と異なり，成人発症例も多いことが示されている。

2. 2 型糖尿病

❶ 臨床所見

▶ **発症に関連する要因**　2 型糖尿病は，インスリン分泌障害やインスリンの作用不足（インスリン抵抗性）をきたす**遺伝的背景**に，肥満，運動不足などの**生活習慣の悪化**が加わって

発症する型の糖尿病であり，日本人の糖尿病患者の大部分を占める。①インスリン分泌障害が主な原因である場合と，②インスリンの効きが悪い（インスリン抵抗性が亢進した）ことが主な原因である場合とがある。②では，インスリンの分泌が増えてインスリンの効きが悪い状態を補っている間は糖尿病を発症せず，耐糖能正常か，境界型にとどまることがある。しかし，徐々にインスリン分泌の障害が進行すると糖尿病を発症する。肥満を示すことが多いが，肥満のないものもある。ただし，現在は肥満していなくても，過去に肥満歴のある例が多い。また，肥満がある者では，糖尿病の発症率が高い傾向にあることも明らかになっている。

▶ **血糖コントロール**　発症初期は食事療法，運動療法のみで良好な血糖コントロールが可能な例が多いが，進行するにつれて経口血糖降下薬による薬物療法が必要となり，さらに進行するとインスリン治療が必要となる場合がある。良好な血糖を維持するためにインスリン治療を必要とする 2 型糖尿病は増加傾向にある。また，1 型糖尿病と異なり，2 型糖尿病では症状の発現が明らかでないことも多く，初診時にすでに糖尿病発症から何年も経過していることも少なくない。なかには，網膜症，腎症，神経障害などの糖尿病性慢性合併症を発症している例もある。

❷遺伝因子

2 型糖尿病の発症には遺伝因子が関与していることが明らかにされており，数多くの遺伝子がその発症に関係している。大部分の 2 型糖尿病は，単一遺伝子異常が主な発症原因というわけではない。複数の遺伝子内にあるわずかに糖尿病リスクを高める遺伝子多型が合わさり，生活習慣や肥満による環境要因と相まって発症に関連する，**多因子遺伝**を示すことが多いと考えられている。現在，インスリン分泌やインスリン抵抗性に関係する数十の遺伝子の多型が 2 型糖尿病発症リスクを高めることが確認されている。

そのほか，これまでに，いくつかの単一遺伝子異常による糖尿病が確認されており，このように糖尿病発症の原因となった遺伝子異常が明らかになった場合，その時点で，「その他の特定の機序，疾患による糖尿病」として分類されることとなっている。

❸発症機序

▶ **糖尿病発症者の激増傾向の背景**　2 型糖尿病は，遺伝的素因を有する者に生活習慣などの環境因子が加わって発症すると考えられている。日本人は，もともと欧米白人に比べてインスリン分泌能は低く，インスリン分泌障害を示すものが多い傾向にあった。そのような遺伝的素因に加えて，生活習慣の悪化が急激に進んだことがインスリン抵抗性の亢進につながり，わが国における糖尿病発症者の激増傾向をもたらしたと考えられる。

▶ **糖尿病の発症率増加と生活習慣の悪化**　生活習慣として重要なものは，運動不足，脂質や砂糖（しょ糖），果糖の過剰摂取，エネルギーの過剰摂取などであり，これらの生活習慣の悪化によって肥満傾向となり，インスリン感受性の低下（インスリン抵抗性の亢進）が起こったことが，わが国における糖尿病の発症率の上昇に関係していると考えられる。

実際，遺伝的背景がほぼ同じと考えられる米国の日系移民の 2 世，3 世の調査による

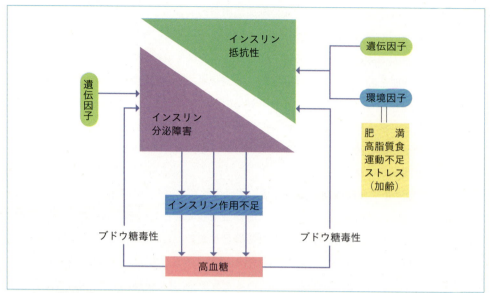

図 4-1 2型糖尿病の成因と病態

と，過食や動物性脂質の摂取や砂糖，果糖の摂取増加によって，肥満傾向が著明になり，2型糖尿病発症が多くなることが示されている．また，アジア地域における2型糖尿病の激増傾向も，食事の欧米化や生活の都市化による生活習慣の悪化が主な原因であると考えられている．

後述するように，糖尿病では慢性の合併症の発症予防が重要であるが，**糖尿病性大血管障害**の発症には，動物性脂質の摂取や，単純糖質（しょ糖，果糖）の摂取過剰や運動不足，肥満などが危険因子として重要であることが示されており，2型糖尿病の発症予防の観点からだけでなく，糖尿病性大血管障害の発症予防にもこのような生活習慣の改善が不可欠と考えられるようになっている（図 4-1）．

3. その他の特定の機序，疾患による糖尿病

このカテゴリーには，①遺伝因子として遺伝子異常が同定されたもの，②他の疾患，条件に伴うものがある．

1 遺伝因子として遺伝子異常が同定されたもの

❶ 膵β細胞機能にかかわる遺伝子異常による糖尿病

インスリン分泌の障害をきたす遺伝子の異常である．頻度の高いものと，まれな遺伝子異常によるものがある．

▶ **ミトコンドリア遺伝子の異常**　ミトコンドリア遺伝子は，インスリン分泌に重要な役割を担っていることが明らかになっているが，この遺伝子の異常による糖尿病は，ミトコンドリアの遺伝子変異によりミトコンドリアの機能が低下し，インスリン分泌能が低下し

て糖尿病を発症する。この場合，難聴を合併する例が多いことが明らかになっており，母親のみから糖尿病や難聴が遺伝する母系遺伝の形式をとることから，家族歴の詳細な聴取が遺伝子異常の存在を疑うきっかけになることが多い。

▶**若年発症成人型糖尿病** 常染色体性優性遺伝を示す**若年発症成人型糖尿病**（maturity onset diabetes of the young；MODY）といわれる2型糖尿病に類似した糖尿病において，単一遺伝子異常である**グルコキナーゼ遺伝子**（MODY2遺伝子）**異常**やHNF遺伝子といわれる肝臓や膵臓の機能を調節する遺伝子の異常が関与していることが示されている。

▶**その他** 膵β細胞機能にかかわる遺伝子異常として頻度は極めて低いが，異常インスリンが増加する異常インスリン血症や，インスリンの前駆体であるプロインスリンからインスリンへの変換が遺伝的に障害されて起こる異常プロインスリン血症などが報告されている。

❷**インスリン作用の伝達機構にかかわる遺伝子異常による糖尿病**

インスリンの分泌は正常であるが，インスリンの作用が障害される遺伝子異常を伴っているものである。代表的なものは，**インスリン受容体異常症**（インスリン受容体異常症B型を除く）で，インスリン受容体遺伝子の異常により，インスリンとインスリン受容体との結合が阻害されるために極度のインスリン抵抗性が生じるタイプAと，インスリンとインスリン受容体の結合は正常だが，インスリン受容体のリン酸化などのシグナルの伝わり方に障害があるタイプA亜型（または，タイプC）の2つが明らかにされている。

初期には高インスリン血症を伴い，腋窩や，後頸部の皮膚に黒色表皮腫がみられる。また，インスリン抵抗性がさらに著しい病態に，ドナヒュー症候群（妖精症）やラブソン・メンデンホール（Rabson-Mendenhall）症候群などの特殊な遺伝型を示すものがあり，いずれもインスリン受容体遺伝子の異常が同定されている。これらの疾患は重症のインスリンの感受性の低下を示す。

2 他の疾患，条件に伴うもの

❶**膵外分泌疾患による糖尿病**

アルコール過剰摂取などにより慢性膵炎が進行した症例，膵がんなどの治療のための膵摘出術後や，ヘモクロマトーシス*などによってもたらされるいわゆる青銅糖尿病（bronze diabetes）などがある。

❷**内分泌疾患による糖尿病**

▶**先端巨大症** 成長ホルモンの過剰分泌による先端巨大症では，血糖上昇作用のある成長ホルモンの増加により，インスリン抵抗性が強いタイプの糖尿病を発症する。

▶**クッシング症候群，クッシング病** 副腎皮質ホルモン（コルチゾール）の過剰分泌を伴うクッシング症候群や，副腎皮質刺激ホルモン（ACTH）の過剰によるクッシング病のいずれにおいても，コルチゾールの血糖上昇作用の亢進によりインスリン抵抗性が生じ糖

＊ヘモクロマトーシス：肝臓や心臓，膵臓などの臓器に鉄が過剰に蓄積し，臓器障害をきたす病態。

尿病となる。

▶ **褐色細胞腫** 副腎髄質ホルモンであるカテコールアミンが過剰分泌される褐色細胞腫においても，インスリン抵抗性が亢進し糖尿病が発症する。さらに，過剰なカテコールアミンは膵β細胞からのインスリン分泌を抑制する。褐色細胞腫では進行例でない場合，手術によって腫瘍を摘出すれば耐糖能が改善し良好となる例も多い。

▶ **原発性アルドステロン症** 血圧を上昇させるホルモンであるアルドステロンの過剰分泌による原発性アルドステロン症では，血清カリウム値の低下に伴うインスリン分泌障害が起こり，耐糖能異常や糖尿病を発症する。この場合は，発症後早期に手術により腫瘍を摘出すると，インスリン分泌が改善し，耐糖能が正常となることが多い。

❸ 肝疾患による糖尿病

肝臓はインスリンの作用を受ける臓器のうちで最も重要な臓器の一つであり，膵臓から分泌されたインスリンは，門脈を経由してまず肝臓で働く。肝硬変をはじめとした肝疾患では，インスリン抵抗性の亢進（インスリン感受性の低下）が起こり，肝臓からの糖の放出の歯止めが効かず，高血糖をきたす。したがって肝硬変などの疾患では，食後の高血糖や糖尿病をきたしやすい。このような場合は，食後の高血糖の是正のために，超速効型インスリンの毎食前投与などのインスリン治療が必要となることが多い。

❹ 薬剤や化学物質による糖尿病

血糖上昇作用のある副腎皮質ステロイドの投与は，インスリン感受性の低下を招く。また，免疫抑制薬のシクロスポリンやタクロリムスなどはインスリン分泌障害をきたすため，耐糖能は悪化する。一方，統合失調症などに使用する向精神薬であるオランザピンやクエチアピンは，耐糖能を悪化させて重篤な高血糖を引き起こすことがあるとされ，糖尿病患者には使用できなくなった。また，新しい抗がん剤である免疫チェックポイント阻害薬（抗PD-1抗体薬や抗PD-L1抗体薬）の使用後，まれに劇症1型糖尿病を含めた重い糖尿病を生じることがある。

❺ 感染症による糖尿病

細菌による肺炎，尿路感染，胆嚢炎，足壊疽などの重篤な感染症を契機に糖尿病が引き起こされることが報告されている。肺結核などの好酸菌感染症によっても生じ得る。病原体そのものが原因ではなく，感染症に伴って白血球などから分泌される炎症性サイトカインなどがインスリン抵抗性を高めることが機序とされる。抗菌薬治療により感染症の改善に伴って，糖尿病も改善されることが多い。

❻ 免疫機序によるまれな病態である糖尿病

インスリン受容体に対して自己抗体が出現するインスリン受容体異常症タイプBでは，インスリン受容体に対する抗体が産生されるために，インスリンとインスリン受容体の結合が阻害され，著しい高血糖を伴う糖尿病が発症する場合がある。治療としては，副腎皮質ホルモンなどの免疫抑制療法や，インスリン様成長因子-1などが奏効することがある。

❼ その他の遺伝的症候群で糖尿病を伴うもの

ダウン（Down）症候群，クラインフェルター（Kleinfelter）症候群，ターナー（Turner）症候群などの特殊な遺伝疾患で糖尿病を発症することは多い。遺伝的素因が直接インスリン抵抗性の亢進に働く場合だけでなく，プラダー・ウィリー（Prader-Willi）症候群のように高度の肥満をきたすことによって糖尿病を発症すると考えられている症候群もある。

4. 妊娠糖尿病

妊娠中に徐々に胎盤が発達するなかで，胎盤由来のインスリンの効果を減弱するホルモンなどの働きにより妊婦の血糖値は上昇しやすくなる。妊娠糖尿病（gestational diabetes mellitus；GDM，表4-2）は「妊娠中に初めて発見または発症した糖尿病に至っていない糖代謝異常」であり，出産後には耐糖能が正常化することが多い。一方，妊娠を契機に明らかな糖尿病を発症したと考えられる例は，出産後にも糖尿病状態が持続するか，耐糖能の改善があっても境界型にとどまる例もある。このため妊娠を契機に発症した明らかな糖尿病を「妊娠中の明らかな糖尿病（overt diabetes in pregnancy）」と定義し，妊娠糖尿病と区別することとした（表4-2）。

器官形成期に血糖コントロールが不十分だと胎児の先天異常や流産の頻度が高まる。さらに妊娠中の高血糖は胎児の過剰発育をもたらし，妊娠期間をとおして良好な血糖コントロールを保つことが，児の周産期死亡や巨大児の出産を防止するうえで不可欠である。

妊娠中の糖代謝異常の治療は，通常の糖尿病と同様に食事療法を行うが，肥満のない症例では時期によってエネルギーの増量が必要となる。また，血糖コントロールは厳格に行

表4-2 妊娠糖尿病の診断基準

> **1）妊娠糖尿病 gestational diabetes mellitus（GDM）**
> 75gOGTT において次の基準の1点以上を満たした場合に診断する。
> ①空腹時血糖値≧ 92mg/dL（5.1mmol/L）
> ②1時間値≧ 180mg/dL（10.0mmol/L）
> ③2時間値≧ 153mg/dL（8.5mmol/L）
>
> **2）妊娠中の明らかな糖尿病　overt diabetes in pregnancy**[注1]
> 以下のいずれかを満たした場合に診断する。
> ①空腹時血糖値≧ 126mg/dL
> ②HbA1c 値≧ 6.5％
> ＊随時血糖値≧ 200mg/dL あるいは 75gOGTT で2時間値≧ 200mg/dL の場合は，妊娠中の明らかな糖尿病の存在を念頭に置き，①または②の基準を満たすかどうか確認する[注2]。
>
> **3）糖尿病合併妊娠　pregestational diabetes mellitus**
> ①妊娠前にすでに診断されている糖尿病
> ②確実な糖尿病網膜症があるもの

注1）妊娠中の明らかな糖尿病には，妊娠前に見逃されていた糖尿病と，妊娠中の糖代謝の変化の影響を受けた糖代謝異常，および妊娠中に発症した1型糖尿病が含まれる。いずれも分娩後は診断の再確認が必要である。
注2）妊娠中，とくに妊娠後期は妊娠による生理的なインスリン抵抗性の増大を反映して糖負荷後血糖値は非妊時よりも高値を示す。そのため，随時血糖値や 75gOGTT 負荷後血糖値は非妊時の糖尿病診断基準をそのまま当てはめることはできない。これらは妊娠中の基準であり，出産後は改めて非妊娠時の「糖尿病の診断基準」に基づき再評価することが必要である。
出典／日本糖尿病・妊娠学会と日本糖尿病学会との合同委員会：妊娠中の糖代謝異常と診断基準の統一化について．糖尿病 58（10）：802, 2015 より引用／日本糖尿病学会編・著：糖尿病治療ガイド 2018-2019, 文光堂, 2018, p100.

う必要があるため，血糖上昇傾向が認められれば経口血糖降下薬は投与せず，インスリン治療を行う．

5. 境界型耐糖能障害

75g 経口ブドウ糖負荷試験（75gOGTT）において正常型と糖尿病型の中間に位置する場合，すなわち空腹時血糖値が 110mg/dL 以上 126mg/dL 未満，かつ負荷後 2 時間の血糖値が 140mg/dL 以上 200mg/dL 未満のものを境界型とよんでいる（第 3 章-I-1「75g 経口ブドウ糖負荷試験」参照）．

境界型例は糖尿病を発症するリスクが高いだけでなく，境界型の段階からすでに大血管障害（冠動脈疾患，脳血管障害，閉塞性動脈硬化症）の発症リスクが高まっていることが明らかになっている．また，境界型例は過剰な栄養摂取や運動不足から内臓脂肪蓄積をきたして，肥満や高トリグリセリド血症（低 HDL コレステロール血症），高血圧などを合併するメタボリックシンドローム（内臓脂肪症候群）を伴うことも多く，大血管障害のリスクがさらに高まっていることが明らかになっている．

C 糖尿病の病期

糖尿病は成因からの分類だけでなく，インスリンの必要度や高血糖のレベルによっても病期分類がなされる．たとえば，1 型糖尿病においてもインスリン治療が不要な時期もあり，また，最終的にはインスリン治療が生命の維持に不可欠となることが多いが，発症後，一時的にインスリン治療が必要でなくなることもある．膵臓からのインスリン分泌が著しく減少して，生命の維持のためにインスリン治療が不可欠な状態を**インスリン依存状態**という．したがって 1 型糖尿病の多くはインスリン依存状態にある．

2 型糖尿病においては，膵臓からのインスリン分泌はある程度保たれている．このため血糖値が正常または正常に近く，経口血糖降下薬（経口薬）やインスリンの投与が不要な例もあれば，インスリンが一時的に必要でも，状態が改善することによって経口薬でよいコントロールが得られたり，経口薬も不要となることもあり得る（図 4-2）．しかし，感染症や強い身体的ストレスをきっかけにインスリン依存状態になり，糖尿病ケトアシドーシスを発症することがある．

その他の特定の原因，もしくは遺伝因子による糖尿病も，正常血糖から生存のためにインスリンが必要なレベルにまで病期が進行し得る．

D 急性合併症

糖尿病にみられる急性合併症を慢性合併症とともに表 4-3 にまとめた．

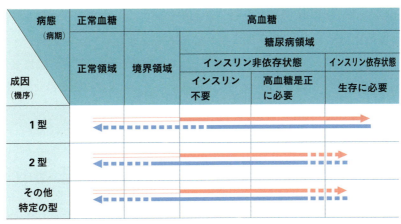

図4-2 糖尿病における成因(発症機序)と病態(病期)の概念

表4-3 糖尿病の急性および慢性合併症

急性合併症		・糖尿病ケトアシドーシス ・高浸透圧高血糖状態 ・感染症
慢性合併症	細小血管障害	・糖尿病網膜症 ・糖尿病腎症 ・糖尿病神経障害
	大血管障害	・動脈硬化性疾患:冠動脈疾患,脳血管障害,下肢末梢動脈疾患
	その他	・糖尿病足病変:足や足趾の変形・胼胝,足潰瘍,足壊疽 ・骨病変:骨折リスク ・手の病変:腱鞘炎,手根管症候群,デュピュイトラン(Dupuytren)拘縮 ・歯周病 ・認知症

1. 糖尿病ケトアシドーシス

❶病態生理

糖尿病ケトアシドーシス(diabetic ketoacidosis;DKA)およびそれによる昏睡は,インスリンの絶対的欠乏を基礎とした著しいインスリン作用不足によって引き起こされる重篤な代謝障害で,①高血糖,②ケトーシス,③酸性血症(acidemia)の3つが存在する状態である。通常,血糖値は300mg/dL以上,血清総ケトン体の上昇および尿中ケトン体が陽性となる。また,酸性血症を示す動脈血pHは7.3未満というのが,診断上,一般的に

受け入れられている基準である。

進行すると著明な高血糖，ケトーシス，代謝性アシドーシス，脱水，電解質異常などを示し，さらに進行すると軽度から高度の意識障害をきたす。**ケトアシドーシス昏睡**（ketoacidotic coma）は，ケトアシドーシスが進行した状態であり，直ちに治療を要する状態である。1型糖尿病では，発症の直後に急激なインスリン分泌障害をきたし，昏睡状態となることもある。

❷ 原因

海外のデータでは，糖尿病ケトアシドーシスの約20％が新規発症の糖尿病症例との報告がある。したがって，患者は，過去に糖尿病の存在が確認されていない場合も多く，ケトアシドーシスの診断とインスリン治療が遅れてしまう場合があり得る。また，1型糖尿病では，短期的なインスリン注射の中断によっても昏睡となる可能性があるが，2型糖尿病の場合，通常は，高血糖が長時間持続した後か，高血糖に伴うケトーシスによって食欲低下が起こり，患者がインスリン注射を中止した場合などに起こりやすい。

そのほか，感染症（全身性，局所性），外傷，インスリン注入器の不調・故障，保存状態が悪いためのインスリン製剤の劣化，および不適切な量のインスリン投与などが原因となり得る。

❸ 発症機序

インスリン分泌の絶対的欠乏やインスリン作用の相対的な低下により，末梢組織でのブドウ糖（グルコース）の利用低下と肝臓におけるブドウ糖取り込みの低下，ブドウ糖産生の亢進が引き起こされ高血糖が発症する。また，脂肪組織では脂肪分解が亢進し脂肪酸とグリセロールが生成される。脂肪酸の肝臓への流入が増加しケトン体の産生が増加する。発症に際しての重要なファクターは，①インスリン不足，②血糖上昇作用のあるホルモン（counter-regulatory hormone）の上昇，③脱水である。

❹ 症状

高血糖による浸透圧利尿により脱水となり，口渇，多飲，多尿が起こる。また，全身倦怠感や悪心・嘔吐が出現し，脱水や電解質異常が増悪し，急性腎不全やショックとなることがある。さらに，消化器症状から，消化器疾患と間違えられることがある。高血糖により易感染状態となり，発熱や血栓形成，塞栓症，播種性血管内凝固症候群（disseminated intravascular coagulation syndrome；DIC）などを起こすこともある。通常，血糖値は500mg/dL以上となり，尿ケトン体は陽性となる。ただし，β-ヒドロキシ酪酸のみが上昇している場合は，尿ケトン体は陰性となることもあるので注意が必要である。血漿浸透圧は中等度に上昇する。血清ナトリウムはあまり上昇せず，塩素が低下し，アニオンギャップ*は大きくなる。

以下に主な症状を示す。

＊**アニオンギャップ**：本来は血液中の陽イオンと陰イオンの差の意味で，血液中の$Na^+ - (Cl^- + HCO_3^-)$から計算される。正常値は12～16mEq/Lで，血液中にケトン体などの不揮発性酸が蓄積すると増加する。

- 脱水は大部分の場合，身体所見から推察されるよりも，より高度に進行していることが多い。重篤な脱水によりさらに高血糖が進行する。
- 皮膚は乾燥し（ツルゴールの低下），舌も乾燥する。
- 眼圧は低下する。
- ケトアシドーシスにより呼気に果実様のにおい（アセトン臭）があり，クスマウル（Kussmaul）呼吸とよばれる深い呼吸が観察される。
- 昏迷状態や軽度の意識障害が出現し，進行すると昏睡となる。
- 腹痛，嘔吐などの消化器症状が出現する。

❺ 成因・誘因

ケトアシドーシス昏睡の成因および誘因には以下のものがある。

- 1型糖尿病の急激な発症時には，それまで糖尿病に罹患していないため，糖尿病による意識障害であることがわかりにくい。特に日本人では1型糖尿病の頻度が低いため，過去においては1型糖尿病の発症を疑うことが少なく，急性のケトアシドーシスによる死亡率が非常に高かった。しかし，近年，1型糖尿病に対する理解が進んだことから，早期の適切な診断とインスリン治療の早期開始により，死亡率は著しく改善している。1型糖尿病の新規発症時以外では，感染症の存在やインスリン注射の中断が重要な原因となっている。
- 1型および2型いずれの糖尿病でも，中等度以上の外傷時や脳血管障害，心筋梗塞発症時や手術などの身体に対する高度のストレス時，また，感染症の際にはインスリンの必要量が増加する可能性がある。このような場合にインスリンの十分な投与がないと，ケトーシス，ケトアシドーシスと進行し，昏睡となることがある。

❻ 治療

昏睡時は，入院のうえ，直ちに治療を開始する必要がある。

▶ **気道・血管の確保とショックの治療**　ショック状態にあるときは，まず，気道および血管の確保とショックの治療を優先する。尿量のモニタリングは重要であり，尿量の測定，尿ケトン体，尿糖などのチェックを目的として膀胱カテーテルを留置し，時間尿の測定をすることが望ましい。

▶ **インスリン投与**　昏睡時にはインスリン作用が極端に不足しており，インスリン投与が不可欠である。確実な効果発現が期待されインスリン量の調整も容易なことから，速効型インスリン製剤（R）の静脈内投与が望ましいが，筋肉内投与を行うこともある。インスリン製剤の皮下投与は行わない。それは，急性期の循環不全状態ではインスリンの吸収が阻害されており，効果発現が十分でない可能性があること，血糖低下後の急速な循環状態の改善により，皮下に残ったインスリンが大量に，また急激に吸収され重篤な低血糖を引き起こすことがあるためである。速効型インスリン製剤を0.1単位/kg静脈内投与後，毎時0.1単位/kgの速度で点滴静注する。

▶ **脱水，電解質異常の補正**　昏睡時には高度の脱水がみられ，輸液をインスリン製剤投与

と並行する必要がある。インスリン製剤投与開始と同時に、最初の1時間に生理食塩水1L、次の2～3時間に2Lの点滴静注を行う。

血糖値の推移を1～2時間ごとに定期的にチェックしながらインスリン製剤注入速度の調整を行う。高血糖時にはブドウ糖の入った輸液はしない。また、1～2時間ごとに電解質、動脈血ガスをモニタリングする。

▶ **カリウムの補充**　昏睡時には、インスリン不足のため高カリウム血症がみられる。インスリンの補充により、細胞内へのカリウムの移動が起こり、血中カリウム濃度は低下する。したがって、血中カリウム値をモニタリングしながらカリウムを補充する必要がある。血糖値が250mg/dL以下になったらインスリン製剤の注入速度を遅くし、5％のブドウ糖補液を開始する。血糖値は150～200mg/dLに維持する。

▶ **感染症対策**　感染症が昏睡の誘因となっている場合がしばしば認められる。感染が確認された場合、または強く疑われる場合は、腎機能に注意しながら抗生物質の投与を行う。

2. 高浸透圧高血糖状態

❶ 特徴

高浸透圧高血糖状態（hyperosmolar hyperglycemic state；HHS）は、①著しいケトーシスやアシドーシスがなく、②著しい高血糖と高浸透圧、高度の脱水を特徴とする糖尿病急性合併症である。意識障害を合併した場合には、**非ケトン性高浸透圧性昏睡**とよばれることもある。50歳以上に多く、基礎疾患では比較的軽い糖尿病、すなわち食事療法、経口血糖降下薬で治療中の2型糖尿病患者に多い。

❷ 病態・誘因

脳血管障害、脱水、手術、高カロリー輸液、腹膜透析、副腎皮質ステロイド薬や利尿薬などの薬剤の投与などが誘因となることが多い。

高血糖に伴う浸透圧利尿により、血液が高浸透圧となる。また、高浸透圧はさらに浸透圧利尿を促進させ、脱水が増悪するといった悪循環が形成される。発症後昏睡に至るまでの時間は比較的長い。高カロリー輸液が長期に続き、高血糖に気づかないまま、昏睡にまで進行してしまうことがある。

❸ 症状・診断

以下の症状に基づいて診断する。

- 高浸透圧のため意識障害をきたし、高度な脱水による皮膚の乾燥、ツルゴールの低下などが起こる。進行するとショック状態となる。
- 感染症やDIC、横紋筋融解症を併発することがある。
- 血糖値は、糖尿病ケトアシドーシスの場合よりも高く、600mg/dL以上、多くの場合は800mg/dL以上となり、ときには1000mg/dL以上に達する著明な高血糖となる場合もある。尿中ケトン体は陰性か＋程度である。
- 動脈血pHは正常かやや低下、HCO_3^-（重炭酸塩）は正常～やや低下、血漿浸透圧は

350mOsm/L以上と著明に上昇している。血中ナトリウムは上昇することが多い。
- 痙攣，片麻痺などの神経症状や中枢神経症状を伴うことがあり，この際にはてんかん発作，失語，項部硬直，病的反射の出現，半身麻痺などがみられる。しかし，これらは脳血管障害を疑わせる症状でもあるので，しばしば高血糖の診断が遅れる場合がある。

❹ 治療
基本的にはケトアシドーシス昏睡と同様にインスリンの投与と輸液が中心であるが，脱水の程度がより強いため十分な補液が重要になる。

❺ 予後
脳梗塞，肺梗塞や心筋梗塞を合併すると一般に予後不良であることが多い。

3. 感染症

❶ 特徴
糖尿病患者は細菌やウイルスに対する免疫力が低下し，感染症に罹患しやすい。高齢者，血糖コントロール不良例，重篤な慢性合併症合併例では，感染症のリスクがより高いと考えられている。

❷ 病態
膀胱炎や腎盂腎炎などの尿路感染症，肺炎などの呼吸器感染症，胆嚢炎などの消化器系感染症，蜂窩織炎などの軟部組織感染症が多い。肺結核は糖尿病患者では現在でもまれではない。

❸ 症状・診断
それぞれの感染症に特徴的な症状，各種培養検査やウイルス抗体検査，適切な画像検査，白血球数増加やCRP（C反応性たんぱく）などの炎症反応上昇などを組み合わせて総合的に診断する。ただし，高齢者や極めて重篤な感染症の場合には，発熱がみられないことや炎症反応の上昇が軽度であることがあり，注意を要する。

重症な感染症では，一時的にインスリン抵抗性が増えることでケトーシスやケトアシドーシスを発症しやすくなる。疑わしい場合には尿ケトン体や血液pHを測定する。

❹ 治療
感染症の種類や，患者の状態を考慮して適切な治療を行う。細菌感染症の場合には，感染した組織，菌種，薬剤感受性を鑑みて，抗菌薬と治療期間を決定する。感染症の合併時には血糖コントロールも悪化することが多いため，インスリンなどを使用して適切な血糖コントロールも感染症治療と並行して行う。

E 慢性合併症

糖尿病の急性合併症は，インスリン治療を中心とした適正な治療が一般化することにより，以前に比べ激減した。代わって大きく注目されてきているのが，慢性合併症である。

慢性合併症には大別して，糖尿病性細小血管障害と糖尿病性大血管障害とがある（表4-3参照）。

糖尿病性細小血管障害（diabetic microangiopathies）には，**糖尿病網膜症**，**糖尿病腎症**，**糖尿病神経障害**の3つがある。いずれも糖尿病に特異的な合併症であるが，糖尿病性のものか，ほかの原因によるものかの鑑別がつきにくい場合もあるので注意が必要である。

1. 糖尿病網膜症

❶疫学

糖尿病網膜症は，水晶体（レンズ）を通過した光が像を結ぶ，カメラのフィルムに相当する部分の血管性の変化により視力障害を引き起こす疾患である。糖尿病網膜症は，わが国では，緑内障，網膜色素変性症に次ぐ失明原因疾患である。わが国だけで年間およそ3000人が糖尿病網膜症で失明している。

数々の疫学調査により血糖値が上昇し，HbA1cが7％を超えると，人種を問わず，糖尿病網膜症が進行することが明らかになっている。また，DCCT（Diabetes Control and Complications Trial），Kumamoto Study，UKPDS（United Kingdom Prospective Diabetes Study），J-DOIT3などの大規模臨床試験によって，血糖値を厳格に管理することによって糖尿病網膜症の発症が予防されることが明らかになってきている。いずれの試験でも血糖値の厳格なコントロールによって網膜症以外の糖尿病性細小血管障害の発症も抑制された。

網膜症は糖尿病発症から数年後，通常は10年近く経過した後に顕在化することが明らかになっている。しかしながら，網膜症が確認されるのは，眼底検査や蛍光眼底撮影などによっており，ある程度進行した後に発見されると考えられるので，眼科的な検査で網膜症がなくても，早い時期から血糖コントロールを厳格に行うことが重要である。

❷病態

高血糖により，網膜血管の内皮障害が起こり，細胞の脱落などが原因で血管壁が脆弱化し，血管の一部が膨隆し**毛細血管瘤**が生じる。この状態は，網膜の点状出血として観察される。また，網膜血管の透過性亢進によって血漿成分（たんぱく質，脂質）が血管外に漏出し，網膜に境界鮮明な輪状斑（**硬性白斑**）が出現する（図4-3）。

さらに進行してくると，血管内皮障害や血流低下，凝固亢進に伴う血管床閉塞により，網膜内毛細血管の不規則な拡張，蛇行などが起こる。**網膜内細小血管異常**（intraretinal microvascular abnormality：IRMA）とよばれる病変である。また，網膜終末動脈が閉塞することにより，境界不鮮明な白斑（**軟性白斑**または**綿花様白斑**）が出現したり，静脈の血行障害により数珠状に血管径の不同（**網膜静脈形態異常**）が生じたりする。

網膜血管の透過性亢進によって浮腫状の変化（**網膜浮腫**）を起こしてくると，視力障害が進行する。特に黄斑部浮腫は，視力の著しい低下を招く。血液凝固能の亢進や内皮障害により網膜の血管閉塞が起こり，網膜は一部虚血状態となる。その結果，**新生血管**といわれる脆弱な血管が新生する。この血管は容易に出血，血漿成分の漏出を引き起こし，視力低

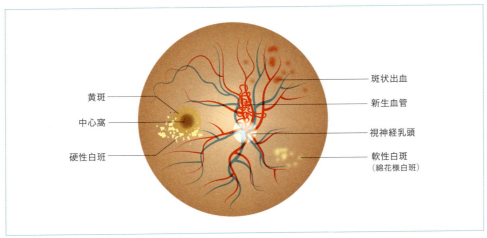

図4-3 糖尿病網膜症

下を引き起こす原因となるため，早急に網膜光凝固などの眼科的な処置が必要となる。

　このように適切な処置が行われていない新生血管が破れ，網膜の前面，または硝子体へ出血したのが硝子体出血である。さらに，硝子体出血を起こすと線維性増殖膜が形成され，その後，線維性成分が収縮して網膜が牽引され**牽引性網膜剝離**を引き起こす。この状態まで進行すると，硝子体手術が必要となる。また，虹彩や隅角部位に新生血管が出現することにより房水の流出が障害され，眼圧が上昇し，視力の予後を著しく障害する**血管新生緑内障**が引き起こされる。

❸病期分類

　国際的に①単純網膜症，②増殖前網膜症，③増殖網膜症と病期分類されることが多い。また，眼底の黄斑部にみられる病変を黄斑症とよぶ。

▶ **単純網膜症**（図4-4①）　毛細血管瘤などの初期病変は点状出血として観察される。そのほか，出血部位の深さにより，しみ状，斑状，線状の出血となる。また，硬性白斑などをきたしてくる場合もある。しかしながら，一般的には視力障害はごく軽度にとどまる。

▶ **増殖前網膜症**（図4-4②）　内皮障害などにより，終末もしくは細動脈の閉塞が起こることにより，網膜の虚血が起こり，軟性白斑が出現する。また，毛細血管の拡張，蛇行などをきたし，網膜内細小血管異常（IRMA）といわれる病変が出現する。これは血管閉塞領域に隣接する細動脈，細静脈のシャント毛細血管である。このような所見のある症例では，増殖網膜症へ進展する可能性が高い。この時期は網膜光凝固のよい適応となる時期である。

▶ **増殖網膜症**（図4-4③）　網膜の虚血が起こった部位では，非常に出血しやすい脆弱な新生血管が増生してくる。網膜光凝固などの処置が行われないと眼底出血，硝子体出血などを起こし，視力の著しい低下を招く。迅速な眼科的処置が必要となる。硝子体出血や牽引性網膜剝離を起こした場合は硝子体手術が必要となる。

▶ **黄斑症**（図4-4④）　黄斑部は視力を保つために非常に重要な部位であり，この部位に増

殖性病変が出現した場合，網膜光凝固を行えず，出血時には視力の著しい低下を招く可能性が高い。また，増殖性の変化がなく，浮腫や虚血のみであっても，視力が著しく低下する。最近，黄斑症に対して硝子体手術が行われる場合がある。

▶ **そのほかの眼病変**　糖尿病では，白内障の合併が多いことが指摘されている。1型糖尿

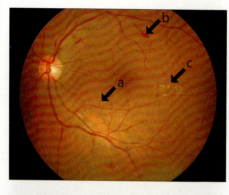

①単純網膜症
糖尿病網膜症の初期には毛細血管瘤（点状出血）（a），網膜内出血（斑状出血）（b）と脂質沈着（硬性白斑）（c）を認める。この段階で多くの患者は視力障害を自覚しない。

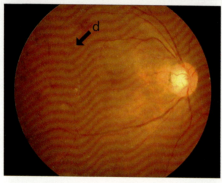
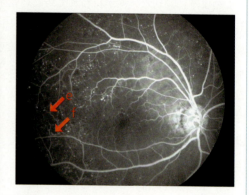

②増殖前網膜症
糖尿病網膜症が進行すると網膜内出血（斑状出血）（d）が増加し，網膜血管床閉塞（e）とそれに隣接する網膜内細小血管異常（IRMA）（f）が生じる。これらの障害は蛍光眼底造影によって検出する。

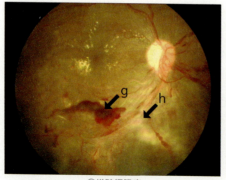

③増殖網膜症
硝子体出血，網膜前出血（g），増殖膜組織の肥厚（h）とそれによる牽引性の網膜剝離が生じる。

④黄斑症
黄斑部網膜の肥厚（浮腫）と脂質沈着（硬性白斑）（i）は著しい視力低下を引き起こす。

①〜④写真提供／森　樹郎（虎の門病院眼科部長）

図4-4　網膜症の病期分類

病症例などで，短期間に白内障が急激に進行する例がある。また，糖尿病神経障害により動眼神経麻痺や水晶体の調節異常をきたし，視力障害を引き起こすこともある。

❹ 発症・進展予防

▶ **血糖値の厳格なコントロール**　糖尿病網膜症の発症，進展予防には，血糖値の良好なコントロールが重要であることが数々の大規模臨床試験で証明されている。1型糖尿病患者を対象としたDCCTでは，1日2回のインスリン注射を行うよりも，1日3〜4回のインスリン注射を行う強化インスリン療法で治療を行い，平均のHbA1cを約9％から約7％へと約2％低下させることにより，網膜症の発症，進展リスクが約60％低下することが明らかにされている。

また，2型糖尿病患者を対象としたUKPDSにおいても，薬物療法でHbA1cを約7.9％から7％へと約0.9％低下させることで，網膜症の発症リスクが約20％低下している。これは，血糖値の厳格なコントロールによる大血管障害の発症抑制効果と比べても極めて有効であり，細小血管症に対する血糖コントロールの重要性を示すものである。

ただし，血糖コントロール状態の悪い患者の血糖値を急速に低下させると，一時的に網膜症の悪化が認められることがよくあるため，特に増殖前網膜症や増殖網膜症を有する患者では，網膜光凝固を行うまで十分時間をかけて血糖値を低下させる必要がある。DCCTでも，すでに網膜症を有している2次予防群においては，厳格な血糖コントロールによって短期的に網膜症の増悪が認められている。

▶ **網膜光凝固**　増殖前網膜症，増殖網膜症において，新生血管の増殖部位や血管閉塞領域にレーザーによる網膜光凝固を行うことにより，出血や新生血管増殖を抑制する。また，黄斑浮腫の予防処置として行うこともある。特に，蛍光眼底造影検査を行い広範な無血管領域が存在する場合は，局所の光凝固から，眼底全体にわたる汎網膜光凝固（panretinal photocoagulation）が必要となる。

▶ **硝子体手術**　硝子体出血で生じる硝子体混濁による視力低下に対して，硝子体の除去を行う手術である。硝子体出血後の増殖膜の線維化による牽引性網膜剝離を予防，改善する目的で行う。血管新生緑内障や黄斑症に対して行うこともある。網膜光凝固に比べると視力の予後はよくない。できる限り早い時期での光凝固などの処置が望まれる。

2. 糖尿病腎症

糖尿病患者の増加に伴い，糖尿病腎症（diabetic nephropathy）の患者も増加傾向にあり，1998（平成10）年には新たに透析導入される患者の原因疾患の第1位となった。2016（平成28）年の新規透析導入者は年間およそ3万9000人であり，その約43％に当たるおよそ1万6000人が糖尿病腎症によるものである。2016（平成28）年末の透析患者全体の約39％が糖尿病腎症を原疾患としている。

糖尿病腎症の患者では，同時に存在する可能性の高い，大血管障害による血管病変や糖尿病神経障害のために，予後がより不良である場合が多い。また，下肢の壊疽などを発症

した場合は生命予後，下肢保存予後ともに悪い傾向がある。なお，腎症は網膜症，神経障害と比べ遺伝的素因が発症により大きく関係すると考えられている。

❶ 病態

病態としては，高血糖による腎糸球体のメサンギウム領域の組織変化が腎機能障害を引き起こすと考えられるが，腎生検を行える症例は限られるため，実際は，糖尿病による腎障害と確定診断できない例もある。ほかに腎障害を起こすIgA腎症や慢性糸球体腎炎などの疾患の合併，既往のない症例や，糖尿病網膜症を合併した例でたんぱく尿が出現し，腎障害が進行する場合，また，たんぱく尿はあっても尿潜血が陰性の場合などは，糖尿病腎症による腎障害の可能性が高い。

糖尿病腎症では，尿たんぱくのまだ出ない時期に糸球体の濾過量の亢進が起こり，その後，微量アルブミン尿の排泄，顕性たんぱく尿の出現，血清 BUN 値，血清クレアチニン値の上昇と進行していく。

❷ 病期分類

糖尿病腎症は5つの病期に分けられ（表4-4），それぞれの時期によって食事療法が異なる（表4-5）。一般的には，血糖コントロールと血圧コントロールは全経過をとおして重要である。

▶ **第1期（腎症前期）** 尿たんぱくは正常で，クレアチニンクリアランスは正常またはやや

表4-4 糖尿病腎症の病期分類[注1]

病　期	尿アルブミン値（mg/gCr） あるいは 尿たんぱく値（g/gCr）	GFR（eGFR） （mL/分/1.73m²）
第1期（腎症前期）	正常アルブミン尿（30未満）	30以上[注2]
第2期（早期腎症期）	微量アルブミン尿（30～299）[注3]	30以上
第3期（顕性腎症期）	顕性アルブミン尿（300以上） あるいは 持続性たんぱく尿（0.5以上）	30以上[注4]
第4期（腎不全期）	問わない[注5]	30未満
第5期（透析療法期）	透析療法中	

注1）糖尿病腎症は必ずしも第1期から順次第5期まで進行するものではない。本分類は，厚労省研究班の成績に基づき予後（腎，心血管，総死亡）を勘案した分類である（URL：http://mhlw-grants.niph.go.jp/, Wada T, Haneda M, Furuichi K, Babazono T, Yokoyama H, Iseki K, Araki SI, Ninomiya T, Hara S, Suzuki Y, Iwano M, Kusano E, Moriya T, Satoh H, Nakamura H, Shimizu M, Toyama T, Hara A, Makino H；The Research Group of Diabetic Nephropathy, Ministry of Health, Labour, and Welfare of Japan: Clinical impact of albuminuria and glomerular filtration rate on renal and cardiovascular events, and all-cause mortality in Japanese patients with type 2 diabetes. Clin Exp Nephrol, 18：613-620, 2014.
注2）GFR 60mL/分/1.73m²未満の症例はCKDに該当し，糖尿病腎症以外の原因が存在し得るため，他の腎臓病との鑑別診断が必要である。
注3）微量アルブミン尿を認めた症例では，糖尿病腎症早期診断基準に従って鑑別診断を行った上で，早期腎症と診断する。
注4）顕性アルブミン尿の症例では，GFR 60mL/分/1.73m²未満からGFRの低下に伴い腎イベント（eGFRの半減，透析導入）が増加するため，注意が必要である。
注5）GFR 30mL/分/1.73m²未満の症例は，尿アルブミン値あるいは尿たんぱく値にかかわらず，腎不全期に分類される。しかし，特に正常アルブミン尿・微量アルブミン尿の場合は，糖尿病腎症以外の腎臓病との鑑別診断が必要である。
出典／日本糖尿病学会糖尿病性腎症合同委員会：糖尿病性腎症病期分類2014の策定（糖尿病性腎症病期分類改訂）について，糖尿病, 57（7）：529-534, 2014より一部改変．／日本糖尿病学会編・著：糖尿病治療ガイド2018-2019, 文光堂, 2018, p86.

表 4-5 糖尿病腎症の病期に応じた食事療法

病期	総エネルギー注1) （kcal/kg 標準体重/日）	たんぱく質	食塩相当量	カリウム	備考
第 1 期 （腎症前期）	25〜30	20％エネルギー以下	高血圧があれば 6g 未満/日	制限せず	・糖尿病食を基本とし，血糖コントロールに努める ・脂質管理
第 2 期 （早期腎症期）	25〜30	20％エネルギー以下	高血圧があれば 6g 未満/日	制限せず	・たんぱく質の過剰摂取は好ましくない ・糖尿病食を基本とし，血糖コントロールに努める ・脂質管理
第 3 期 （顕性腎症期）	25〜30	0.8〜1.0注2) g/kg 標準体重/日	6g 未満/日	制限せず （高カリウム血症があれば＜2.0g/日）	・たんぱく質制限食 ・脂質管理
第 4 期 （腎不全期）	25〜35	0.6〜0.8 g/kg 標準体重/日	6g 未満/日	＜1.5g/日	・たんぱく質制限食 ・脂質管理
第 5 期 （透析療法期）	HD*:30〜35注3) PD*:30〜35注3)	0.9〜1.2 g/kg 標準体重/日	6g 未満/日注4) PD 除水量(L)×7.5＋尿量(L)×5(g)/日	＜2.0g/日 原則制限せず	・脂質管理 ・水分制限（血液透析患者の場合，最大透析間隔日の体重増加を6％未満とする）

＊ HD：血液透析，PD：腹膜透析．
注1）軽い労作の場合を例示した．
注2）GFR＞45 では第 4 期の食事内容への変更も考慮する．
注3）血糖及び体重コントロールを目的として 25〜30kcal/kg 標準体重/日までの制限も考慮する．
注4）尿量，身体活動量，体格，栄養状態，透析間体重増加を考慮して適宜調整する．
出典／日本糖尿病学会糖尿病性腎症合同委員会：糖尿病性腎症病期分類 2014 の策定（糖尿病性腎症病期分類改訂）について，糖尿病，57(7)：529-534，2014／日本糖尿病学会編・著：糖尿病治療ガイド 2018-2019，文光堂，2018，p.88-89．

亢進している状態である。この時期は通常，血糖コントロールをよくすることにより顕性腎症の発症を予防することに専念する。薬物療法としては，高血圧を合併する例では降圧薬による厳格な血圧コントロールが重要である。特にアンジオテンシン変換酵素（ACE）阻害薬か，アンジオテンシンⅡ受容体拮抗薬や腎保護作用のあるカルシウム拮抗薬の投与は，腎保護の面から勧められる。

▶ **第 2 期（早期腎症期）** 微量アルブミン尿が観察される時期である。30〜299mg/g クレアチニン（1 日 30〜299mg に相当）のアルブミンの尿中排泄がある時期である。厳格な血糖コントロールや ACE 阻害薬，アンジオテンシンⅡ受容体拮抗薬などによる血圧コントロールによって，微量アルブミン尿の改善，消失の可能性がある。しかし，この時期を過ぎると腎障害は改善せず，もっぱら腎機能の悪化防止を目的とする対応が必要となる。

▶ **第 3 期（顕性腎症期）** 持続性のたんぱく尿が観察され，クレアチニンクリアランスが徐々に低下してくる。血糖コントロールと血圧の厳格なコントロールがより重要とな

る。特に平均血圧値と腎機能の低下率とはよく相関しており，血圧がよくコントロールされた状態が持続すると，腎機能低下が遅延する。2014（平成26）年に改訂された日本高血圧学会のガイドラインでは，血圧は130/80mmHg未満にすることが推奨されている。また，この時期にはたんぱく質制限食によって，腎障害の進行が遅延する。

▶ **第4期（腎不全期）** 末期腎症であり，降圧療法が有用であり，十分なエビデンスはないが低たんぱく食が有用である可能性がある。腎機能の低下とともに血清クレアチニンは上昇する。また，インスリンのクリアランスが低下し，血糖値は低下傾向を示し，インスリンや経口血糖降下薬の減量が必要になってくる。

▶ **第5期（透析療法期）** 血液透析，腹膜透析などを行う時期である。糖尿病では，網膜症や網膜浮腫の問題もあり，通常より早く透析導入を行うこともある。この時期では，合併しやすい糖尿病性大血管障害の管理が生命予後を占ううえで重要となってくる。また，動脈硬化が進行している例が多いため，シャントをつくるときやシャント形成後の閉塞，感染などのトラブルが多い傾向にある。

❸ **治療**

厳格な血糖と血圧のコントロールが全経過をとおして重要である。

▶ **血糖コントロール** 血糖はできる限り正常に近い状態（HbA1c7.0%未満）にすることが重要である。そのためには，経口血糖降下薬の多剤併用より早期のインスリンの導入を実施し，1型糖尿病や2型糖尿病の血糖コントロール不良患者では，強化インスリン療法の導入による厳格な血糖コントロールが必要となる。

▶ **血圧コントロール** 糖尿病腎症の発症・進展予防には，血圧の管理が非常に重要であることが数々の研究結果より示されている。一般的には，降圧薬の種類よりも確実な降圧がより有効である。日本高血圧学会と日本糖尿病学会のガイドラインによると，血圧は130/80mmHg未満が望ましいとされている。アンジオテンシン変換酵素（ACE）阻害薬や，アンジオテンシンⅡ受容体拮抗薬は糸球体内圧を低下させ，腎保護作用を有すると考えられ，1型および2型糖尿病患者を対象とした大規模臨床試験で効果が確認されており，糖尿病腎症を有する症例では投与が推奨されている。

▶ **食事制限** 腎障害が進行してくると，摂取エネルギーをむしろ確保する必要性が出てきたり，たんぱく質制限のうえ，糖質，脂質の摂取を増やすことなどが必要となる可能性があり，通常の糖尿病の食事療法とは異なる対応が必要となることが多いので注意すべきである。

　たんぱく質制限食は末期腎不全症例のみならず，顕性腎症期での糖尿病腎症の進展抑制に効果があることが示唆されている。腎症第3期（顕性腎症期）より，1日たんぱく質摂取量を0.8～1.0g/標準体重kg/日とし，腎症第4期（腎不全期）では0.6～0.8g/標準体重kg/日とすることが推奨されている。たんぱく質制限食とした場合は，十分なエネルギー量の確保が必要なため，糖質，脂質の摂取を増やす必要がある。糖尿病腎症の病期ごとの食事療法と生活習慣の修正について**表4-5，6**に示す。

表 4-6 生活習慣の修正項目

- 食塩制限 7g 未満 / 日（高血圧合併例や腎症第 3 期以降は 6g 未満 / 日）
- 適正体重の維持*
- アルコール制限：エタノールで男性は 20〜30g/ 日（日本酒約 1 合）以下，女性は 10〜 20g/ 日以下
- コレステロールや飽和脂肪酸の摂取を控える
- 運動療法（有酸素運動）**
- 禁煙

注：*標準体重（22 ×［身長（m）$]^2$）の＋ 20％を超えない。
　　**心血管病のない高血圧患者が対象。

たんぱく質制限をした場合，少ないたんぱく質量で必須アミノ酸を摂取する必要があるため，アミノ酸スコアの高い魚，肉，卵，牛乳などの動物性たんぱく質の摂取が推奨される。また，高血圧の予防や治療のため，早期から加工食品やコンビニエンスストアの弁当は避け，薄味とし，汁ものを減らし，1 日 7g 未満（高血圧合併例や腎症第 3 期以降は 6g 未満 / 日）とする食塩制限が推奨されるが，実行不可能な場合は少なくとも 1 日 10g 未満とする。高カリウム血症がある場合は，カリウム制限が必要となる。果物は制限，もしくは禁止とし，野菜は皮を除いて，ゆでこぼす。

▶ **そのほかの管理**　腎機能の低下とともに血清カリウム値が上昇する可能性があり，不整脈などの発生を予防する観点から，血清カリウム値は正常域にコントロールする必要がある。高カリウム血症のある患者では，バナナなどの果物や生野菜の摂取を制限し，改善がない場合は，陽イオン交換樹脂のポリスチレンスルホン酸カルシウム（カリメート®，アーガメートゼリー®），ポリスチレンスルホン酸ナトリウム（ケイキサレート®）などを投与する。

高リン血症や低カルシウム血症には乳酸カルシウムや炭酸カルシウムの投与，高尿酸血症には尿酸合成阻害薬などの投与を行う。また，活性炭の加工物質である球形吸着炭（クレメジン®）は，進行した腎機能障害のさらなる進行を抑制する効果が示唆されている。浮腫がある場合は利尿薬の投与，腎性貧血のある場合にはエリスロポエチンなどを投与する。

3. 糖尿病神経障害

糖尿病神経障害（diabetic neuropathy）は，糖尿病性細小血管障害のなかでも最も早期から発症する合併症であり，進行すると患者の QOL（quality of life）を著しく障害するばかりでなく，突然死の原因ともなる。糖尿病神経障害には，多発神経障害（diabetic polyneuropathy；DPN）と単神経障害（diabetic mononeuropathy）がある。進行した糖尿病神経障害は糖尿病性足壊疽の高リスクとなる。

❶ **多発神経障害**（広汎性左右対称性神経障害）

▶ **感覚・運動神経障害**　最も頻度の高いもので，四肢（特に下肢から始まることが多い）の遠位部から左右対称性に，また，遠位部から中心部へ向かってゆっくり進行する。四肢の

末梢の異常感覚（足の冷えやピリピリする感覚，足底に薄紙がはさまっているような感覚）から始まり，次第に痛覚や温度覚が低下する。検査では，両側のアキレス腱反射の低下や消失，両側内踝の振動覚低下が特徴である。モノフィラメントを用いた触覚検査も有用である。通常運動神経障害は目立たないが，足内在筋の萎縮などがみられることがある。

片側性に進行する場合は脊髄疾患などの整形外科的な疾患や，脳神経の疾患など，糖尿病神経障害以外による神経障害である可能性が高い。

血糖コントロールの改善が，神経障害の発症予防と進行抑制に有効である。症状の軽度な症例には，アルドース還元酵素阻害薬（エパルレスタット）が有効であることがある。またビリビリとした，または針で刺すような痛みを伴う神経障害にはプレガバリン（リリカ®）やデュロキセチン（サインバルタ®）などが症状緩和に有効である。

▶ **自律神経障害**　多様な自律神経症状が現れる。基本的には対症療法を行う。

- **胃腸障害**：**糖尿病性胃腸症**（diabetic gastroenteropathy）といわれる胃腸の蠕動運動障害により，胃から腸への食物の排出時間の遅延（**胃無力症**）が起こったり，腸の蠕動運動異常などにより，便秘や下痢を引き起こすことが多い。これらの胃腸症は食物の消化吸収に影響を与えるため，低血糖や高血糖の原因となることが多く注意が必要である。特にインスリン投与量が多い患者では，下痢により遷延性の低血糖を引き起こす可能性もある。

- **排尿障害**：自律神経障害により無自覚性の膀胱壁の過進展が起こり，残尿の増加，排尿障害などが起こり，**無力性膀胱**（atonic bladder）となる。定期的な時間排尿や恥骨上縁部の用手圧迫による排尿促進などが有効である。

- **起立性低血圧**：血圧調節能の障害が起こり，臥位から座位へ，または座位から立位へなど，急激な体位変換を行ったときにふらついたり，立ちくらみで転倒するなどの起立性低血圧の症状が起こってくる。対策としては急激な体位変換を避けることが重要で，そのほか，弾性ストッキングなどで血液の還流を促すなどが有効なこともある。

- **発汗異常**：様々なパターンの全身性発汗異常が起こってくる。特に下半身の発汗減少が著明な例が多い。下肢の発汗減少は，皮膚の乾燥，ひび割れを招き，局所の感染を引き起こしやすくなることから，足の壊疽などの形成を助長することになる。足の保湿のため保湿クリームの塗布が有用である。

- **無自覚低血糖**：低血糖時には交感神経系の興奮が起こり，カテコールアミンの分泌が促進され血糖値を上昇させようとする。しかしながら，自律神経障害が進行すると，この反応性の交感神経系の興奮が起こらないため，動悸，手足の震えなどの低血糖症状が起こらなくなる。このような状態で血糖値の低下が進行すると，**無自覚低血糖**による意識低下が起こってくる。症状がないため重篤な低血糖が遷延化する可能性が高く，グルカゴンの筋肉内注射や，医療機関での治療が必要となる。

❷ **単神経障害**

単一の神経が突然障害されるもので，外眼筋（動眼神経，外転神経や滑車神経）麻痺が出現

し，数週間から数か月で自然治癒することが多い．成因としては，高血糖による代謝異常が重要とされている．また，四肢の近位部の筋力低下が起こることがあり，筋肉の萎縮が観察される．これは糖尿病性筋萎縮症（diabetic amyotrophy）とよばれているが，自然寛解が認められる．治療としては，血糖コントロールによる代謝の改善が重要である．特に神経障害の症状は，代謝状態によってかなり変動が認められる．

4. 動脈硬化性疾患（冠動脈疾患，脳血管障害，下肢末梢動脈疾患）

糖尿病の慢性合併症は細小血管障害と大血管障害とに大別されるが，大血管障害は患者の生命予後を左右する重要な疾患である．大血管障害は大きく3つに分けられる．①心筋梗塞，狭心症などに代表される冠動脈疾患，②脳出血，脳梗塞などの脳血管障害および③下肢末梢動脈疾患である．

❶冠動脈疾患

▶ **病態・症状**　糖尿病患者が冠動脈疾患を起こすリスクは高い．高LDLコレステロール血症の合併例では発症頻度がさらに増加している．

狭心症の症状では，労作時の胸痛が特徴的である．ただし糖尿病神経障害を合併した症例では胸痛が明らかではないことがある．坂道や階段を登った際に従来は感じなかった動悸や息切れを自覚することが重要な兆候になる．心筋梗塞を発症した場合でも，明確な自覚症状がなく，心電図の検査で偶然に発見されることがある（無痛性心筋虚血）．

▶ **検査**　狭心症の診断には心電図検査によって虚血心筋部位に対応したST異常を同定する．運動負荷や薬物負荷で虚血を誘発して検出感度を高める方法がしばしば用いられる．核医学検査による心筋の血液灌流分布をみる方法もある．急性心筋梗塞の診断には胸痛症状に加えて，心電図異常や血液中の心筋逸脱酵素の上昇，心エコー検査による心臓の壁運動低下部位の確認を行って総合的に判断する．

冠動脈硬化の状態は，冠動脈CT検査や心臓カテーテル検査によって確認される．糖尿病患者では，3本の冠動脈の多枝にわたる病変を示すことが多い．

▶ **治療**　内科的治療，カテーテル治療，バイパス治療が病状により選択される．内科治療として低用量アスピリンなどの抗血小板薬，β遮断薬，亜硝酸薬，カルシウム拮抗薬が用いられる．さらにスタチン薬によるLDLコレステロールの厳格な治療は冠動脈疾患の再発防止に有用である．

❷脳血管障害

▶ **病態・症状**　糖尿病患者では，脳出血よりも脳梗塞の発症が多い．動脈硬化に起因したアテローム性脳梗塞だけでなく，穿通枝領域のラクナ梗塞も多くみられる．麻痺・筋力低下，感覚障害，めまい，構語障害など梗塞部位に対応した神経脱落症状を呈する．また小梗塞が多発し，脳血管性認知症をきたすことがある．心房細動を合併する糖尿病患者では，心房内血栓の塞栓による広範な塞栓性脳梗塞を生じることがある．

▶ **検査と診断**　筋力テストや腱反射，神経機能検査を組み合わせた神経系理学所見，およ

びMRIなどの画像検査によって診断される。一過性の神経症状を示す一過性脳虚血発作は，糖尿病患者では脳梗塞の前兆であることが多いので，速やかな精査と慎重な経過観察を必要とする。

▶ 治療　急性期の脳血管障害では，血栓溶解治療，脳血管内カテーテル治療，内科的治療が病状によって選択される。

脳梗塞の再発予防には，適正な血圧管理が最も重要であり，抗血小板薬に加えてスタチン薬による高LDLコレステロール血症の是正も有効である。

❸ 下肢末梢動脈疾患

▶ 病態・症状　動脈硬化性の病変が下肢への末梢動脈に起こると，下肢・下腿への血流障害が生じる。このような病変を**下肢末梢動脈疾患**（peripheral arterial disease；PAD）あるいは**下肢閉塞性動脈硬化症**（arterio-sclerosis obliterans；ASO）とよんでいる。この結果，初期には下肢のしびれや冷感が出現する。また，ある程度の距離を歩行すると，ふくらはぎなどの筋肉に痛みが出現し，しばらく休むと症状が改善して再び歩行可能となるという，間欠性跛行といわれる症状が出てくる。さらに血流障害が進行すると，短い歩行距離でも同様の症状が出現するようになる。さらに重症化すると，安静時にも疼痛が出現し下肢の潰瘍や壊疽を生じてくる。

下肢の潰瘍や壊疽には，動脈硬化性のものと，糖尿病神経障害によるものとがあるが，糖尿病患者では両者が混在していることが多い。すなわち，下肢の動脈硬化性病変と並行して，糖尿病神経障害による知覚異常や発汗異常が合併していることが多く，壊疽が生じやすく，重篤化し治癒しにくい。

▶ 診断　診断に際しては，症状，足背動脈や膝窩動脈などの触知の有無，ankle brachial pressure index（ABI）測定が有用である。ABI 0.9以下の所見は下肢末梢動脈疾患を疑う。

▶ 治療　間欠性跛行などの症状に対しては，運動により側副血行が形成されると症状が軽くなる。また，薬物療法では，シロスタゾールとベラプロストが比較的大規模な研究で有効性が確認されているほか，クロピドグレル，プロスタグランジンなどが使用される。

重症虚血肢に対しては，カテーテルを用いた血管内治療や外科バイパス治療が選択されることがある。いずれも膝上の血管病変には有効性が高いが，糖尿病患者では膝下病変が多く治療に難渋することが多い。

また，下肢末梢動脈疾患を有する患者は，冠動脈疾患や脳血管障害を50％程度合併していると報告されており，このような動脈硬化性の疾患が予後を著しく悪くしている。このようなことから，下肢末梢動脈疾患の患者においても，低用量アスピリンなどの抗血小板薬の投与が有用であると考えられる。

❹ 動脈硬化性疾患の危険因子

動脈硬化に関連した合併症は必ずしも糖尿病に特異的なものではない。加齢，遺伝的素因，喫煙，肥満などにより発症リスクが増大することが明らかになっており，耐糖能異常（糖尿病＋境界型）のほか，脂質異常症，高血圧によっても著しくリスクが増す。しかも耐

糖能異常にほかの危険因子を合併した場合は，さらにリスクが増大することが数々の疫学調査や大規模臨床試験で確認されている。したがって，糖尿病患者では，これらの危険因子すべてに対して目配りすることが必要である。

▶ **インスリン抵抗性と内臓脂肪症候群**　インスリン抵抗性が亢進している患者では，高トリグリセリド血症，低 HDL コレステロール血症，高血圧，上半身肥満（内臓脂肪型肥満）などが存在する場合が多い。これらは，それぞれ冠動脈疾患などの動脈硬化性疾患の危険因子であり，これらが集積することにより相加的にリスクが上昇する。具体的には，糖尿病，高血圧，脂質異常症のいずれも冠動脈疾患の相対リスクをそれぞれ約2倍に増加させることがわかっている。

このように，耐糖能異常に脂質異常症，高血圧などの動脈硬化性疾患を高率に引き起こす危険因子が集積した病態を内臓脂肪症候群（メタボリックシンドローム），マルチプルリスクファクター症候群，死の四重奏などの名称でよんでいる（表4-7）。

▶ **高血糖**　高血糖は動脈硬化の促進因子の一つであり，大血管障害の発症・進展予防にも血糖コントロールが重要である。イギリスで行われた大規模臨床試験（UKPDS）においては，血糖値のみのコントロールでは大血管障害が十分に抑制されていなかったが，サブ解析では，血糖管理状態を示す HbA1c 値と，冠動脈疾患の発症リスクは相関している。そのほかの臨床試験においても，血糖値の厳格なコントロールが冠動脈疾患の発症・進展予防に効果があることが示唆されている。

▶ **高コレステロール血症**　血清総コレステロール，特に LDL コレステロールの増加は冠動脈疾患の危険因子として非常に重要である。

国内・国外の疫学調査から，血清コレステロール値が高くなると冠動脈疾患のリスクが加速することが明らかになっている。また，一般にスタチンと称されている HMG-CoA 還元酵素阻害薬は，強力な LDL コレステロール降下作用を有し，冠動脈疾患の発症・進展を予防することが，WOSCOPS，4S，CARE，LIPID などの数々の1次，2次予防の大規模臨床試験で確認されている。

▶ **高血圧**　高血圧は，脳血管障害，冠動脈疾患，下肢末梢動脈疾患のいずれの発症にも関係している。なかでも脳血管障害には高血圧の関与がほかの大血管障害に比べても大きいことが示唆されている。以前より，日本では脳出血が多い傾向にあり，1980年代ま

表4-7　主な動脈硬化症の危険因子

- 年齢（男性45歳以上，女性55歳以上あるいは閉経後）
- 動脈硬化性疾患の家族歴
- 喫煙
- 高血圧
- 糖尿病，耐糖能異常
- 肥満
- 脂質異常症（高 LDL コレステロール血症，高トリグリセリド血症）
- HDL コレステロール低値

では疾患別死亡率でも脳血管障害が第1位を占めていた。しかしその後，降圧薬の服用率の上昇とともに血圧コントロールが改善してきたことにより，特に脳出血の減少傾向が顕著となっている。

糖尿病も高血圧も，その発症にインスリン抵抗性が関係していることが明らかになっており，この2つの疾患は高率に合併する傾向にある。実際，高血圧患者では糖尿病の頻度は2〜3倍高く，糖尿病患者の高血圧の頻度は，非糖尿病者の約2倍である。したがって，脳血管障害をはじめとする大血管障害の発症・進展予防には，血圧コントロールは欠かせない。

5. 糖尿病足病変 (diabetic foot)

多発神経障害（広汎性左右対称性神経障害）は末梢神経を徐々に障害し，進行すると神経線維が機能を失い温痛覚，触覚などの感覚低下をきたす。特に下肢から感覚低下が始まり，靴ずれや異物などによる足部の外傷，入浴時などの熱傷によって皮膚のバリアを損傷し，表皮のびらんや足潰瘍を形成しやすい。糖尿病による易感染性が加わり，潰瘍部周囲の細菌感染が生じ足壊疽を発症する。

起因菌は多様であり，連鎖球菌，黄色ブドウ球菌や表皮ブドウ球菌などのグラム陽性球菌，プロテウスや肺炎桿菌，緑膿菌などのグラム陰性桿菌に加えて，バクテロイデスやクロストリジウムなどの嫌気性ガス産生菌，カンジダなどの真菌が単独または重複して感染する。

感染は足の表皮からより深部の筋層，腱，骨に達することがある。さらに大血管合併症である下肢末梢動脈疾患（PAD）による血行障害が伴うと，皮膚損傷の治癒が遷延し，難治性壊疽となる。

神経障害による足底筋の緊張低下や荷重の偏りによって足のアーチが崩れ，足の変形（凹足，シャルコー足）や足趾の変形（ハンマー足趾）がみられることがある。

足壊疽の予防には日常の足の手入れ（フットケア）が有効である。糖尿病患者では自律神経障害により発汗が減少すると，踵部の角化が亢進してひび割れを生じやすい。また足底の一部に荷重が集中して角化が亢進し，胼胝（タコ）や鶏眼（ウオノメ）が生じる。巻き爪などの爪の異常もみられる。これらの過剰角化や爪の異常を医療者が早期にケアを行うことで皮膚の損傷を防ぐことが可能となる。

患者には足の様子を日々観察し，異常を発見した際には速やかに医療機関を受診するよう指導する。

6. 糖尿病による骨病変

糖尿病は続発性骨粗鬆症をきたす代表的な疾患である。1型糖尿病では骨形成に必要なインスリン作用が不足することから，骨密度の減少をきたしやすい。2型糖尿病では，肥満による荷重負荷が骨形成を促進して骨密度はむしろ上昇していることが多い。骨の強度

を規定する骨密度以外の因子として骨質があり，骨を形成するコラーゲン構造が良質であるかによって骨折しやすさに影響がある。糖尿病では1型，2型にかかわらず高血糖によるコラーゲン線維の劣化がみられ，骨質が低下している。したがって持続的な血糖コントロール不良は骨折リスクを高める。糖尿病患者では骨密度は正常か軽度低下に保たれていても，骨折リスクが増加していることがあるので注意が必要である。

疫学調査によると，1型糖尿病では骨密度の低下，骨質の劣化があいまって大腿骨近位部骨折の相対リスクが約3～7倍に上昇する。2型糖尿病においても，骨質の劣化が骨密度上昇を上回り，大腿骨近位部骨折の相対リスクは1.3～2.8倍に増加する。

また糖尿病治療薬であるチアゾリジン薬は，骨形成を抑制し，高齢女性の患者においては骨折リスクを高めることがわかっている。

骨粗鬆症の予防として，血糖値の適切なコントロールに加えて，食事療法によるカルシウムやビタミンDの摂取と適度な運動が効果的である。

骨粗鬆症の治療としては，ビスフォスフォネート薬，選択的エストロゲン受容体モデュレーター，活性型ビタミンD製剤，デノスマブ（抗RANKL抗体）などが用いられる。

7. 手の病変

糖尿病患者では，手のこわばりや指の伸展・屈曲に伴う痛みや可動域の制限がみられることがある。腱鞘炎は，指を動かす腱と腱を支える腱鞘が反復する屈曲伸展の刺激などで炎症を生じ，疼痛を生じるものである。進行すると，伸展の途中でひっかかるばね指現象がみられる。

正中神経が通過する手根管の炎症などが原因で，正中神経障害による手指のしびれ，知覚障害がみられることを手根管症候群という。母指，示指，中指と環指の一部（橈側）に症状がみられる。糖尿病患者や透析患者では手根管症候群の発症リスクが高い。

また，手のひらの手掌腱膜が肥厚して手掌から指にかけて硬結ができ，皮膚がひきつれて徐々に伸ばしにくくなる状態をデュピュイトラン拘縮という。高齢男性や糖尿病患者にみられることがある。腱や腱鞘には障害はなく，治療として手術やコラーゲン分解酵素製剤の局所注射が行われる。

8. 歯周病

糖尿病では唾液内のブドウ糖濃度の上昇や唾液量の減少が原因で，歯垢がたまりやすくう歯や歯周病に罹患しやすく，かつ重症化しやすい。

歯周病は歯垢や歯周ポケットに存在する嫌気性菌が増殖し，歯肉の腫脹から始まり，さらに歯根膜や歯槽骨，セメント質へと炎症が波及する疾患である。歯を支える組織がもろくなり，歯の損傷がなくともぐらぐらし，抜けることがある。

歯周病が悪化した状態では，歯周組織の慢性炎症のために血糖コントロールが悪化しやすい。歯周病の疑いがある患者は，早期に歯科受診し歯周病治療を行うことによって血糖

コントロールにも良い影響があり，それがさらに歯周病の改善につながる好循環が期待される。

歯周病の増悪が，動脈硬化性疾患（心筋梗塞など）や感染性心内膜炎，呼吸器疾患などの全身的な健康悪化に関連する可能性も報告されている。

9. 認知症

糖尿病は脳血管性認知症とアルツハイマー型認知症のリスク因子である。高齢者糖尿病患者では非糖尿病者と比較して，脳血管性認知症，アルツハイマー型認知症のいずれも2〜4倍発症リスクが高い。

検査としては，長谷川式簡易知能スケールやミニメンタルスケール検査（MMSE）で認知機能の評価を行い，脳MRI検査にて認知機能低下にかかわる脳の障害を調べる。

認知症合併の糖尿病患者では低血糖を起こさないように十分な注意が必要である。認知症患者では服薬の誤りや食事管理の乱れなどによって重症低血糖を生じる頻度が高くなる。糖尿病治療に伴う重症低血糖は，認知症の発症リスクを高め，さらに転倒・骨折のリスクも高めることが報告されている。このため，高齢者糖尿病患者の血糖コントロール目標は，患者の認知機能やADLの状態，さらには低血糖を生じやすいインスリンやスルホニル尿素薬の使用の有無によって個別に設定することが推奨されている。

認知症では食事療法や運動療法，服薬管理，インスリン自己注射など糖尿病の療養全般に大きな支障を生じる。認知症の程度や病状に応じた家族や周囲のサポート体制に配慮する必要がある。

糖尿病の治療

1. 目的

糖尿病の治療の原則は，食事療法，運動療法や薬物療法（インスリンや経口血糖降下薬）によって血糖値を正常化し，高血糖に伴って起こる代謝の「みだれ」を是正することにある。血糖コントロールを良好にすることにより，糖尿病性細小血管障害と大血管障害の両方の発症・進展が抑制されることが明らかになっている。

2. 治療の指標

糖尿病治療の指標は血糖コントロールの測定値であり，空腹時血糖値，食後血糖値，HbA1c，グリコアルブミン，フルクトサミン，1,5-AGなどが用いられる。日本糖尿病学会による血糖コントロールの目標を図4-5に示す。

❶HbA1cの活用

HbA1c（hemoglobin A1c，ヘモグロビンA1c）は過去1〜2か月の血糖値の平均を反映す

	血糖正常化を目指す際の目標[注1]	合併症予防[注2]のための目標	治療強化が困難な際の目標[注3]
目標			
HbA1c(%)	6.0未満	7.0未満	8.0未満

65歳以上の高齢者については「高齢者糖尿病の血糖コントロール目標」を参照
コントロール目標値[注4]

治療目標は年齢，罹病期間，臓器障害，低血糖の危険性，サポート体制などを考慮して個別に設定する。
注1：適切な食事療法や運動療法だけで達成可能な場合，または薬物療法中でも低血糖などの副作用なく達成可能な場合の目標とする。
注2：合併症予防の観点からHbA1cの目標値を7%未満とする。対応する血糖値としては，空腹時血糖値130mg/dL未満，食後2時間血糖値180mg/dL未満をおおよその目安とする。
注3：低血糖などの副作用，その他の理由で治療の強化が難しい場合の目標とする。
注4：いずれも成人に対しての目標値であり，また妊娠例は除くものとする。
出典／日本糖尿病学会編・著：糖尿病治療ガイド2018-2019，文光堂，2018，p.29に基づいて作成．

図4-5 血糖コントロール目標

るため，1か月に1回の受診時の血糖コントロールの指標として適しており頻用されている。基準値は4.6〜6.2%であるが，正常上限近くを示す症例は，食後の高血糖などの何らかの血糖異常を示す例も多い。

2型糖尿病患者の有病率が最も高いピマインディアン，エジプト人，米国人を対象とした研究では，糖尿病網膜症の発症は，HbA1cが正常の場合，ほとんど進行しないことが明らかになっている。

2013（平成25）年に日本糖尿病学会が血糖コントロール目標を提案した。図4-5に示すように，血糖正常化を目指す際の目標をHbA1c6.0%未満に，糖尿病合併症予防のための目標をHbA1c7.0%未満とした。また低血糖などの副作用などから治療強化が困難な際の目標をHbA1c8.0%未満とした。これらの治療目標は一律な基準ではなく，患者の年齢，糖尿病の罹病期間，合併症による臓器障害の程度，低血糖の危険性，療養のサポート体制などを考慮して患者ごとに個別に設定することが望ましい。

一方，糖尿病合併症の抑制に主眼を置いた欧米のACCORD研究では，血糖値の正常化を目標とした強化治療群において重症低血糖が頻発し，強化療法群の死亡率上昇を招いた。血糖コントロールを改善するうえでは，低血糖の発生を少なくし，特に意識障害を伴うほどの重症低血糖を回避することが重要であることが示された。

特に65歳以上の高齢者については，重症低血糖による転倒の増加，認知機能の悪化が懸念されることから，個々の症例の日常生活動作（ADL）や認知障害の重症度に応じてきめ細やかな血糖コントロール目標が定められている（図4-6）。

❷食後の血糖値

細小血管障害の発症・進展は，HbA1cを7.0%未満にすることによりおおむね予防できると考えられるが，大血管障害の発症・進展には，食後の高血糖が大きく関与することが明らかになってきている。実際，境界型の耐糖能異常の患者や軽症糖尿病で，食後高血糖

I 糖尿病　211

患者の特徴・健康状態[注1]			カテゴリーI ①認知機能正常 かつ ②ADL自立		カテゴリーII ①軽度認知障害〜軽度認知症 または ②手段的ADL低下，基本的ADL自立	カテゴリーIII ①中等度以上の認知症 または ②基本的ADL低下 または ③多くの併存疾患や機能障害
重症低血糖が危惧される薬剤（インスリン製剤，SU薬，グリニド薬などの使用）	なし[注2]		7.0%未満		7.0%未満	8.0%未満
	あり[注3]		65歳以上 75歳未満 **7.5%未満** （下限6.5%）	75歳以上 **8.0%未満** （下限7.0%）	8.0%未満 （下限7.0%）	8.5%未満 （下限7.5%）

治療目標は，年齢，罹病期間，低血糖の危険性，サポート体制などに加え，高齢者では認知機能や基本的ADL，手段的ADL，併存疾患なども考慮して個別に設定する．ただし，加齢に伴って重症低血糖の危険性が高くなることに十分注意する．

注1）認知機能や基本的ADL（着衣，移動，入浴，トイレの使用など），手段的ADL（IADL：買い物，食事の準備，服薬管理，金銭管理など）の評価に関しては，日本老年医学会のホームページ（http://www.jpn-geriat-soc.or.jp/）を参照する．エンドオブライフの状態では，著しい高血糖を防止し，それに伴う脱水や急性合併症を予防する治療を優先する．

注2）高齢者糖尿病においても，合併症予防のための目標は7.0%未満である．ただし，適切な食事療法や運動療法だけで達成可能な場合，または薬物療法の副作用なく達成可能な場合の目標を6.0%未満，治療の強化が難しい場合の目標を8.0%未満とする．下限を設けない．カテゴリーIIIに該当する状態で，多剤併用による有害作用が懸念される場合や，重篤な併存疾患を有し，社会的サポートが乏しい場合などには，8.5%未満を目標とすることも許容される．

注3）糖尿病罹病期間も考慮し，合併症発症・進展阻止が優先される場合には，重症低血糖を予防する対策を講じつつ，個々の高齢者ごとに個別の目標や下限を設定してもよい．65歳未満からこれらの薬剤を用いて治療中であり，かつ血糖コントロール状態が図の目標や下限を下回る場合には，基本的に現状を維持するが，重症低血糖に十分注意する．グリニド薬は，種類・使用量・血糖値等を勘案し，重症低血糖が危惧されない薬剤に分類される場合もある．

【重要な注意事項】
糖尿病治療薬の使用にあたっては，日本老年医学会編「高齢者の安全な薬物療法ガイドライン」を参照すること．薬剤使用時には多剤併用を避け，副作用の出現に十分に注意する．

出典／日本老年医学会・日本糖尿病学会編・著：高齢者糖尿病診療ガイドライン2017，南江堂，2017，p.46．

図4-6 高齢者糖尿病の血糖コントロール目標（HbA1c値）

のみを示す患者においても，大血管障害の発症リスクは増している．したがって大血管障害発症抑制のためには，HbA1cだけでなく，食後の高血糖の是正が必要と考えられる．

3. 生活習慣の改善

糖尿病の治療にあたっては，薬物療法の有無に関係なく，食事療法，運動療法が不可欠である．数々の大規模臨床試験から，境界型耐糖能異常症例に食事療法，運動療法を実施することにより，糖尿病の発症を予防できることが示されている．このようなことから，食事療法，運動療法などで生活習慣を改善することが血糖コントロールにおいて重要な役割を果たしていると考えられる．実際，生活習慣の改善なしに，インスリン治療，スルホニル尿素（SU）薬治療などが行われると，肥満を助長することになり，さらにインスリン抵抗性が増す結果となる．

4. 肥満の是正

　数々の臨床研究により，肥満は冠動脈疾患などの大血管障害の危険因子であることが明らかになっている。また，肥満はインスリン感受性を悪化させ，耐糖能異常だけでなく，高血圧，脂質異常症などの原因ともなる。肥満傾向にある患者では，肥満の是正が必要である。体重の管理として標準体重の維持を目指すべきである。BMI（body mass index：体重［kg］／（身長［m］）^{2}）＝ 22 が標準とされており，日本肥満学会の基準では 25 以上が肥満と定められている。肥満のある糖尿病患者にはまず現状の体重の 5％分の減量を目標とするとよい。

5. 食事療法

　食事療法は，最も基本となる糖尿病の治療である。適切な食事療法は，高血糖の元凶となる過食を改め，肥満を是正しインスリン抵抗性を改善する。軽度な糖尿病であれば，食事療法のみでも十分な治療効果がみられることが多い。さらには薬物治療を行う際にも，適切な食事療法と組み合わせることで血糖の日内変動を減少し，高血糖や低血糖の少ない安全な糖尿病治療を行うことが可能となる。

❶食事習慣の見直し

　食事習慣の問題点を聞きだして，適切な食事習慣へと促していくことが基本である。

　ポイントとして，腹八分目を心がけること，朝食・昼食・夕食の 1 日 3 食を摂ること，1 日に摂る食品の種類を多くすること，ゆっくりかんで食べること，野菜などの食物繊維の多い食品を増やすこと，脂質の摂りすぎを改めること，砂糖などの単純糖質の摂りすぎを改めることなどがあげられる。

❷エネルギー摂取量の指示

　食事療法の開始に際しては，エネルギー摂取量の指示が必要となる。標準体重 1kg 当たり，肥満者で 20 ～ 25kcal，非肥満者で 25 ～ 30kcal を目安に，身体活動量によって増減する（表 4-8）。

　運動によって消費できるエネルギー量は一般に少なく，運動に伴って摂取エネルギー量を増やすと，実際にはエネルギー過多となる傾向が強いため，注意が必要である。

❸栄養素のバランス

　栄養素のバランスをとることが重要である。現在，日本人は 1 日の総エネルギーの約

表 4-8 身体活動量によるエネルギー摂取量の目安

エネルギー摂取量＝標準体重×身体活動量	
軽労作（デスクワークが多い職業など）	25～30 kcal/kg 標準体重
普通の労作（立ち仕事が多い職業など）	30～35 kcal/kg 標準体重
重い労作（力仕事が多い職業など）	35～　 kcal/kg 標準体重

出典／日本糖尿病学会編・著：糖尿病治療ガイド 2018-2019，文光堂，2018，p.44-45.

26〜27％を脂質で摂っているが，インスリン抵抗性を増すことや血清コレステロール値を上昇させることから，脂肪エネルギー比率を20〜25％にすることが望ましい。

食品交換表では栄養素別に6つのグループに分類している（図4-7）。また，1単位＝80kcalとして計算を簡便化している。

望ましい三大栄養素別エネルギー比率は，炭水化物を指示エネルギー量の50〜60％，たんぱく質を指示エネルギーの20％以下とし，残りを脂質からとる，とされている。現在，日本人は食物繊維の摂取量が少なすぎる傾向にあり，野菜，海藻などの繊維質の食物から，食物繊維を1日20〜25gは摂取することが推奨される。

また，アルコールは，肝臓障害，膵臓障害を引き起こす可能性があり，食事療法の乱れも助長することから，糖尿病患者には推奨できない。ただし，血糖コントロールが良好で，肝臓障害，膵臓障害などの臓器障害がない症例では，少量飲酒（ビール400mL／日以内，日本酒140mL／日以内）は，HDLコレステロール上昇作用があり，冠動脈疾患発症予防

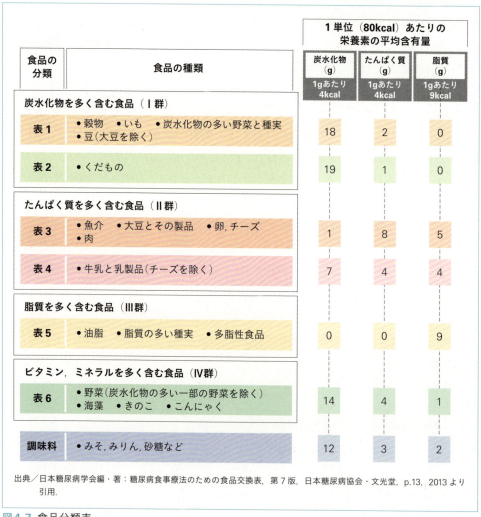

図4-7 食品分類表

効果が認められることもあり，必ずしも禁止しない場合もある．しかしながら，しばしば飲酒量が増える傾向があるので，十分な注意が必要となる（表4-9）．

6. 運動療法

　患者の全身状態や運動能力に合った運動の処方が必要である．運動の処方に先立って，心血管障害や肺機能低下の有無を確認すべきである．当初，ウォーキング（早足歩き）から始め，徐々に負荷を強めるほうが安全である．また，著しい体重過多の患者では，膝や足関節の障害を避けるため，自転車こぎや水中歩行，水泳などの，下肢への負担の少ない運動から開始することが望ましい．また，運動療法の継続はインスリン抵抗性を改善し，境界型から糖尿病への進展を抑制する効果が示されている（表4-10）．

7. 薬物療法（経口血糖降下薬）

　2型糖尿病の治療の基本は，食事療法と運動療法である．これらの治療によっても十分な血糖コントロールが得られない場合に，**経口血糖降下薬**による薬物治療を追加することができる．経口血糖降下薬は，その作用により2型糖尿病の病態を是正し血糖コントロールを改善して，長期的には糖尿病慢性合併症の予防に役立つものである．

表4-9　アルコール飲料の2単位の分量

- ビール　　　　　　　400mL　（缶［普］＝350mL，［ロング］＝500mL）
- ビール（発泡酒）　　360mL
- 日本酒　　　　　　　140mL
- 焼酎（25度）　　　　100mL
- 　　（35度）　　　　 80mL
- ウイスキー　　　　　 60mL　（ウオッカ，ジン，ブランデー，ラムも同じ）
- ワイン（ぶどう酒）　200mL　（ワイングラス1杯＝60mL）

出典／日本糖尿病学会編・著：糖尿病食事療法のための食品交換表，第7版，日本糖尿病協会・文光堂，2013，p.95を参考に作成．

表4-10　運動療法に関する疫学的調査結果

発表者・調査名	対象	観察・介入内容	効果
Helmrich ら	ペンシルバニア大学の男子卒業生5990人（米国）	身体活動での消費エネルギー増加	2型糖尿病発症率低下
米国看護協会	看護師8万7253人（米国）	運動施行	2型糖尿病発症率低下
Malmö 研究	IGT患者（スウェーデン）	食事・運動療法施行	虚血性心疾患による死亡率や全死亡率の低下．2型糖尿病発症抑制
Oslo 研究	軽度肥満者219人（ノルウェー）	食事療法と週3日の持続運動	インスリン抵抗性改善
Da Qing 研究	IGT患者530人（中国）	食事・運動療法	糖尿病発症抑制
Diabetes Prevention Study	肥満を有するIGT患者522人（フィンランド）	食事・運動療法強化	糖尿病発症抑制．体重・血圧・血中脂質改善

I　糖尿病

2型糖尿病では，インスリン分泌障害とインスリン抵抗性の二つの障害がみられる。経口血糖降下薬はその作用からインスリン分泌障害を改善する薬剤（**インスリン分泌促進系**），インスリン抵抗性を改善する薬剤（**インスリン抵抗性改善系**），そして糖の吸収や腎臓からの排泄を調整する薬剤（**糖吸収・排泄調節系**）に分類される。現在使用可能な薬剤を**表 4-11** に示す。

　わが国では経口血糖降下薬は，長い間，**スルホニル尿素（SU）薬**が主に使用されてきた。しかしながらSU薬は肥満の増悪や低血糖などの副作用から使用が減少している。その代わりに**ビグアナイド（biguanide；BG）薬**が，血糖降下作用のほかに合併症予防効果があることが示され，徐々に使用されることが多くなってきている。また消化管由来のインクレチン（GLP-1やGIP）の働きを高め血糖改善作用のある**DPP-4阻害薬**は，低血糖や体重増加の少ない薬剤として近年急速に普及が進んでいる。そのほか，インスリン抵抗性改善薬である**チアゾリジン薬**や，食後の高血糖の是正を目的とした**α-グルコシダーゼ阻害薬**や，**速効型インスリン分泌促進薬**がある。また新しい機序の薬剤として，腎臓でのブドウ糖再吸収を抑制し，尿糖排泄を促進して血糖降下作用をもつ**SGLT2阻害薬**が登場した（**図4-8**）。経口血糖降下薬は病態に合った併用療法により，いっそう厳格な血糖コントロールが可能となりつつある。

　なお，経口血糖降下薬はインスリン作用が絶対的に不足している1型糖尿病の治療に用いることは不可である。また胎児・乳児への安全性が確認されていないために妊娠中や授乳中の糖尿病患者にも使用することができない点に注意が必要である。

❶ビグアナイド薬〈インスリン抵抗性改善系〉

　ビグアナイド薬は，UKPDSなどの大規模臨床試験で大血管障害などの合併症予防作用が認められ，欧米の糖尿病治療ガイドラインでは2型糖尿病の第一選択薬として位置づけられている。

▶**特徴**　インスリン分泌を増やさずに血糖改善効果を示し，体重増加を生じない点が優れている。

▶**主な働き**　肝臓からの過剰な糖産生を抑制し，肝臓でのインスリン抵抗性の改善作用がある。

▶**副作用**　ほとんどが消化器症状（食欲不振，嘔吐，下痢，味覚異常）である。重要な副作用としては乳酸アシドーシスがある。乳酸アシドーシスの致命率は50％以上と高く注意が必要である。しかし，以前使用されていたフェンホルミンに比べ，現在使用されているメトホルミン塩酸塩，ブホルミン塩酸塩では乳酸アシドーシスはまれである。

❷チアゾリジン薬〈インスリン抵抗性改善系〉

▶**主な働き**　チアゾリジン薬は，PPAR-γという脂肪細胞の分化を促進する因子を刺激することによりインスリン抵抗性を改善する薬剤である。筋肉，脂肪組織でのインスリンの作用を改善する働きがある。血糖改善効果に加え，トリグリセリド低下，HDLコレステロール値上昇などの脂質異常改善効果をもつ。ビグアナイド薬と作用機序が異なる

表4-11 主な経口血糖降下薬

	一般名	商品名	1日の用量*（mg）	作用時間（時間）
スルホニル尿素薬	アセトヘキサミド	ジメリン	250〜1000	10〜16
	クロルプロパミド	アベマイド	100〜500	24〜60
	グリクロピラミド	デアメリンS	125〜500	6
	グリクラジド	グリミクロン，グリミクロンHA	40〜160	12〜24
	グリベンクラミド	オイグルコン，ダオニール	1.25〜10	12〜24
	グリメピリド	アマリール，アマリールOD	0.5〜6	12〜24
速効型インスリン分泌促進薬	ミチグリニドカルシウム水和物	グルファスト	30	3
	ナテグリニド	ファスティック，スターシス	270〜360	3
	レパグリニド	シュアポスト	0.75〜3	4
α-グルコシダーゼ阻害薬	アカルボース	グルコバイ，グルコバイOD	150〜300	2〜3
	ボグリボース	ベイスン，ベイスンOD	0.6〜0.9	2〜3
	ミグリトール	セイブル	150〜225	1〜3
ビグアナイド薬	メトホルミン塩酸塩	グリコラン，メデット	500〜750	6〜14
		メトグルコ	500〜2250	6〜14
	ブホルミン塩酸塩	ジベトス，ジベトンS	100〜150	6〜14
チアゾリジン薬	ピオグリタゾン塩酸塩	アクトス，アクトスOD	15〜45	20
DPP-4阻害薬	シタグリプチンリン酸塩水和物	グラクティブ，ジャヌビア	25〜100	24
	ビルダグリプチン	エクア	50〜100	12〜24
	アログリプチン安息香酸塩	ネシーナ	6.25〜25	24
	リナグリプチン	トラゼンタ	5	24
	テネリグリプチン臭化水素酸塩水和物	テネリア	20〜40	24
	アナグリプチン	スイニー	100〜400	12〜24
	サクサグリプチン水和物	オングリザ	2.5〜5	24
	トレラグリプチンコハク酸塩	ザファテック	週1回100	168
	オマリグリプチン	マリゼブ	週1回25	168
SGLT2阻害薬	イプラグリフロジンL-プロリン	スーグラ	50〜100	24
	ダパグリフロジンプロピレングリコール水和物	フォシーガ	5〜10	24
	ルセオグリフロジン水和物	ルセフィ	2.5〜5	24
	トホグリフロジン水和物	アプルウェイ，デベルザ	20	24
	カナグリフロジン水和物	カナグル	100	24
	エンパグリフロジン	ジャディアンス	25	24
配合薬	ピオグリタゾン塩酸塩／メトホルミン塩酸塩	メタクト配合錠	15/500（LD）30/500（HD）	
	ピオグリタゾン塩酸塩／グリメピリド	ソニアス配合錠	15/1（LD）30/3（HD）	
	アログリプチン安息香酸塩／ピオグリタゾン塩酸塩	リオベル配合錠	25/15（LD）25/30（HD）	
	ミチグリニドカルシウム水和物／ボグリボース配合	グルベス配合錠	10/0.2	
	ビルダグリプチン／メトホルミン塩酸塩	エクメット配合錠	100/500（LD）100/1000（HD）	
	アログリプチン安息香酸塩／メトホルミン塩酸塩	イニシンク配合錠	25/500	

＊：添付文書上の用量を記載した。
出典／日本糖尿病学会編・著：糖尿病治療の手びき2017，改訂第57版，南江堂，2017，p.70．より改変．

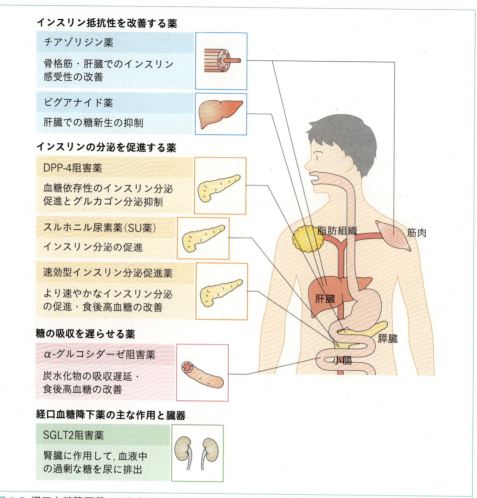

図4-8 経口血糖降下薬のはたらき

ため併用が可能である。
▶ **種類** 現在，わが国ではピオグリタゾン塩酸塩が使用されている。
▶ **注意点** 投与中は定期的に肝機能検査を実施する。水分貯留を示す傾向があり，心不全患者，心不全の既往者には使用しない。長期の服用により膀胱がんや骨折のリスクを高めるおそれがある。

❸ **スルホニル尿素（SU）薬〈インスリン分泌促進系〉**
▶ **主な働き** スルホニル尿素（SU）薬は，膵臓β細胞のSU受容体に結合して，インスリン分泌を促進することによって血糖値を低下させる。したがって，インスリン分泌能の残存している患者に有効である。ただし，SU薬を長期間使用していると，インスリン分泌能の低下をきたして効果が減弱することがある（SU薬の2次無効）。
▶ **種類** 現在ほとんどの施設で使用されているのは，第2世代（グリベンクラミド，グリクラジド）と第3世代（グリメピリド）のSU薬である。グリメピリドはインスリン分泌促進

作用のほか，インスリン抵抗性の改善作用（膵外作用）もある。
- ▶ 副作用　インスリン作用が過剰となり，低血糖や体重増加をきたすことがある。

❹速効型インスリン分泌促進薬〈グリニド薬〉〈インスリン分泌促進系〉

- ▶ 特徴　ナテグリニド，ミチグリニドカルシウム水和物，レパグリニドの速効型インスリン分泌促進薬（グリニド薬）は，膵臓β細胞のSU受容体に素早く，かつ短時間作用する速効型インスリン分泌促進薬である。
- ▶ 主な働き　各食直前に服用することで，インスリン分泌を短時間促進し，食後の血糖上昇を抑制する作用がある。空腹時血糖値を低下させる作用は弱い。SU薬と比較して作用が緩やかで作用時間も短いため，低血糖や体重増加が少ない利点がある。

❺DPP-4阻害薬〈インスリン分泌促進系〉

小腸から食後に分泌されるGLP-1（グルカゴン様ペプチド1）とGIP（グルコース依存性インスリン分泌刺激ポリペプチド）はインクレチンとよばれ，食後の膵β細胞からの速やかなインスリン分泌を促す働きがある。DPP-4阻害薬はインクレチンを分解する酵素であるジペプチジルペプチダーゼ4（DPP-4）を阻害し，主にGLP-1を介したインスリン分泌促進作用を高める薬剤である。

- ▶ 特徴　血糖値が高いときに限りインスリン分泌を促進するため，低血糖を生じにくい。また，血糖値を上昇させるグルカゴンの過剰な分泌が抑えられる利点もある。
- ▶ 主な働き　空腹時血糖値と食後血糖値のいずれも改善する作用がある。
- ▶ 注意点　SU薬との併用の際に重い低血糖症を生じることがあり，注意が必要である。

❻α-グルコシダーゼ阻害薬〈糖吸収・排泄調節系〉

α-グルコシダーゼは，しょ糖など二糖類の加水分解を阻害する酵素群である。この酵素を阻害することにより，腸管からの糖質の吸収を遅くし，食後の急激な血糖値の上昇を抑制する作用がある。

- ▶ 特徴　特に糖質の摂取量が多く，インスリンの初期の立ち上がりの悪い日本人の糖尿病患者で有効である。作用は弱く，軽症の糖尿病患者の治療に適しているが，ほかの薬剤やインスリンとの併用も可能で，併用薬剤として広く使用されている。
- ▶ 副作用　放屁（ほうひ）などの消化器症状が主な副作用であるが，服用継続によって徐々に軽快する傾向がある。腹部手術の既往のある患者や高齢者では，イレウス（腸閉塞（へいそく））などを起こすことがまれにある。

❼SGLT2阻害薬〈糖吸収・排泄調節系〉

腎臓の近位尿細管にあるブドウ糖輸送たんぱくであるSGLT2の働きを抑え，糸球体で濾過（ろか）された原尿に含まれるブドウ糖の再吸収を抑えて尿糖として排泄する薬剤である。

- ▶ 特徴　血糖値の低下作用に加えて，血圧低下作用，体重減少効果をもつ。
- ▶ 副作用　尿糖の浸透圧利尿のために脱水や起立性低血圧のおそれがある。膀胱炎などの尿路感染症や膣カンジダ症などの性器感染症の発生リスク増加もある。
- ▶ 疫学　糖尿病患者の心不全による入院を減らし，生存期間を延ばした海外での臨床試験

成績，糖尿病腎症の悪化を抑制した研究などの長期有効性の報告が認められる。

❽ 配合薬

異なる作用機序をもつ 2 種類の経口血糖降下薬を配合した薬剤も登場している。

8. 薬物療法（インスリン療法）

❶ インスリン療法の適応患者

▶ **1 型糖尿病**　1 型糖尿病患者は，自己のインスリン分泌が廃絶しており，即座にインスリン治療を開始し，中断なく継続する必要がある。急性発症後にインスリン治療による厳格な血糖コントロールを行った場合，一時的にインスリン治療なしで血糖コントロールが良好となる時期（ハネムーン期または寛解期）となる場合もあるが，数か月から 1 年後にはインスリン依存状態となる。

▶ **糖尿病昏睡**　糖尿病ケトアシドーシス，高浸透圧高血糖状態，乳酸アシドーシス時には，速効性インスリンの持続点滴静注が一般的に行われる。

▶ **糖尿病妊婦**　経口血糖降下薬は，動物実験において催奇形性が示唆される結果が出ているため，妊婦への投与は行わない。また，経口血糖降下薬は胎盤を通過して胎児に移行するため，出生時に低血糖を起こすこともある。このため，インスリン製剤によって治療する。

▶ **重症感染症・外傷・外科手術**　中等度以上の感染症時はインスリン抵抗性が増し，しばしばインスリン治療が必要となる。また，外傷，小手術以外の外科手術時には，たんぱく質の異化の亢進が認められ，インスリン治療が望ましい。

▶ **重症の腎・肝障害**　経口血糖降下薬は腎排泄のものが多く，腎機能の低下例では遷延性の低血糖を引き起こしやすくなる。特に高齢者で強力な SU 薬などを使用している症例では，危険性が高くなる。このような症例では超速効型から中間型までのインスリンの投与が望ましいが，インスリンのクリアランスも低下するため，通常より減量するなどの処置が必要となる。また，肝硬変など重度の肝障害合併例にもインスリンを使用すべきである。

▶ **血糖コントロール不良の 2 型糖尿病患者**　2 型糖尿病患者で経口血糖降下薬では十分に血糖コントロールができない例や，SU 薬の 2 次無効例などのインスリン分泌能が低下した症例ではインスリン療法が必要となる。

❷ インスリン製剤の種類

現在使用されているのは，ほとんどが遺伝子工学技術で生産されたヒトインスリン製剤またはインスリンアナログ製剤である（表 4-12）。

▶ **超速効型インスリン製剤**　インスリンアナログ製剤で，6 量体の形成を防ぐ構造にすることにより，皮下からの吸収を速め，血中インスリン濃度の立ち上がりを早くすることを可能とした製剤である。食直前の投与が可能となり，患者の利便性の向上が見込めるほか，食事量が不定な患者に対して，食事量に合わせて食後投与することも可能であ

表 4-12 インスリン製剤の種類

● 超速効型インスリン製剤	食直前投与。食事量が不安定のときは食後投与可。効果持続時間が短いため1日3回以上の注射が必要となる。
● 速効型インスリン	食前30分投与。1日3回投与が多い。
● 中間型インスリン	基礎分泌を補うために1日1〜2回投与。
● 混合型インスリン（ヒトインスリン製剤）	速効型と中間型の混合製剤で，速効型の割合が30%である。
● 混合型インスリン（インスリンアナログ製剤）	超速効型と中間型の混合製剤で，超速効型の割合が25〜70%までのものがある。
● 持効型溶解インスリン製剤	基礎分泌を補うために1日1回投与。
● 配合溶解インスリン製剤	超速効型と持効型の混合製剤で，超速効型の割合が30%である。

る。これには，インスリンリスプロ（ヒューマログ®），インスリンアスパルト（ノボラピッド®），インスリングルリジン（アピドラ®）がある。

▶ **速効型インスリン（レギュラーインスリン：R）** ヒトインスリン製剤である。無色透明の液体で，皮下注射後1〜2時間が血糖降下作用のピークとなる。1日3回，毎食前30分の投与が推奨されている。1型糖尿病患者を対象とした大規模臨床試験であるDCCTでは，混合型インスリンの1日2回投与に比べ，速効型インスリンの1日3回投与や，中間型インスリン投与を加えた1日4回のインスリン投与により，血糖コントロールの改善と合併症の予防効果が認められている。糖尿病昏睡時などには静脈内投与も可能である。

▶ **中間型インスリン（NPH製剤：N）** ヒトインスリン製剤である。白色の懸濁液で，皮下注射後約6〜8時間で血糖降下作用はピークとなる。1日1回（朝または夕）もしくは2回（朝，夕）投与が一般的である。1日1回投与では，効果は1日をとおしては持続しない。

▶ **混合型インスリン（ヒトインスリン製剤）** 混合型インスリン（ヒトインスリン製剤）とは，中間型インスリンと速効型インスリンを一定の割合で混合した製剤である。これには，速効型を30%混合した，30R製剤がある。朝食前と夕食前の1日2回投与で良好なコントロールが得られる場合も多い。

▶ **混合型インスリン（インスリンアナログ製剤）** 混合型インスリン（インスリンアナログ製剤）とは中間型インスリンアナログ製剤と超速効型インスリンアナログ製剤を様々な割合で混合した製剤である。これには，超速効型を25%，50%混合した製剤（ヒューマログミックス25®，ヒューマログミックス50®）と超速効型を30%，50%および70%混合した製剤（ノボラピッド30ミックス®，ノボラピッド50ミックス®，およびノボラピッド70ミックス®）がある。

▶ **持効型溶解インスリン製剤** 中間型インスリン製剤は作用時間が短いため，1日1回投与では1日をとおした効果の持続は見込めない。そのため，1日1回投与で1日中効果が持続し，インスリン基礎分泌の補充に適したインスリンアナログ製剤である持効型溶解インスリン製剤が開発された。これには，インスリングラルギン（ランタス®），インスリンデテミル（レベミル®），インスリンデグルデク（トレシーバ®）がある。

▶ **配合溶解インスリン製剤** 超速効型インスリンと持効型溶解インスリン製剤を30％：70％の割合で配合したインスリン製剤である。使用直前に転倒混和する必要がなく，利便性が高い。

❸ インスリン持続皮下注入療法（インスリンポンプ療法）

1型糖尿病患者に厳格な血糖コントロールを必要とする場合，**インスリン持続皮下注入療法**（continuous subcutaneous insulin infusion；CSII）を行うことがある。これは，携帯可能な小型インスリン注入ポンプに速効型インスリン（R），または超速効型インスリンを入れ，皮下に留置した注射針からインスリンを持続注入する方法で，食事の際にはインスリンの追加投与を行う。インスリンの基礎分泌分がコンスタントに供給されるため，1型糖尿病のようにインスリン分泌が廃絶した症例においても，血糖値のより厳格なコントロールが可能となる。特に1型糖尿病の妊婦には，胎児の奇形の発生などを未然に防ぐことを目的に計画的に導入される。

最新機器として，1台の携帯機器にインスリンポンプと血糖持続モニターを併用したSAP（センサーオーグメンテッドポンプ）がある。高血糖や低血糖のアラーム機能のほか，刻々と変動する血糖値を確認しながら，患者自身がきめ細やかなインスリン投与を行うことが可能となった。

9. 薬物療法（GLP-1受容体作動薬）

食事中の栄養素が小腸に到達するとGLP-1などのインクレチンが分泌され，膵臓（すいぞう）からのインスリン分泌を促進する。膵臓のβ細胞にはGLP-1の受容体があるためである。

GLP-1受容体作動薬はヒトGLP-1と類似の構造をもち，かつDPP4による分解を受けないようにアミノ酸配列が工夫された注射薬である。GLP-1受容体作動薬はGLP-1と同じようにβ細胞の受容体に働いて，インスリン分泌を促進する効果がある。ただしインスリン分泌が残存している2型糖尿病にのみ有効であり，インスリン分泌が枯渇（こかつ）した1型糖尿病には使用することができない。製剤により1日1〜2回注射するもの，週1回使用するものがある。病状に応じてGLP-1受容体作動薬単独での使用や，SU薬，メトホルミン，インスリンなどとの併用がある。主な副作用は吐き気，嘔吐（おうと），下痢，便秘の胃腸症状と低血糖である。

まれに膵炎を起こす危険性がある。わが国で市販されているGLP-1受容体作動薬を，**表4-13**に示す。

10. 糖尿病に合併した高血圧の治療

❶ 血圧管理と糖尿病，脳血管障害

高血圧は，脳血管障害，冠動脈疾患，閉塞（へいそく）性動脈硬化症のいずれの発症にも関係しているだけでなく，糖尿病網膜症，腎症の発症にも大きく関係していることが明らかになっている。2型糖尿病患者を対象とした前向き大規模臨床試験であるUKPDSでは，血糖値の

表4-13 わが国で市販されているGLP-1受容体作動薬

一般名	商品名	用量	注射回数
リラグルチド	ビクトーザ皮下注	0.3〜0.9mg/日	1日1回
エキセナチド	バイエッタ皮下注	10〜20μg/日	1日1〜2回
持続性エキセナチド	ビデュリオン皮下注	2mg/週	週1回
リキシセナチド	リキスミア皮下注	10〜20μg/日	1日1回
デュラグルチド	トルリシティ皮下注 0.75mg アテオス	0.75mg/週	週1回

使用上の注意
バイエッタ：スルホニル尿素薬との併用で使用する。スルホニル尿素薬＋ビグアナイド薬、またはスルホニル尿素薬＋チアゾリジン系薬との併用も可能。
ビデュリオン：スルホニル尿素薬，ビグアナイド薬，チアゾリジン系薬との併用（各薬剤単独療法または併用療法含む）で使用する。
出典／日本糖尿病学会編・著：糖尿病治療の手びき2017，改訂第57版，南江堂，2017，p77．

厳格なコントロールをする研究のほかに血圧の厳格なコントロールをする研究があり，血圧を収縮期で10mmHg，拡張期で5mmHg低下させることにより，細小血管症の発症も有意に抑制されることが明らかになった。

糖尿病も高血圧も，その発症にインスリン抵抗性が関係していることが明らかになっており，糖尿病患者の高血圧の頻度は，非糖尿病者の約2倍である。したがって，脳血管障害をはじめとする大血管障害の発症・進展予防にも，血圧コントロールは欠かせない。

❷ 糖尿病患者の血圧管理基準

多くの疫学調査，介入試験などの結果を踏まえ，日本高血圧学会のガイドラインや日本糖尿病学会の糖尿病診療ガイドライン2016では，糖尿病に合併する高血圧の降圧目標を130/80mmHg未満としている。血圧140/90mmHg以上であれば生活習慣の修正，血糖コントロールと同時に適切な降圧薬を開始するよう推奨されている。また血圧130〜139/80〜89mmHgなら3か月を超えない範囲で生活習慣の改善を指導して，効果不十分な場合には降圧薬を開始する。生活習慣改善では減塩（1日の食塩摂取量6g未満）が重要である。また肥満の改善も降圧効果を高める。糖尿病患者の食事療法と運動療法は降圧治療にも有効である。日本高血圧学会の基準および降圧薬の基準を図4-9に示す。アンジオテンシンⅡ受容体拮抗薬（ARB）は，アンジオテンシン変換酵素（ACE）阻害薬と同様に，第1選択の薬剤として使用可能である。

11. 糖尿病に合併した脂質異常症の治療

UKPDSの結果から，細小血管障害と大血管障害の発症・進展予防には，血糖コントロールのほかに脂質異常症や高血圧を同時に管理する必要があることが明らかになった。

❶ スタチンによるコレステロール低下療法

Heart Protection Studyでは，糖尿病や高血圧の危険因子をもっている患者，高齢者，女性のいずれの群でも，スタチンによるコレステロール低下療法が冠動脈疾患や脳血管障害（脳卒中）の予防に有効であることが示された。この効果は，投与前血清コレステロール値

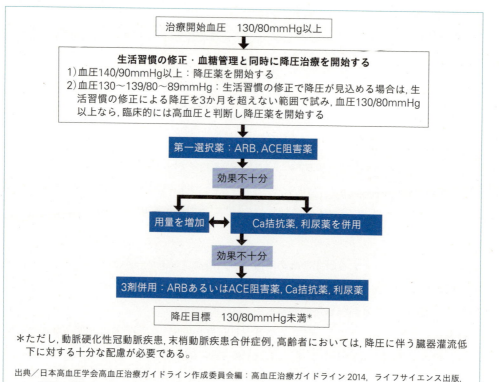

図4-9 糖尿病を合併する高血圧の治療計画

が比較的低い患者においても認められている。スタチンには，血清コレステロール値を低下させる以外にも動脈硬化性の障害を防止させる多面的な作用（pleiotropic effects）を有することがわかっており，スタチンの冠動脈疾患の発症・進展予防作用は，コレステロール低下作用と多面的作用の両方が関係していると考えられる。

❷ 高トリグリセリド血症と動脈硬化

高トリグリセリド血症の患者では，動脈硬化促進作用の強い，小粒子・高密度のLDLコレステロール（small dense LDL）が増加することが明らかになっており，動脈硬化の危険因子である。また，フィブラート系薬剤の投与で血清トリグリセリド値を下げることにより冠動脈の硬化が抑制されることなどが観察されており，心血管イベントの抑制が認められるとの報告もある。n-3系多価不飽和脂肪酸（魚食，魚油，EPA＋DHAカプセルなど）の摂取により，血清トリグリセリド値が低下し，心血管イベントなどの動脈硬化性疾患の発症・進展や，心筋梗塞後の死亡などが抑制されることが示されている。

❸ 糖尿病患者のコレステロール管理基準

2017（平成29）年の動脈硬化性疾患予防ガイドラインによると，糖尿病患者の管理基準は，LDLコレステロール120mg/dL未満である。冠動脈疾患の既往がある場合はより厳格に100mg/dL未満に維持することが必要である。特に冠動脈疾患の再発リスクが高い

表4-14 糖尿病患者における脂質の目標値

冠動脈疾患	脂質管理目標値（mg/dL）			
	LDLコレステロール	HDLコレステロール	トリグリセリド	non-HDLコレステロール
なし	< 120	≧ 40	< 150	< 150
あり	< 100 （< 70）*			< 130 （< 100）*

＊家族性高コレステロール血症，急性冠症候群の時に考慮する．糖尿病でも他の高リスク病態（非心原性脳梗塞，末梢動脈疾患［PAD］，慢性腎臓病［CKD］，メタボリックシンドローム，主要危険因子の重複，喫煙）を合併する時はこれに準ずる．
出典／日本動脈硬化学会編：動脈硬化性疾患予防ガイドライン2017年版，2017.

場合には70mg/dL未満に治療目標を置く．

トリグリセリドの高い（≧400mg/dL）例や食後採血の場合には，総コレステロールからHDLコレステロールを引いたnon-HDLコレステロール値の活用がよい．糖尿病患者の管理基準は，non-HDLコレステロール150mg/dL未満であり，冠動脈疾患の既往がある場合は130mg/dL未満である（表4-14）．

12. 糖尿病の薬物療法の注意すべき点
（低血糖，シックデイと乳酸アシドーシス）

1 低血糖症

❶病態
血糖値はおおむね70～150mg/dLの範囲内にコントロールされている．この範囲以下に血糖値が低下した状態を低血糖とよぶ．血糖値が50mg/dL以下を示すときは確実な低血糖である．また糖尿病治療の影響で血糖降下の速度が速い際には，比較的高い血糖値でも低血糖の症状が生じる場合がある．

❷原因
糖尿病患者で低血糖（hypoglycemia）を発症する場合，薬物療法（インスリンまたは経口血糖降下薬）によるものがほとんどである．インスリン治療中の患者ではインスリン投与の誤りや過剰が原因となる．また，不規則な食事（欠食や食事時間の遅れ，偏った内容）に伴って，特にインスリン治療やSU薬治療中の患者で低血糖が生じやすい．また普段よりも長時間か高強度の運動療法を行った場合や，食事直前に運動を行った場合にも低血糖を誘発することがある．

しかしながら，糖尿病に低血糖をきたす疾患を合併した場合も低血糖を起こしうるので，薬物療法による低血糖以外の可能性がある場合，ほかの疾患による低血糖症の可能性も考えて対処する必要がある．

❸症状
典型的な症状は，冷汗，動悸，手足の震えなどの交感神経緊張症状である．いらつき，不機嫌，顔面蒼白，強い空腹感もしばしばみられる．低血糖がさらに進行すると脳の機能

障害が起こり，さらに不機嫌となり，他人に対し攻撃的になったり，思考がまとまらなくなったりする。眼の前がチカチカし，複視などの視覚異常が出現し，さらに進行すると意識障害が出現する。

▶ **低血糖性昏睡**　脳はエネルギー源として，主にブドウ糖（グルコース）を利用しているために，低血糖時には脳の機能が最も障害されやすい。低血糖が進行すると低血糖性昏睡が起こるが，昏睡に陥る前に混迷状態となり，痙攣発作，せん妄状態となる場合がある。

▶ **低血糖による障害**　低血糖による障害には以下のものがある。

- 低血糖性昏睡が長時間に及んだり，無自覚性の低血糖が頻回に起こったりすると，脳機能障害が生じ，性格変化，知能低下，認知症の進行などが起こる。
- 冠動脈硬化症を合併した患者では，低血糖に続くカテコールアミン分泌により冠動脈攣縮などが起こり，狭心症や心筋梗塞の発作が誘発される場合がある。
- 増殖性の網膜症（本章-E-1「糖尿病網膜症」参照）を有する患者などでは，低血糖によって眼底出血が誘発されることがあり，短期的には網膜症の増悪因子となりうる。しかしながら，長期的な網膜症の予防には厳格な血糖コントロールが有用であることが証明されており，軽度の低血糖を恐れるあまり，血糖コントロールが甘くなることは避けるべきである。

❹ 予防・治療

通常の状態では低血糖は起こらない。低血糖を引き起こす原疾患が存在する場合は，適切な診断のうえで原疾患の治療を行う必要がある。インスリン製剤や経口血糖降下薬などの糖尿病の治療薬が原因となっている場合は，治療薬の調整が必要である。具体的には，インスリン製剤の減量をするほか，配分の見直し（低血糖が起こる前に注射するインスリン製剤量を減量し，ほかの時間のインスリン製剤を増量するなど）が必要な場合もある。

▶ **夕方，夜間発症の予防**　長時間作用型のインスリン製剤や強力なスルホニル尿素（sulfonylurea；SU）薬は，遷延性の低血糖を引き起こしやすいので，腎機能低下例や高齢者では注意が必要である。また，特に多量のインスリン治療を受けている患者では，中間型インスリン作用により，夕方もしくは就眠前に投与したインスリン製剤が夜中の低血糖を引き起こすことが少なからずある。このような場合は，就眠前に1～2単位（本章-F-5参照）程度の補食をさせたり，インスリン投与時間を遅くする，夜の中間型インスリン製剤を減量するなどの変更が必要になる。夜中に低血糖が起こると，その後に著しい高血糖をきたし（ソモジー［Somogyi］効果），早朝血糖値が高いことがある。このような場合には夜中の低血糖に気づきにくく，かえって夜の中間型インスリン製剤を増量して，さらに低血糖を助長してしまうことがあるので注意が必要である。近年，中間型インスリン製剤よりも夜間の低血糖が生じにくい持効型溶解インスリンアナログ製剤が普及しているが，就寝中の低血糖が生じていないかを注意して使用する。

▶ **運動時の予防**　不規則に強度の高い運動をすると，運動後に低血糖を起こすことが多いため，運動することがあらかじめわかっている場合は，インスリンを減量したり運動前

に補食をするなどして，低血糖を起こさないように注意をする必要がある。

　運動時には低血糖発作に備えて，ビスケット，砂糖（しょ糖）10〜20gなどを持参させ経口摂取できるようにする。α-グルコシダーゼ阻害薬服用時には速やかに吸収されるブドウ糖の携帯が必要である。ブドウ糖の錠剤や1包にブドウ糖10gを含有するゼリー製剤も市販されている。手元に何もない場合，自動販売機などで糖の入った清涼飲料水を買い，350mL入りであれば1/3から1/2程度の量を飲用して低血糖から回復するかをみてもらい，低血糖からの確実な回復を確認するとともに，糖摂取が多くなりすぎないように指導する。血糖値の自己測定ができる場合は，ビスケットなどの摂取後に自己測定で血糖値の上昇を確認する。

▶**その他の場合の予防**　インスリンが相対的に過剰状態にある場合，低血糖から回復してもまたすぐ血糖値の低下が認められることがあるので，食事を早めに摂るなどの対応が必要となる。また，1型糖尿病などでインスリン投与量の多い患者では，1日2回の注射より，単位数を調整して1日3〜5回の注射を行うほうが血糖コントロールが安定し，低血糖を起こさない可能性が高くなることが多い。血糖値を24時間以上にわたり連続的に測定する持続血糖モニター（CGM）やフラッシュグルコースモニタリング（FGM）は，1日の血糖値の変動を詳しく調べて，低血糖が生じないようにインスリン投与量の調整を行うことに有用である。夜間の就寝中の無自覚な低血糖が生じていないかも調べることができる。

　また特に，1型糖尿病の小児などでは，しょ糖などの経口摂取ができないこともあるため，家族がグルカゴン1単位を皮下注射もしくは筋肉内注射することを指導する。

2　シックデイ

❶シックデイとは

　糖尿病患者が治療中に発熱，下痢，嘔吐をきたし，または食欲不振のため食事ができず，血糖コントロールも困難となった状態を指す。感染症，消化器疾患，外傷，ストレスなどに併発する。身体ストレスに伴いインスリン作用は低下しており，食事摂取が低下しても血糖値が高値のことが多い。ケトーシス，ケトアシドーシスのリスクがある病態であり，適切に対応する。

❷シックデイの治療原則

　安静と保温に努め，早めに主治医・医療機関に連絡する。水やお茶などで水分摂取を心がける。食欲がなくても，お粥，うどん，ジュースなどで炭水化物を補給する。インスリン治療中の患者では，自己判断でインスリンを中止しないようにあらかじめ指導することが重要である。発熱，消化器症状が強い時は医療機関を受診して補液などの対症療法を行う。

▶**1型糖尿病，インスリン依存状態の患者**　インスリン治療を決して中止しないようにする。血糖自己測定を3〜4時間ごとに行い，血糖値が200mg/dLを超えてさらに上昇

傾向がみられたら，そのつど超速効型インスリンを 2〜4 単位追加するシックデイルールを決めておく。医療機関と連絡をとりながら対応する。
▶ **2 型糖尿病**　インスリン治療中の患者は，1 型糖尿病と同様に血糖自己測定を行いながら医療機関と連絡して対応する。経口血糖降下薬，GLP-1 受容体作動薬は種類や食事量に応じて減量・中止する。

3　乳酸アシドーシス

❶ 病態・誘因

乳酸アシドーシス（lactic acidosis）は組織の循環不全や酸素不足により，組織内での嫌気的解糖の亢進が起こり，乳酸の産生が高まりアシドーシスが起こる病態をいう。同時に肝細胞での糖新生が抑制され，ピルビン酸が増加し，酸化的リン酸化が障害される。

経口血糖降下薬として用いられるビグアナイド薬の副作用として起こる場合がある。ビグアナイド薬は腎排泄性の薬剤であり，腎機能低下例で使用した際に血中濃度が上昇して乳酸アシドーシスを生じやすくなる。このため eGFR 30mL/分 /1.73m² 未満の腎不全例ではビグアナイド薬の投与は禁忌である。

また大量飲酒など糖尿病以外の原因で起こることもある。呼吸障害，循環障害のある患者に起こりやすい。

❷ 症状

意識障害が主症状である。尿ケトン体は陰性で，アシドーシス（pH＜7 が多い）で，アニオンギャップの上昇（＞25mEq/L）がある。また乳酸/ピルビン酸比の上昇がみられる。血糖，血漿浸透圧，血清ナトリウムは上昇しないか，軽度上昇にとどまる。血中乳酸値が高いほど，また pH が低いほど，予後は不良である。

❸ 治療

基礎となっている**呼吸・循環不全の是正**を行う。また，**輸液と pH の補正**が必要である。ビグアナイド薬が発症の誘因となった場合はこれを中止する。

13. 患者教育

❶ 生活習慣改善教育

生活習慣病は一般的に自己管理が極めて重要な疾患群である。特に糖尿病では，患者の自己管理に任されている部分が大きいため，患者教育をいかに行うかが非常に重要となってくる。実際，栄養指導に基づく食事療法とコンスタントな運動療法により，境界型（IGT）からの糖尿病の発症が抑制されることが大規模臨床試験で明らかになっている。また，大規模な前向き臨床試験でも，生活習慣が良好な群は，糖尿病の発症が極めて少ないことや，大血管障害の発症が有意に抑制されることなどが示されている。

この生活習慣改善による効果は，体重の減少の度合い以上に効果的であることも示されており，食事の改善や運動によって，インスリン抵抗性が改善したことが原因の一つと考

えられる。

❷糖尿病療養指導士による指導

糖尿病患者の教育は，医師，看護師，管理栄養士，薬剤師，理学療法士，臨床検査技師，メディカルソーシャルワーカー，介護福祉士などでチームを組んで行うことが望ましい。このような患者指導を目的として，2001（平成13）年から，糖尿病療養指導士の認定試験が行われている。表4-15 に認定試験の受験資格を示す。糖尿病療養指導士は看護師以外の医療職も従事しているが，糖尿病の療養指導に関係するすべての領域の知識をもって，実際の臨床の場で患者の指導に当たらなければならない。また，糖尿病療養指導士は医師の指導のもとに，それぞれのもつ資格に沿って患者指導を行う。

表4-15 糖尿病療養指導士認定試験の受験資格

受験資格要件認定の基準日の時点で，次の 1.～4. のすべての項目を満たしていること。
1. 看護師，管理栄養士，薬剤師，臨床検査技師，理学療法士のいずれかの資格を有していること
2. 下記の(1)(2)(3)の条件をすべて満たしている医療施設において，10 年以内に 2 年以上継続[*1] して勤務しかつ糖尿病患者の療養指導業務に従事した方で，かつこの間に通算 1000 時間以上糖尿病患者の療養指導を行った[*2] こと
   (1)当該施設に勤務する，以下の（イ）（ロ）のいずれかに該当する医師が，糖尿病療養指導にあたり受験者を指導していること
      （イ）常勤または非常勤の日本糖尿病学会専門医（非常勤の場合，勤務は月 1 回以上）
      （ロ）日本糖尿病学会の会員で糖尿病の診療と療養指導に従事している常勤の医師
   (2)外来で糖尿病患者の診療が恒常的に行われていること
   (3)糖尿病の患者教育，食事指導が恒常的に行われていること
3. 受験者が 2. の「糖尿病療養指導業務に従事した期間」に当該施設で携わった糖尿病療養指導の自験例が 10 例以上あること
4. 本機構が開催する講習会を受講し，受講修了証[*3] を取得していること

[*1]：「2 年以上継続」とは，異動，転勤，退職と再就職等により，業務に従事する施設を変更した場合，変更前後ともに(1)(2)(3)の条件をすべて満たす施設で引き続き糖尿病患者の療養指導業務に従事していれば，「継続して業務に従事している」こととして申請できる。この場合，変更前後の施設で業務に従事した期間を合わせて継続 2 年以上であることが必要である。ただし，業務に従事した期間は継続している必要があり，被雇用者としての身分が 1 日でも中断している場合は中断の前後どちらかの期間で計算する。
　なお，以下の場合，その期間を業務従事期間に含めることはできないが，その前後の期間は継続しているものとして合算できる（所定の証明書添付）。
　・産前・産後休暇（産前は出産予定日前 8 週（多胎は 14 週），産後 8 週まで），育児休業（原則として子が 1 歳に達するまで）
　・病気・介護休職（6 か月まで）
　・施設の事情により(1)（受験者を指導する医師）の条件を満たせない場合（6 か月まで）

[*2]：「糖尿病患者の療養指導を行った」時間とは，「糖尿病療養指導の業務に従事していた」時間ではなく，直接糖尿病患者に接して療養指導を行った時間のみとする。

[*3]：受講修了証の有効期間は原則として取得年度限りとする。ただし，当該年度の認定試験を受験しなかった場合に限り，取得年度の次年度までとする。

出典／日本糖尿病療養指導士認定機構ホームページ：http://www.cdej.gr.jp/modules/before/index.php?content_id=1（最終アクセス日：2018/9/11）．

II 肥満症

A 肥満症の定義・分類

　日本肥満学会は,「脂肪組織に脂肪が過剰に蓄積した状態で,体格指数（BMI：body mass index）が 25 以上のもの」を**肥満**と定義している[1]。BMI は（体重［kg］/ 身長［m］^{2}）で計算する。

　日本での肥満の基準は,欧米のものと異なっている。世界保健機関（WHO）の基準では,「BMI が 25 以上を過体重,30 以上を肥満」と定義している。

　BMI30 以上の割合は日本では 4.1% 程度であり,BMI25 以上は男性では 31.3%,女性で 20.6% である[2]。日本人では,BMI26 〜 27.9 でも高血糖・高血圧・高トリグリセリド血症などを発症する率が普通体重群（BMI が 20 以上 24 未満）の 2 倍以上になることから,軽度の肥満でも健康障害につながりやすいとされているため,定義が異なっている。

1. 肥満・過体重

　集団でみると体重は連続的に分布しているので,正常と肥満の境界,つまりどこから「肥満と定義するか」は自明ではない。この境界値は,死亡率やほかの疾患との有病率により決める必要がある。

　BMI が 25 を超えていても,脂肪組織に脂肪が過剰に蓄積していなければ肥満ではない。筋肉量が多く,脂肪が少ない運動選手は肥満としない。

　一方,WHO では,BMI が 25 以上 30 未満を**過体重**（overweight）として,BMI が 30 以上の肥満（obesity）と区別している。

　日本では BMI が 30 を超える例が少ないという特徴があり,また BMI25 〜 30 の頻度がここ数十年で 2 〜 4 倍に増加し,そのグループでは動脈硬化危険因子が集積していたことが報告された。そのため日本肥満学会では WHO 基準をそのまま適用せず,「**BMI が 25 以上**」を肥満と定義している。

2. 原因別にみた肥満の分類

　肥満を原因別にみると,特定の疾患が原因で肥満が起こる**症候性（二次性）肥満**と,基礎疾患が見当たらない原因不明の**単純性（原発性）肥満**に分類する。特に高度肥満では,症候性肥満を鑑別する必要がある。これは症候性肥満の治療として,原因となっている疾患への治療介入を行うためである。

　脂肪の分布する部位によって,疾患の有病率には差がある。上半身に脂肪が蓄積した場合を**上半身肥満**,下半身に脂肪が蓄積した場合を**下半身肥満**とよぶ。上半身肥満は健康障

害を起こしやすい。

また肥満は**内臓脂肪型肥満**と**皮下脂肪型肥満**に分かれる。内臓脂肪型肥満は内臓脂肪が蓄積している肥満で男性に多くみられる。一方、皮下脂肪型肥満は、皮下組織に脂肪が蓄積している肥満で女性に多い。

内臓脂肪は、消化管から肝臓への血管が存在する大網や腸間膜周囲の脂肪組織を指す。内臓脂肪は皮下脂肪に比べて代謝活性が高く、空腹時にトリグリセリドを分解して遊離脂肪酸を肝臓へと供給している。内臓脂肪が増加すると、脂肪細胞がアディポサイトカインの産生・分泌異常を起こして、健康障害を起こしやすい。減量によって内臓脂肪は減少しやすい。

▶ **脂肪細胞** 脂肪細胞は細胞質に脂肪滴を貯蔵している細胞である。体内の脂肪量が増える際には、脂肪滴が大きくなって脂肪細胞が肥大する場合（脂肪細胞肥大型）と、細胞数が増加して起こる場合（脂肪細胞増加型）がある。

脂肪組織は、白色脂肪組織と褐色脂肪組織に大別される。白色脂肪組織は大型の脂肪滴が一つで、脂肪を貯蔵している。また、様々な生理活性物質（アディポネクチン、レプチンなど）を分泌している（図4-10）。褐色脂肪組織は、小さな脂肪滴が多数存在し、ミトコンドリアが豊富で脱共役たんぱくUCP1（uncoupling protein-1）により熱を産生する働きがある。

ヒトでは白色脂肪組織が大部分を占める。褐色脂肪組織は新生児期に頸部に少量存在するだけで、13歳をピークとして年齢とともに減少する。しかし、成人においても寒冷時のエネルギー消費に関係することが示唆されている。また近年、白色脂肪細胞由来で熱産生を行うベージュ細胞も知られるようになった。

▶ **アディポネクチン** 脂肪細胞から分泌されるサイトカインである。骨格筋や肝臓のアディポネクチン受容体に結合して、AMPキナーゼ（AMP-activated protein kinase）を活性化しインスリン感受性を増強する。脂肪細胞が肥大すると、アディポネクチンの分泌

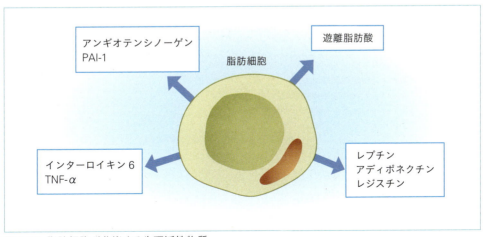

図4-10 脂肪細胞が分泌する生理活性物質

は低下して，インスリン抵抗性を招く。

3. 肥満の成因

エネルギーバランスからみると，[エネルギー摂取量] − [エネルギー消費量] の差がプラスになって，体重が増加して肥満になる。肥満で体重が一定の時は，エネルギー摂取量とエネルギー消費量は等しい。こうしたエネルギー摂取量・消費量の間には調整機構が存在する。たとえば，過食した後は食欲が低下しエネルギー消費が増加する。エネルギー摂取量には食欲・食行動，心理的・社会的要因などが影響し，消費量には身体活動量，社会的要因などが関与する。このように肥満の成因には多数の因子が複雑に働いている（表4-16）。

表4-16 肥満の成因

環境因子	身体活動量	定期的な運動習慣 座位時間の長さ テレビの視聴時間 ビデオゲームの遊び時間
	食事	エネルギー摂取量 糖質摂取量 野菜・果物・全粒穀物の摂取量 たんぱく質の摂取量 ファーストフードの利用率 砂糖入り甘味飲料 早食い 夜食症候群，むちゃ食い障害 一皿の盛りつけ量（ポーションサイズ）
	飲酒	
	喫煙と禁煙	
	睡眠	睡眠時間の短さ
	薬物	向精神薬，抗てんかん薬の一部 副腎皮質ホルモン
	心理社会的・社会経済的要因職業	
	胎児期・出生後の栄養状態	
	腸内細菌叢	
遺伝因子	レプチン異常症 レプチン受容体異常症 メラノコルチン4受容体異常症 バルデー・ビードル（Bardet-Biedl）症候群 プラダー・ウィリー（Prader-Willi）症候群 オルブライト（Albright）遺伝性骨ジストロフィー（偽性副甲状腺機能低下症1a型）	
内分泌疾患	コルチゾール過剰 （クッシング症候群） 甲状腺機能低下症 成長ホルモン欠乏 インスリノーマ	
視床下部性	頭蓋咽頭腫の術後，視床下部の外傷，腫瘍，炎症	

❶ **食欲の制御機構**

　食欲の制御は，短期的には摂取した食物量を腸管からのシグナルとして，長期的にはエネルギー貯蔵量を脂肪細胞からのシグナルとして脳，特に視床下部の神経ネットワークが受け取ることで行われる。摂取した食物量の情報は胃と腸管からの迷走神経の刺激として孤束核へ伝達される。また，胃からはグレリンが，小腸からはコレシストキニンなどが，脂肪組織からはレプチンが分泌され，視床下部において食欲に影響を及ぼす（図4-11）。

▶ **グレリン（ghrelin）**　胃から産生されるホルモンで，食欲を亢進させる。血清グレリン濃度は食事前が最も高く，食事後に低下する。また，下垂体からの成長ホルモンの分泌を引き起こす。

▶ **コレシストキニン（cholecystokinin）**　十二指腸などの上部消化管のＩ細胞から分泌されるホルモンで，満腹感をもたらし摂食量を減少させる。また胆嚢を収縮させる。

▶ **グルカゴン様ペプチド-1（Glucagon-like peptide-1：GLP-1）**　小腸のＬ細胞から分泌されるホルモンで，食欲を抑制する。また，膵臓からのインスリン分泌を促進し，グルカゴン分泌は逆に抑制する。

▶ **ペプチドYY（Peptide YY: PYY）**　小腸のＬ細胞からGLP-1とともに分泌され，最初のアミノ酸2個が切断されてPYY_{3-36}になり視床下部に作用して，食欲を抑制する。

▶ **レプチン（leptin）**　レプチンは脂肪細胞や胎盤で産生されるホルモンで，絶食で脂肪蓄積が減少するとレプチン濃度が低下する。脳はレプチン減少を感知して，空腹感と食欲亢進を起こす。レプチンが遺伝的に欠損しているマウスは食べ続けて肥満になる。ヒトでも肥満患者のなかにレプチン欠乏が報告されている。しかし，ほとんどの肥満者では

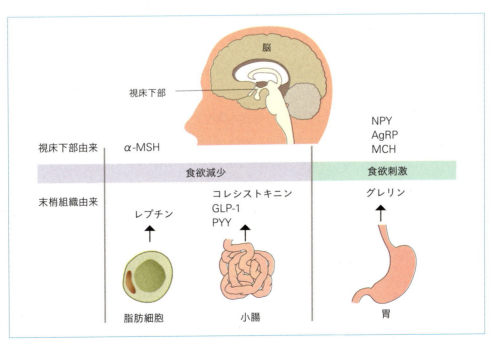

図4-11　食欲を調節するペプチド

血清レプチン濃度は高い。肥満者ではレプチンに対する反応性が低下しているためと考えられている。レプチン濃度が低い場合の空腹感への影響は強いが、レプチン濃度が高い場合の肥満抑制効果は弱い。このように作用強度には非対称性がある。レプチンは視床下部弓状核ニューロンのレプチン受容体に結合して食行動を抑制する。

❷ 視床下部と食欲・満腹

視床下部には摂食行動を司る神経細胞（ニューロン）が存在する。従来、視床下部の腹内側核を障害すると肥満が起こり、外側視床下部を障害すると食欲が減少することから、腹内側核は満腹中枢とされ、外側視床下部が摂食中枢とされてきた。近年ではさらに複雑な神経ネットワークが存在することが知られている。食欲に影響する視床下部ペプチドとして、ニューロペプチドY（neuropeptide Y；NPY）、アグーチ関連ペプチド（Agouti-related peptide；AgRP）、メラニン凝集ホルモン（melanin-concentrating hormone；MCH）、α-メラニン刺激ホルモン（α-melanin stimulating hormone；α-MSH）などがある。

弓状核に存在するAgRPを発現するニューロンが刺激されると、NPYとAgRPが分泌され、室傍核のニューロンを抑制して摂食行動を起こさせる。一方、プロオピオメラノコルチン（Proopiomelanocortin；POMC）を発現するニューロンが刺激されるとα-MSHが産生される。α-MSHはメラノコルチン4受容体（melanocortin 4 receptor；MC4R）に結合して、室傍核のニューロンを刺激して満腹感をもたらす。MC4R欠損症は肥満をもたらし、MC4Rの遺伝子多型はBMIと関係することが報告されている。また、POMC欠損症ではACTHが欠損し副腎不全になり、過食による肥満をきたす。

❸ 胎児期における栄養・環境

成長過程における栄養状態、特に胎児期における栄養・環境が、出生後の肥満に関係していることが示唆されている。妊娠中の母親の体重増加が子供の体格や肥満に関係している。

妊娠中の母体のエネルギー摂取量が不足して、胎児が低栄養状態におかれると胎児はエネルギー消費の少ない体質へ順応するという学説がある。これを**倹約型体質**（thrifty phenotype）とよぶ。この体質が、生後に飽食の環境におかれると肥満になりやすいという仮説が提唱されている（developmental origins of health and disease［DOHaD］仮説）。この機序は、遺伝子発現を調節するゲノム部分のメチル化やマイクロRNAなどのエピゲノム変化によって生じることが推測されている。

❹ 腸内細菌叢

腸内細菌がヒトのエネルギー摂取やインスリン抵抗性などに影響を及ぼし、肥満に関与していることが知られている。成人ではバクテロイデス（Bacteroidetes）門とフィルミクテス（Firmicutes）門が大部分の腸内細菌叢が安定して存在するが、個人差が大きい。肥満者では、腸内細菌の多様性が減っており、偏倚（dysbiosis）が存在し消化管内容物からのエネルギー回収率に優れ、脂肪蓄積を起こしやすい。

B 病態生理

1　肥満とエネルギーバランス

　体重は，エネルギー摂取と消費のバランスから影響を受ける。エネルギーバランスは内分泌系や神経系の調節を受けている。

　身体活動量と食行動はエネルギーバランスに影響を与え，BMI の重要な決定因子である。身体活動量の減少によるエネルギー消費の減少，あるいは食行動の変化によるエネルギー摂取の増加が肥満の原因になる。

　食事については，エネルギー摂取量が増加すると体重は増加する。栄養素では糖質摂取割合が高いと肥満になりやすく，特に砂糖入り甘味飲料を多く摂ることは肥満に関連している。また，たんぱく質摂取量が低いことは肥満をきたしやすい。食物繊維や全粒穀類は肥満を抑制する可能性が示唆されている。食品への嗜好と肥満になりやすさの間には相互作用があるとも考えられている。

2　肥満に関与する因子

❶遺伝因子

　肥満は血族のなかで多発することが多い。双生児の研究では遺伝の影響は 60 〜 90% と高く，養子は育ての親より生物学的親の体格に似ることが示されている。近年のゲノム研究では，BMI に関係した遺伝子座は 90 以上が同定されており，多因子の影響下にあることが確認されている。しかし，個々の遺伝子座の肥満への寄与度は小さい。FTO（fat mass and obesity）遺伝子座の寄与が最も大きいとされるが，肥満になりやすさの違いは 1.5 倍程度である。また，肥満の遺伝因子は直接，肥満になりやすい因子と環境因子への感受性に関わる因子に大別される。

　一方，単一遺伝子異常によって起こる肥満症（レプチン異常症など）があるが，頻度は非常に少ない。

❷環境因子

　食行動異常を伴う過食と運動量不足が肥満をもたらす。

　食行動として肥満につながりやすいものには，早食い・夜食症候群（night-eating syndrome）・むちゃ食い障害（Binge eating disorder）がある。早食いでは満腹感を感じる前に過食してしまう。夜食症候群は 25% 以上（多くは 50% 以上）のエネルギーを夕食後から翌朝までに摂取する状態で，夜中に目が覚め，眠るためには食べることが必要だと思い込んで夜食を摂る。このため不眠症と朝食への食欲が湧かないで欠食することが多く，うつ傾向がある。むちゃ食い障害は，自分で食べることをコントロールできない状態で，過食してしまう。

座りっぱなしで身体活動量が少ない生活習慣を「セデンタリー（sedentary）」とよぶが，セデンタリーは肥満の増加に相関関係がある。特にテレビの視聴時間は肥満度と関連している。近年は，コンピューターやビデオゲームの使用時間との関連が示唆されている。

▶ **睡眠時間**　成人では睡眠時間が6時間未満を短睡眠時間とするが，短睡眠時間と体重増加・肥満には関連がある。睡眠を制限すると血清レプチン値が低下しグレリン値は増加し，空腹感と食欲を増加させる。またインスリン感受性が減少する。短睡眠時間は摂食量・間食の増加に関係して体重増加を起こす。こうした相関は成人より小児で強い。

▶ **喫煙と禁煙**　重度の喫煙者は肥満度・ウエスト周囲長が大きい。喫煙者が禁煙すると体重が増加しやすい。これはニコチンが供給されないことで，食欲が亢進することが原因の一つと考えられる。禁煙の際には食事・運動に対する指導を行い，体重が増加しないように注意する。

▶ **薬物**　向精神薬，抗うつ薬や抗てんかん薬のなかには肥満をきたしやすい薬剤がある。また副腎皮質ホルモン内服でも体重が増加しやすい。糖尿病治療薬であるインスリンやスルフォニル尿素薬は体重増加を起こしやすい。

❸ **基礎疾患**

基礎疾患や特殊な疾患の症状として肥満が起こることがある。基礎疾患としては，クッシング症候群などの内分泌疾患や視床下部の外傷・腫瘍などがあげられる。二次性肥満を起こす症候群としては以下のものがある。

▶ **バルデー・ビードル（Bardet-Biedl）症候群**　肥満と精神発達遅滞，網膜色素変性，性腺機能低下，多指症・合指症を合併する症候群である。15以上の多様な遺伝子が原因として報告されている常染色体劣性遺伝病である。繊毛の機能不全が原因とされている。

▶ **プラダー・ウィリー（Prader-Willi）症候群**　肥満と低身長，性腺機能低下をきたし，糖尿病や行動異常を伴うことが多い。原因は，第15番染色体長腕の異常（ゲノム刷り込み現象の異常）による視床下部の機能障害であり，食欲が亢進して肥満になる。

▶ **オルブライト（Albright）遺伝性骨ジストロフィー**　肥満と低身長，知能障害のほか，異所性皮下骨化，短指趾症，円形顔貌を特徴とする。副甲状腺ホルモン（PTH）の分泌は正常であるが，標的組織が抵抗性を示し，低カルシウム血症・高リン血症が起こる。

C　検査・診断

BMIと疾患有病率との関係をみると，BMIが約22のときに疾患有病率が最も低くなる。このときの体重が"最も病気にかかりにくい理想的な体重"とみなされている。

1　BMIと標準体重から肥満を判定する方法

身長に対応する標準体重を定め，実測した体重が標準体重からどの程度超過しているかによって肥満度を判定する。

表4-17 肥満度分類

BMI（kg/m²）	判定	WHO基準
＜ 18.5	低体重	Underweight
18.5 ≦〜＜ 25	普通体重	Normal range
25 ≦〜＜ 30	肥満（1度）	Pre-obese
30 ≦〜＜ 35	肥満（2度）	Obese class Ⅰ
35 ≦〜＜ 40	肥満（3度）	Obese class Ⅱ
40 ≦	肥満（4度）	Obese class Ⅲ

注1）ただし，肥満（BMI ≧ 25）は，医学的に減量を要する状態とは限らない。なお，標準体重（理想体重）は最も疾病の少ないBMI22を基準として，標準体重（kg）＝身長（m）² × 22で計算された値とする。
注2）BMI ≧ 35を高度肥満と定義する。
出典／日本肥満学会編：肥満症診療ガイドライン2016, ライフサイエンス出版，2016, p.xii.

❶ 標準体重

標準体重はBMIを22として，次のように計算した値である。

標準体重（kg）＝身長（m）×身長（m）× 22

❷ 肥満度分類

日本肥満学会の肥満診断基準により，BMIの数値に基づいて判定する（表4-17）。

❸ 内臓脂肪量の評価

▶ **スクリーニング検査** ウエスト周囲長をスクリーニング検査として用いる。ウエスト周囲長が男性は85cm以上，女性は90cm以上では，内臓脂肪蓄積が推定される。

▶ **確定検査** 腹部CT検査で，臍レベル断面の**内臓脂肪面積**を測定する。この面積は腹腔内の内臓脂肪量を反映していると考えられる。内臓脂肪面積が100cm²以上の場合に**内臓脂肪型肥満**と判定する。

2 肥満症

肥満と診断されたもののうちで，以下のいずれかの条件を満たす場合に，**肥満症**と診断して疾患単位として取り扱う。

- 肥満に起因ないし関連する健康障害を有するか，あるいは，健康障害の合併が予測される場合で，減量を要するもの（減量により改善する，または進展が防止されるもの）。
- ウエスト周囲長によるスクリーニングで内臓脂肪蓄積を疑われ，腹部CT検査によって確定診断された内臓脂肪型肥満。この場合，健康障害を伴いやすい高リスク肥満と位置づける。

また，BMIが35kg/m²以上を高度肥満とする。

肥満症の診断に必要な健康障害としては表4-18のように定められている。また，肥満症診断のフローチャートを図4-12に示す。

表4-18 肥満に起因ないし関連し，減量を要する健康障害

1. 肥満症の診断基準に必須な健康障害
   1) 耐糖能障害（2型糖尿病・耐糖能異常など）
   2) 脂質異常症
   3) 高血圧
   4) 高尿酸血症・痛風
   5) 冠動脈疾患：心筋梗塞・狭心症
   6) 脳梗塞：脳血栓症・一過性脳虚血発作（TIA）
   7) 非アルコール性脂肪性肝疾患（NAFLD）
   8) 月経異常・不妊
   9) 閉塞性睡眠時無呼吸症候群（OSAS）・肥満低換気症候群
   10) 運動器疾患：変形性関節症（膝・股関節）・変形性脊椎症，手指の変形性関節症
   11) 肥満関連腎臓病

2. 診断基準には含めないが，肥満に関連する健康障害
   1) 悪性疾患：大腸がん，食道がん（腺がん），子宮体がん，膵臓がん，腎臓がん，乳がん，肝臓がん
   2) 良性疾患：胆石症，静脈血栓症・肺塞栓症，気管支喘息，皮膚疾患，男性不妊，胃食道逆流症，精神疾患

3. 高度肥満症の注意すべき健康障害
   1) 心不全
   2) 呼吸不全
   3) 静脈血栓
   4) 閉塞性睡眠時無呼吸症候群（OSAS）
   5) 肥満低換気症候群
   6) 運動器疾患

出典／日本肥満学会編：肥満症診療ガイドライン2016，ライフサイエンス出版，2016，p.xii．

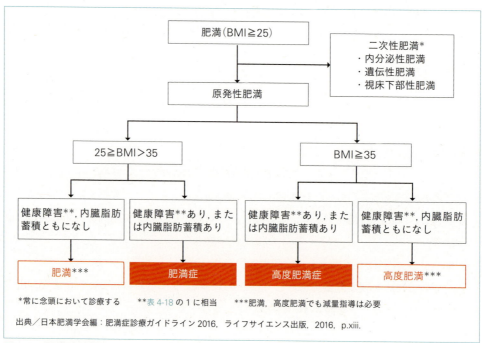

*常に念頭において診療する　　**表4-18 の 1 に相当　　***肥満，高度肥満でも減量指導は必要

出典／日本肥満学会編：肥満症診療ガイドライン2016，ライフサイエンス出版，2016，p.xiii．

図4-12 肥満症診断のフローチャート

D 治療

❶ 治療目的

肥満症の治療目的は，減量によって肥満に伴う健康障害を解消あるいは軽減，予防することである。まず3～6か月で，現体重の3％以上の体重減少を目標にする。高度肥満症では，現体重の5～10％の体重減少を目標とする。内臓脂肪は体重減少により早期から減少しやすいので，数％の体重減少で内臓脂肪の減少が期待できる。その後は，リバウンドを伴わない継続した減量が重要である。

肥満に起因ないし関連する障害（表4-18）を個別に治療するのではなく，減量療法によってそれらを一挙に改善することが推奨されている。

❷ 食事療法

肥満の治療は食事療法が基本である。減量のためには摂取エネルギー量を制限する。①肥満症では，1日の摂取エネルギー量を25kcal×標準体重（kg）以下として，現在の体重から3～6か月で3％以上の減量を目指す。② BMI35以上の高度肥満症では，1日の摂取エネルギー量を20～25kcal×標準体重（kg）以下として，現在の体重から5～10％の減量を目指す。

減量が得られない場合は600kcal/日以下の超低エネルギー食（VLCD）を考える。エネルギーは，15～20％をたんぱく質，20～25％を脂質，50～60％を糖質（炭水化物から食物繊維を除いたもの）に割り振る。

指示エネルギーのうち糖質を40％程度まで制限する糖質制限食も，体重制限に有効である。肥満症の食事療法では，必須アミノ酸を含むたんぱく質・ビタミン・ミネラルの十分な摂取が必要である。このため，フォーミュラ食（必要なたんぱく質・ビタミン・ミネラルを含んだ食事代替食品）を補助として使用することもある。

❸ 運動療法

運動療法は減量と減量した体重の維持に有用である。有酸素運動は血圧・糖代謝・脂質代謝指標の改善をもたらす。レジスタンス運動（筋力トレーニング）は減量中の骨格筋量の減少を抑制する。

通勤や家事などの日常の生活活動でもエネルギー消費量を増加させると，肥満に合併する代謝指標の改善が期待できる。10分以上継続する中強度（3～6METs：1METsは安静時の代謝に相当）の生活活動としては，やや速足の歩行（4km/時）があげられる。

運動療法を開始する前には心血管系，呼吸器系，骨や筋・関節などの健康障害の有無を十分に評価してから，安全に実施できる内容を設定する。軽い運動から始めて徐々に運動量を増加させていく。

❹ 行動療法

肥満症では食行動異常を伴うことが多い。食行動異常には，①食欲の認知性調節異常

（間食やストレスで過食になるなど），②食欲の代謝性調節異常（夜中に過食するなど），③偏食・早食い・朝食抜きなどがあげられる。体重や食事内容について自分で記録をとるようにして，食行動の問題点を抽出する。食行動質問表を用いるのもよい。問題行動を修正して，治療効果を上げて減量意欲を強化することが望ましい。

　減量効果の長期維持のためには，自己体重測定の習慣化が重要である。1日4回（起床直後，朝食直後，夕食直後，就寝直前）体重を測定するグラフ化体重日記をつけるのもよい。また，30回咀嚼法（食事について，口に入れたものを必ず30回咀嚼する）は早食いの是正や満腹感の改善を期待できる。

　高度肥満者はうつ病などの精神的問題を伴うことも少なくない。また服用している向精神薬で肥満になることもある。そのため，精神科医や臨床心理士とも連携しながら，肥満者の精神的背景を十分に理解したうえで無理のない減量プログラムを行う。

❺ 薬物療法

　3か月以上の食事・運動・行動療法を行っても減量できない，あるいは合併疾患の改善がない肥満症例に対しては，薬物療法が選択肢になる。

　肥満治療薬は，作用機序から①中枢性食欲抑制薬，②吸収阻害薬，③代謝促進薬の3つのカテゴリーに分類される。

①中枢性食欲抑制薬として日本で処方できるものはマジンドールのみである。この薬剤は，BMI≧35の高度肥満者に，食事療法および運動療法の補助療法として使い，投与期間はできる限り短期間で，3か月を限定として用いる。1か月以内に効果がみられない例では投与を中止する。

②吸収阻害薬としては，セチリスタットが製造販売承認を受けているが，販売はされていない。

③代謝促進薬として，現在日本で使用できるものはない。

❻ 手術療法

　減量を目的とする外科手術が高度肥満症（BMI35以上）に対して行われている。手術療法は長期的に減量を維持でき，肥満関連健康障害の改善効果も良好であることが示されている。4つの術式（胃バンディング術，胃バイパス術，スリーブ状胃切除術，スリーブ状胃切除術＋十二指腸スイッチ術）が用いられている（図4-13）。超過体重減少率（手術後の体重［kg］／手術前の体重［kg］－標準体重［kg］）が50％以上を肥満外科手術の成功例としている。

　近年，肥満に合併する糖尿病や脂質異常症に手術療法の有効性が示されている。代謝異常の改善を目的とした手術はmetabolic surgeryとよぶ。現在，日本では糖尿病などの健康障害を伴う高度肥満症例を対象に，腹腔鏡下スリーブ状胃切除術が保険適用になっている。保険診療で本手術を行う際の適応基準は，

　①6か月以上の内科的治療が行われているにもかかわらず，BMIが35以上であること，②糖尿病，高血圧，脂質異常症のうち1つ以上を有していること，となっている。

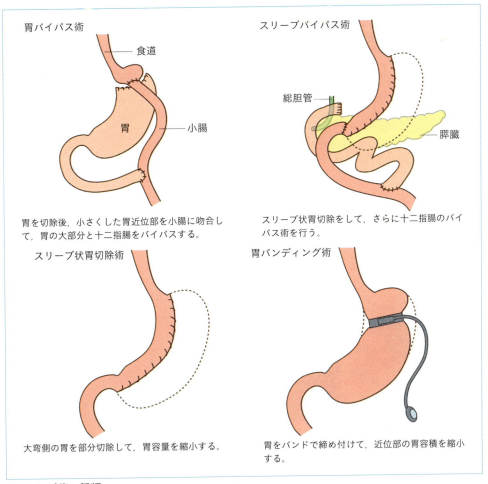

図4-13 手術の種類

III メタボリックシンドローム

A 概念と診断基準

　肥満が糖尿病，脂質異常症，高血圧などを合併しやすく，動脈硬化性疾患を起こしやすいことに注目して，**メタボリックシンドローム**（metabolic syndrome）とよばれている。日本では，2005（平成17）年に診断基準が表4-19のように決められた。内臓脂肪の蓄積を必須項目として，高血糖・脂質異常・血圧高値の3項目のうち2項目以上を満たすものをメタボリックシンドロームと定義している。

　内臓脂肪の蓄積は，臨床上はウエスト周囲長の測定により判定するが，可能なら腹部CT検査で内臓脂肪量測定を行うのが望ましい。

表4-19 メタボリックシンドロームの診断基準

1. 必須項目：内臓脂肪（腹腔内脂肪）蓄積
    ウエスト周囲長　男性≧85cm，女性≧90cm（内臓脂肪面積男女とも≧100cm² に相当）
2. 上記1に加え，以下の3項目のうち2項目以上を満たすものをメタボリックシンドロームと診断する
    1）脂質異常
       トリグリセリド値　≧150mg/dL　かつ/または　HDLコレステロール値　＜40mg/dL（男女とも）
    2）血圧高値
       収縮期血圧≧130mmHg　かつ/または　拡張期血圧≧85mmHg
    3）高血糖
       空腹時血糖値≧110mg/dL

＊CTスキャンなどで内臓脂肪量測定を行うことが望ましい。
＊ウエスト径は立位，軽呼気時，臍レベルで測定する。脂肪蓄積が著明で臍が下方に偏位している場合は肋骨下縁と前上腸骨棘の中点の高さで測定する。
＊メタボリックシンドロームと診断された場合，糖負荷試験が薦められるが診断には必須ではない。
＊高トリグリセリド血症，低HDLコレステロール血症，高血圧，糖尿病に対する薬物治療を受けている場合は，それぞれの項目に含める。
＊糖尿病，高コレステロール血症の存在はメタボリックシンドロームの診断から除外されない。
出典／日本内科学会雑誌．2005；94：794-809．

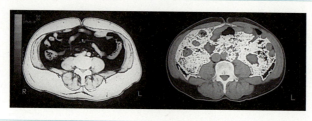

左側の患者では皮下脂肪が厚く，内臓脂肪がわずかであるのに対して，右側の患者では皮下脂肪はほとんどなく，腹腔内の内臓脂肪の蓄積が著しいことがわかる。

図4-14 皮下脂肪型肥満（左）と内臓脂肪型肥満（右）の腹部CT像

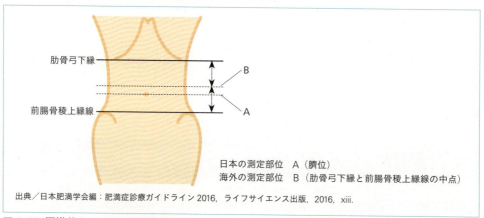

日本の測定部位　A（臍位）
海外の測定部位　B（肋骨弓下縁と前腸骨稜上縁線の中点）

出典／日本肥満学会編：肥満症診療ガイドライン2016，ライフサイエンス出版，2016，xiii．

図4-15 標準的ウエスト周囲長測定法

　図4-14は臍レベルでの腹部CT像である。日本肥満学会は，腹部の内臓脂肪面積が100cm² に相当する臍位ウエスト周囲長値（ウエストサイズ）として，男性が85cm以上，女性が90cm以上を内臓脂肪型肥満と判定することを提唱している。

　メタボリックシンドロームの判定について国際的診断基準はなく，各国によってそれぞ

れ独自の基準が定められている。2007（平成19）年に国際糖尿病連合が，地域や国ごとに設定したウエストサイズの指標では，アジア（日本を含む）では，男性は90cm以上，女性は80cm以上であり，日本の基準値とは異なっている。この差は標準的ウエスト周囲長の測定法の違いによる（図4-15）。

B 病態と治療

❶成因

本症候群の成因については，日本では「内臓脂肪の蓄積」が最も重視され，疾患群の発症原因として内臓脂肪細胞に由来する生理活性物質のかかわりが注目されている。これに対して，欧米ではインスリン作用が不十分になる「インスリン抵抗性」説が重要視されている。

内臓脂肪型肥満は皮下脂肪型肥満に比較して，インスリン抵抗性をきたしやすい。脂肪細胞は様々な生理活性物質を分泌している。脂肪細胞に蓄積されたトリグリセリドが分解されて，遊離脂肪酸が増加する。また，内臓脂肪組織に慢性炎症が起こる。これらがインスリン抵抗性の原因になる。

❷病態と合併症

動脈硬化性疾患の危険因子である糖代謝異常（糖尿病，耐糖能異常），脂質異常（高トリグリセリド血症，低HDLコレステロール血症），高血圧などは集積して合併する傾向にある。こうした集積の原因については十分にはわかっていない。

❸治療

生活習慣の改善により，現在の体重やウエスト周囲長を3％以上減少させることを，3～6か月での目標とする。特に食事療法と運動療法を指導する。食事療法では，1日の摂取エネルギー量を25～30kcal×標準体重（kg）以下とする。

❹対策の強化

日本では2008（平成20）年度から特定健康診査・特定保健指導制度が導入され，メタボリックシンドローム・肥満症の該当者を選定して，集中的に保健指導を行っている（表4-20）。

動機づけ支援は，メタボリックシンドローム予備群（内臓脂肪蓄積［ウエスト周囲長，BMIにより判定］に加え，血糖，血圧，脂質のうちの追加リスク1つ［ウエスト周囲長が基準以下かつBMIが基準値以上の場合は1つまたは2つ］）を主な対象とし，行動目標を立て，6か月後に達成状況の評価を行う。

積極的支援では，初回面接による支援を行い，その後，3か月以上の継続的な支援を行う。初回面接から実績評価を行うまでの期間は3か月経過後となる。ただし，保険者の判断で，対象者の状況等に応じ，6か月後に評価を実施することや3か月後の実績評価の終了後にさらに独自のフォローアップ等もできる[3]。

表 4-20 特定健診検査項目の判定値と保健指導対象者の選定および階層化

（健診検査項目の判定値）

項目	データ基準	
	保健指導判定値	受診勧奨判定値
収縮期血圧（mmHg）	130	140
拡張期血圧（mmHg）	85	90
トリグリセリド（mg/dL）	150	300
HDL コレステロール（mg/dL）	39	34
LDL コレステロール（mg/dL）	120	140
non-HDL コレステロール（mg/dL）	150	170
空腹時血糖（mg/dL）	100	126
HbA1c（NGSP）（%）	5.6	6.5
随時血糖（mg/dL）	100	126
AST（U/L）	31	51
ALT（U/L）	31	51
γ-GTP（U/L）	51	101
eGFR（mL/分/1.73m²）	60	45
血色素量（ヘモグロビン値）（g/dL）	男性 13.0　女性 12.0	男性 12.0　女性 11.0

（保健指導対象者の選定と階層化）

ステップ 1　● 腹囲と BMI で内臓脂肪蓄積のリスクを判定する。

- ウエスト周囲長　男性 ≧ 85cm，女性 ≧ 90cm → (1)
- ウエスト周囲長　男性 < 85cm，女性 < 90cm かつ BMI ≧ 25 → (2)

↓

ステップ 2　● 検査結果，質問票より追加リスクをカウントする。
　　　　　　● ①〜③はメタボリックシンドロームの判定項目，④はその他の関連リスクとし，④喫煙歴については①から③のリスクが 1 つ以上の場合にのみカウントする。

① 血糖：空腹時血糖 ≧ 100mg/dL　または
　　　　HbA1c（NGSP）≧ 5.6％ 以上　または
　　　　薬剤治療を受けている場合
② 脂質：トリグリセリド ≧ 150mg/dL 以上　または
　　　　HDL コレステロール < 40mg/dL　または
　　　　薬剤治療を受けている場合
③ 血圧：収縮期血圧 ≧ 130mmHg　または
　　　　拡張期血圧 ≧ 85mmHg　または
　　　　薬剤治療を受けている場合（質問票より）
④ 質問票：喫煙歴あり

↓

ステップ 3　● ステップ 1，2 から保健指導対象者をグループ分け

(1) の場合
①〜④のリスクのうち　　追加リスクが　2 以上の対象者は積極的支援レベル
　　　　　　　　　　　　　　　　　　1 の対象者は動機づけ支援レベル
　　　　　　　　　　　　　　　　　　0 の対象者は情報提供レベル

(2) の場合
①〜④のリスクのうち　　追加リスクが　3 以上の対象者は積極的支援レベル
　　　　　　　　　　　　　　　　　　1 または 2 の対象者は動機づけ支援レベル
　　　　　　　　　　　　　　　　　　0 の対象者は情報提供レベル

出典／厚生労働省：標準的な健診・保健指導プログラム【平成 30 年度版】，2018 に基づいて作成．

なお，喫煙者ではメタボリックシンドローム予備群も積極的支援の対象となる。

IV 脂質異常症

脂質異常症の定義・分類

❶ 脂質異常症の診断基準

脂質異常症は，血清脂質値が基準値から外れている状態である。基準値は，表 4-21 のように決められている[4]。

❷ 脂質異常症の分類

脂質異常症は，病因によって一次性（原発性）脂質異常症と二次性（続発性）脂質異常症に分類される。一次性（原発性）脂質異常症は，脂質代謝自体に原因がある（と考えられる）脂質異常症で，二次性（続発性）脂質異常症は，原疾患（甲状腺機能低下症，糖尿病など）から起こる脂質異常症をいう。

病態生理

1. 原発性高リポたんぱく血症

1　I 型高リポたんぱく血症

I 型高リポたんぱく血症はカイロミクロンの代謝障害である。血液中にカイロミクロンが停留し，血清トリグリセリド値は 1000 mg/dL を超えることがある。リポたんぱくリパーゼ欠損症やアポたんぱく CⅡ欠損症などが原因である。急性膵炎が起こりやすいの

表 4-21 脂質異常症診断基準（空腹時採血）*

LDL コレステロール	140mg/dL 以上	高 LDL コレステロール血症
	120〜139mg/dL	境界域高 LDL コレステロール血症**
HDL コレステロール	40mg/dL 未満	低 HDL コレステロール血症
トリグリセリド	150mg/dL 以上	高トリグリセリド血症
Non-HDL コレステロール	170mg/dL 以上	高 non-HDL コレステロール血症
	150〜169mg/dL	境界域高 non-HDL コレステロール血症**

*10 時間以上の絶食を「空腹時」とする。ただし水やお茶などカロリーのない水分の摂取は可とする。
**スクリーニングで境界域高 LDL コレステロール血症，境界域高 non-HDL コレステロール血症を示した場合は，高リスク病態がないか検討し，治療の必要性を考慮する。
- LDL-C は Friedewald 式（TC − HDL-C − TG/5）または直接法で求める。
- TG が 400mg/dL 以上や食後採血の場合は non-HDL-C（TC − HDL-C）か LDL-C 直接法を使用する。ただしスクリーニング時に高 TG 血症を伴わない場合は LDL-C との差が＋ 30mg/dL より小さくなる可能性を念頭においてリスクを評価する。

出典／日本動脈硬化学会編：動脈硬化性疾患予防ガイドライン 2017 年版，日本動脈硬化学会，2017，p.14 に基づいて作成．

で，脂肪制限（1日20g以下）を行ってトリグリセリド値を低下させる[5]。

❶ 家族性リポたんぱくリパーゼ（LPL）欠損症

▶ **原因** カイロミクロンやVLDLのトリグリセリドを加水分解する酵素であるLPLが欠損するために起こる。

▶ **遺伝形式と頻度** 常染色体劣性遺伝。100万人に1人と非常にまれである[6]。

▶ **臨床症状** 乳児期から，血清トリグリセリド値5000〜10000mg/dLの高トリグリセリド血症になる。発疹性黄色腫が顔や殿部に出現する。肝脾腫や網膜脂血症を呈する。重篤な合併症に急性膵炎がある。

▶ **治療** 1日20g以下の脂肪制限。乳児には中鎖脂肪酸（門脈から肝臓に直接運ばれる）を用いた人工ミルクを利用する。

❷ アポたんぱくCII欠損症

▶ **原因** アポたんぱくCIIが欠損するために，LPLの活性化が起こらないために起こる。

▶ **遺伝形式と頻度** 常染色体劣性遺伝。非常にまれである。

▶ **臨床症状** 一般的にLPL欠損症より症状が軽いとされる。

▶ **治療** LPL欠損症と同様の脂肪制限を行う。

2 II型高リポたんぱく血症

II型高リポたんぱく血症では，血液中にLDLコレステロールが増加する。代表的な疾患は，家族性高コレステロール血症と家族性複合型高リポたんぱく血症である。LDLコレステロールだけが増加するIIa型と，VLDLも増加するIIb型に分かれる。

❶ 家族性高コレステロール血症（familial hypercholesterolemia：FH）

家族性高コレステロール血症は，LDL受容体遺伝子の変異により，LDL受容体が先天的に欠損（ホモ接合体），あるいは半減（ヘテロ接合体）して起こる。ヘテロ接合体は200〜500人に1人と頻度が高く，常染色体優性遺伝をする。一方，ホモ接合体は100万人に1人とまれである。

この疾患では，LDLコレステロールが十分に細胞内に取り込めないため血液中にLDLコレステロールが増加して，高コレステロール血症になる。血清総コレステロール値は若年から高値でヘテロ接合体で300〜500 mg/dL，ホモ接合体では500〜1000 mg/dLである。その結果，組織にコレステロールの沈着が起こり，黄色腫がみられる（図4-16）。特徴的な黄色腫は，アキレス腱や手・指などの腱に出現する腱黄色腫や，肘や膝などに起こる結節状黄色腫である。角膜輪もよくみられる。

高コレステロール血症のために，若年から動脈硬化性疾患が起こりやすい。特に，狭心症・心筋梗塞などの虚血性心疾患（図4-17）が多い。

治療にはヘテロ接合体では，スタチン薬の内服やPCSK9阻害薬の皮下注射を行う。ホモ接合体で受容体が完全に欠損している場合は，LDLアフェレシス*（LDL apheresis）が行われる。

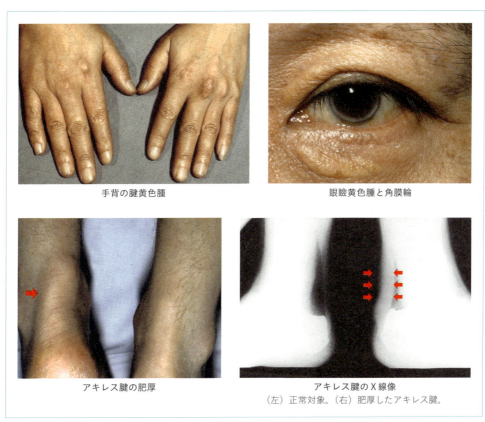

手背の腱黄色腫　　　　　　眼瞼黄色腫と角膜輪

アキレス腱の肥厚　　　　　アキレス腱のX線像
（左）正常対象。（右）肥厚したアキレス腱。

図4-16 コレステロールの蓄積が引き起こす諸症状

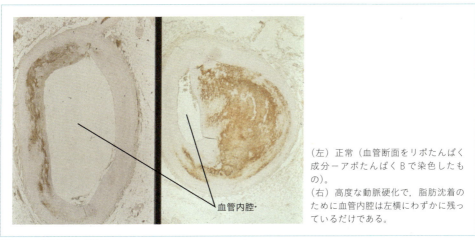

血管内腔

（左）正常（血管断面をリポたんぱく成分—アポたんぱくBで染色したもの）。
（右）高度な動脈硬化で，脂肪沈着のために血管内腔は左横にわずかに残っているだけである。

図4-17 冠動脈の断面

　上記の①LDL受容体の遺伝子変異による疾患以外に，②アポたんぱくBが原因で起こる家族性欠陥アポB-100血症，③PCSK9の機能亢進によってLDL受容体が分解されて

＊**LDLアフェレシス**：陰性荷電したデキストラン硫酸（dextran sulfate）にアポB-100を吸着させ，選択的にLDLを血液中から除去する。

Ⅳ　脂質異常症

起こる PCSK9 変異の 2 疾患でも家族性高コレステロール血症が起こる。

❷ 家族性複合型高リポたんぱく血症

　家族性複合型高リポたんぱく血症では，血清コレステロール値と血清トリグリセリド値の両方が高く，Ⅱb 型を取ることが多い。しかし Ⅱa 型や Ⅳ 型に表現型が変わることがあり，家系中でも一定の表現型ではなく Ⅱa 型，Ⅱb 型，Ⅳ 型などが混在する。アポ B がコレステロール値に対して相対的に高値で，虚血性心疾患が起こりやすい。この疾患の原因として，肝臓（かんぞう）でのアポたんぱく B の産生過剰による VLDL の増加が想定されているが，はっきりわかってはいない。血清コレステロール値の上昇は 25 ～ 30 歳頃から起こってくる。頻度は約 100 人に 1 人である。

3 Ⅲ型高リポたんぱく血症

　血液中に正常ではほとんど存在しない β-VLDL，IDL が貯留するため，血清コレステロール値と血清トリグリセリド値がともに上昇する。電気泳動で β から pre-β までつながった broad-β がみられる。このため broad-β 病ともよばれる。頻度は 1 万人に 1 ～ 2 人である。

　アポたんぱく E には荷電の違いにより 3 つのアイソフォーム（E2，E3，E4）があるが，Ⅲ型高リポたんぱく血症は E2/2 のホモ接合体で起こる。これに増悪因子（ぞうあく）（糖尿病，甲状腺機能低下症，過食，アルコール多飲など）が加わって初めて Ⅲ型高リポたんぱく血症が発症する。

　中年から発症し，冠動脈硬化，腎動脈硬化症，下肢閉塞（へいそく）性動脈硬化症が合併しやすい。結節性黄色腫（しゅ），手掌線状黄色腫（しゅしょう）が特徴的である。

　治療として食事療法が著効する。内服薬はフィブラート薬が有効である。

4 Ⅳ型高リポたんぱく血症

　血清トリグリセリド値は 200 ～ 500mg/dL に上昇し，血液中に VLDL が増加している。成人になってから起こることが多く，炭水化物の過剰摂取や飲酒により増悪する。何らかの遺伝素因があると考えられるが，よくわかっていない。家族内に同じ Ⅳ 型がいることが多い。

5 Ⅴ型高リポたんぱく血症

　血中にカイロミクロンと VLDL の両方が増加して，血清トリグリセリド値が高い。原因はよくわかっていない。血清トリグリセリド値が上昇すると膵炎（すいえん）を合併することがある。治療は，食事療法によるエネルギー制限と禁酒を指示する。

2. 続発性高リポたんぱく血症

　内分泌疾患や薬剤によって二次的に起こった高リポたんぱく血症で，原疾患の治療や薬

剤の中止により，改善することが多い。高リポたんぱく血症の約4割を占める。
- ▶ 糖尿病　軽〜中等度の高トリグリセリド血症が起こりやすい。また HDL コレステロール値が低下することも多い。
- ▶ 甲状腺機能低下症　高コレステロール血症が起こりやすい。血清トリグリセリド値もしばしば 200〜400mg/dL に上昇する。甲状腺ホルモンの補充療法により正常化する。
　このほか，下垂体機能不全症（高コレステロール血症），先端巨大症（高トリグリセリド血症），クッシング症候群（高コレステロール血症）などの内分泌疾患で脂質異常症が合併しやすい。
- ▶ ネフローゼ症候群　血清アルブミン値の低下に伴って，肝臓でのリポたんぱくの合成が亢進し，高コレステロール血症が起こる。
- ▶ 慢性腎臓病（CKD）　高トリグリセリド血症になることが多い。
- ▶ 原発性胆汁性肝硬変（PBC）　高コレステロール血症がみられる。

3. 低HDLコレステロール血症

血清 HDL コレステロール値が 40mg/dL 未満の場合は，低 HDL コレステロール血症である。中等度〜軽度の低 HDL コレステロール血症（39〜20mg/dL）は高トリグリセリド血症や糖尿病に合併して起こることが多い。高度の低 HDL コレステロール血症（20mg/dL 以下）は，先天性の脂質異常症（家族性 LCAT 欠損症や魚眼病など）が原因であることがある。

C 症状

脂質異常症は，動脈硬化が進行するまで，ほとんど無症状で経過することが多い。脂質異常症には下記のような症状が出現することがある。

❶ 黄色腫
- ▶ 家族性高コレステロール血症　アキレス腱肥厚，腱黄色腫，結節性黄色腫，角膜輪（図4-16）。
- ▶ Ⅲ型高リポたんぱく血症　手掌線状黄色腫，結節発疹性黄色腫。
- ▶ Ⅰ型およびⅤ型高リポたんぱく血症　発疹性黄色腫（図4-18）。

❷ 急性膵炎
　Ⅰ型およびⅤ型高リポたんぱく血症で，特に血清トリグリセリド値が高い場合に起こることがある。

❸ 虚血性心疾患（狭心症，心筋梗塞）
　Ⅱ型高リポたんぱく血症（特に家族性高コレステロール血症）で起こりやすい。冠動脈内壁にコレステロールなどが沈着して内腔が狭窄して起こる（図4-19）。

Ⅳ　脂質異常症

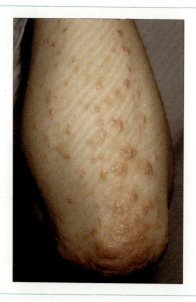

図4-18 発疹性黄色腫

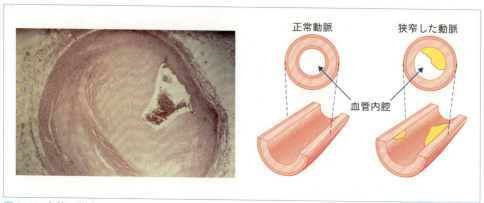

図4-19 血管の狭窄

D 検査・診断

❶一般検査
　血液生化学・尿・甲状腺ホルモン検査などで、基礎疾患を把握して脂質異常が二次的に生じていないかを調べる。

❷血清脂質検査
　血清総コレステロール値、血清トリグリセリド値および血清HDLコレステロール値、血清LDLコレステロール値を測定する。

❸さらに詳しく調べるための検査
▶アポたんぱくの測定　各種アポたんぱくの血中濃度を測定して、アポたんぱくの欠損症

表4-22 高脂血症を示す脂質異常症の表現型分類

表現型	I	IIa	IIb	III	IV	V
増加するリポたんぱく分画	カイロミクロン	LDL	LDL VLDL	レムナント	VLDL	カイロミクロン VLDL
コレステロール	→	↑〜↑↑↑	↑〜↑↑	↑↑	→または↑	↑
トリグリセリド	↑↑↑	→	↑↑	↑↑	↑↑	↑↑↑

出典／日本動脈硬化学会編：動脈硬化性疾患予防のための脂質異常症診療ガイド2018年版，2018から引用．

や異常症をスクリーニングする。

▶ **リポたんぱく質分析**　リポたんぱく電気泳動法では，リポたんぱく質の増減パターンを判定する。さらに詳しく調べるときには，超遠心分析法を用いることがある。

▶ **リポたんぱく質代謝にかかわる酵素の測定**　リポたんぱく質リパーゼ（LPL），レシチン・コレステロール・アシルトランスフェラーゼ（lecithin cholesterol acyltransferase；LCAT），コレステリルエステル転送たんぱく（cholesteryl ester transfer protein；CETP）などの測定を行うことがある。

▶ **脂質異常症の遺伝子解析**　家族性脂質異常症の原因として知られている遺伝子の塩基配列を調べて，正確な診断ができる疾患がある。

❹ **脂質異常症の表現型分類**

脂質異常症のうち高脂血症を示す病態は，血液中に増加しているリポたんぱく質により表現型分類を行う（表4-22）。I型ではカイロミクロンが増加して，血清トリグリセリド値が高い。IIa型ではLDLが増加し，血清コレステロール値が高い。IIb型はLDLとVLDLの両方が増加し，コレステロールとトリグリセリドが両方とも高い。IV型ではVLDLが増加し，トリグリセリド値が高い。V型ではカイロミクロンとVLDLが増加して，トリグリセリド値が高く，コレステロール値もやや高くなる。

脂質異常症の原因による分類ではないので，異なる疾患で同じ表現型になることがある。また，疾患によってはいろいろな表現型を示すこともある。

E 治療

1. 治療の目的と脂質管理目標

動脈硬化性心血管障害，特に冠動脈疾患の発症・進展を抑制することを目的として治療を行う。脂質管理目標は，「動脈硬化性疾患予防ガイドライン2017年版」によって図4-20のように行う。

まず冠動脈疾患の有無により，「あり」の二次予防と「なし」の一次予防に分類する。一次予防の場合は，糖尿病・慢性腎臓病（CKD）・非心原性脳梗塞・末梢動脈疾患（PAD）

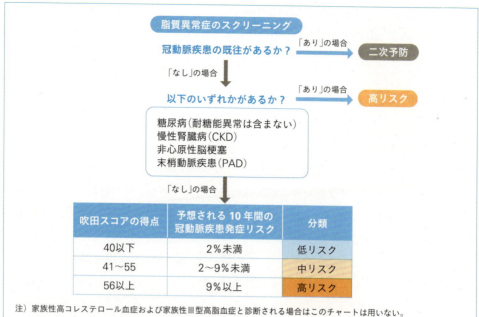

図 4-20 冠動脈疾患予防からみたLDLコレステロール管理目標設定のための吹田スコアを用いたフローチャート

がある高リスク群を抽出する。4 疾患の合併がない場合には，吹田スコア＊を用いて今後 10 年間に予測される冠動脈疾患発症リスクを算出する。この数値により，低・中・高リスクに分類をする。

二次予防においてより厳格な管理が必要な患者の病態を**表 4-23** に示した。特に家族性高コレステロール血症，急性冠症候群（a）の 2 つがあり，また糖尿病で（b）の疾患を合併した例ではより厳格な管理が必要で，LDL コレステロール値を 70mg/dL 以下に下げることが提案されている。

リスク区分別脂質管理目標値は**表 4-24** のように設定されている。

2. 生活習慣の改善

動脈硬化性疾患予防のための生活習慣の改善のポイントは**表 4-25** のように設定されている。

❶ 禁煙

禁煙は動脈硬化性疾患の発症や再発を予防するために，性別や年齢にかかわらず，すべての人に対して勧める。受動喫煙も動脈硬化性疾患の危険因子であり，回避すべきである。

＊ **吹田スコア**：予測対象となるイベントを冠動脈疾患の発症とした吹田研究のデータから計算される冠動脈疾患発症予測モデルである。このアプリの web 版は，http://www.j-athero.org/publications/gl2017_app.html からダウンロードできる。

表4-23 二次予防においてより厳格な管理が必要な患者病態

(a) 家族性高コレステロール血症 急性冠症候群	家族性高コレステロール血症
	急性冠症候群
	糖尿病
(b) 糖尿病	非心原性脳梗塞
	末梢動脈疾患（PAD）
	慢性腎臓病（CKD）
	メタボリックシンドローム
	主要危険因子の重複
	喫煙

出典／日本動脈硬化学会編：動脈硬化性疾患予防ガイドライン2017年版，日本動脈硬化学会，2017，p.17.

表4-24 リスク区分別脂質管理目標値

治療方針の原則	管理区分	脂質管理目標値（mg/dL）			
		LDLコレステロール	Non-HDLコレステロール	トリグリセリド	HDLコレステロール
一次予防 まず生活習慣の改善を行った後，薬物療法の適用を考慮する	低リスク	＜160	＜190	＜150	≧40
	中リスク	＜140	＜170		
	高リスク	＜120	＜150		
二次予防 生活習慣の是正とともに薬物療法を考慮する	冠動脈疾患の既往	＜100 （＜70）*	＜130 （＜100）*		

＊家族性高コレステロール血症，急性冠症候群の時に考慮する．糖尿病でも他の高リスク病態（表4-23b を参照）を合併する時はこれに準ずる．
●一次予防における管理目標達成の手段は非薬物療法が基本であるが，低リスクにおいてもLDLコレステロールが180mg/dL 以上の場合は薬物治療を考慮するとともに，家族性高コレステロール血症の可能性を念頭においておくこと（動脈硬化性疾患予防ガイドライン2017年版 第5章参照）．
●まずLDLコレステロールの管理目標値を達成し，その後non-HDLコレステロールの管理目標値の達成を目指す．
●これらの値はあくまでも到達努力目標値であり，一次予防（低・中リスク）においてはLDLコレステロール低下率20〜30％，二次予防においてはLDLコレステロール低下率50％以上も目標値となり得る．
●高齢者（75歳以上）については動脈硬化性疾患予防ガイドライン2017年版 第7章を参照．

出典／日本動脈硬化学会編：動脈硬化性疾患予防ガイドライン2017年版，日本動脈硬化学会，2017，p.16.

表4-25 動脈硬化性疾患予防のための生活習慣の改善

- 禁煙し，受動喫煙を回避する
- 過食と身体活動不足に注意し，適正な体重を維持する
- 肉の脂身，動物脂，鶏卵，果糖を含む加工食品の大量摂取を控える
- 魚，緑黄色野菜を含めた野菜，海藻，大豆製品，未精製穀類の摂取量を増やす
- 糖質含有量の少ない果物を適度に摂取する
- アルコールの過剰摂取を控える
- 中等度以上の有酸素運動を，毎日合計30分以上を目標に実施する

出典／日本動脈硬化学会編：動脈硬化性疾患予防ガイドライン2017年版，日本動脈硬化学会，2017，p.58.

❷ 食事療法

　第1ステップは摂取エネルギーの制限である．総エネルギー摂取量は標準体重kg 当たり30kcal/日を指示する．身体活動量により軽い労作で25〜30，普通の労作で30〜35，重い労作で35〜に調整する．肥満症では，1日の摂取エネルギー量を25kcal×標準体重以下として，現在の体重から3〜6か月で3％以上の減量を目指す．エネルギーの配

分は，15 〜 20% をたんぱく質，20 〜 25% を脂質，50 〜 60% を炭水化物に割り振る．

脂質は，飽和脂肪酸の多い食品（レバーなどの臓物，バラ肉，鶏皮など）を摂り過ぎないようにし，n-3 系多価不飽和脂肪酸（サンマ，マグロなどの魚）の摂取を増やす．食物繊維をできるだけ多く摂り，ブドウ糖・しょ糖（砂糖）やアルコールの過剰摂取は控える（25g/日以下）．

食塩の摂取は 6g/日未満を目標にする．

第 2 ステップは脂質異常症のタイプに対して個別に行う．

▶ **高コレステロール血症の場合**　食品からのコレステロールの吸収率や摂取制限によるLDL コレステロール低下率は個人差が大きいので，明確な摂取量の設定は難しいが，コレステロール含量の多い食品（卵，バター，チーズ，レバーなど）を控えて，コレステロール摂取量は 1 日 200mg 未満を目指す．

▶ **高トリグリセリド血症の場合**　糖質を多く含む菓子類や飲料，果物の摂取を減らし，アルコールの摂取を控える．n-3 系多価不飽和脂肪酸を多く含む魚類の摂取を増やす．

血清トリグリセリド値が 1000mg/dL を超える場合には，脂質摂取を 1 日 20g 以下に制限する．

❸ **運動療法**

中強度以上の有酸素運動を，毎日 30 分以上行うように指導する．運動強度の単位に，安静時代謝の何倍に相当するかを示す指標 METs（metabolic equivalents）がある．安静時代謝が 1METs で，中強度の運動は 3METs 以上である．3METs は，具体的には平地を普通に歩く運動の強度に相当する．代表的な有酸素運動は，歩行，水泳，サイクリングなど大腿筋などの大きな筋肉を動かす身体活動である．運動頻度は，1 日 30 分以上を毎日続けるのが望ましい．少なくとも，週 3 日は行う．

運動を勧める前に，虚血性心疾患の有無や心・肺機能の評価をしてからその人に適正な運動療法を指導する．整形外科的疾患，もともとの身体活動量，年齢も考慮する必要がある．

3. 薬物療法

生活習慣の改善を十分に行っても脂質管理目標値が達成できない場合に，薬物療法を行う（表 4-26）．

表 4-26　脂質異常症の治療薬

主に LDL コレステロールを下げる	主にトリグリセリドを下げる
HMG-CoA 還元酵素阻害薬（スタチン） 小腸コレステロールトランスポーター阻害薬（エゼチミブ） 陰イオン交換樹脂（レジン） プロブコール PCSK9 阻害薬 MTP 阻害薬（適応は FH ホモ接合体のみ）	フィブラート系薬 選択的 PPAR α モジュレーター ニコチン酸誘導体 n-3 系多価不飽和脂肪酸

高リスク群（冠動脈疾患の既往のある場合や家族性高コレステロール血症の場合など）には，基本的には薬物療法が必要である。

▶ **高LDLコレステロール血症の場合**　第一選択薬はスタチン（HMG-CoA還元酵素阻害薬）である。スタチンはコレステロール生合成経路中のHMG-CoA還元酵素を阻害して，LDL受容体の活性を上昇させる。この結果，スタチンは血清LDLコレステロール値を20〜50%低下させる。血清LDLコレステロール値を低下させると虚血性心疾患が減少することが大規模臨床試験で証明されている。具体的には，血清LDLコレステロール値を38.7mg/dL下げるごとに，虚血性心疾患の発症率が約21%低下する。

　そのほか，小腸コレステロールトランスポーター阻害薬，陰イオン交換樹脂などがある。コレステロールの吸収を抑制して，LDL受容体の活性を上昇させることで血清LDLコレステロール値を低下させる。

▶ **高トリグリセリド血症の場合**　Ⅳ型高リポたんぱく血症に対する薬物療法に関する明確な適応基準は確立されていないが，食事療法によっても血清トリグリセリド値が200mg/dL以下に下がらない場合や，ほかに冠動脈疾患の危険因子がある場合（虚血性心疾患の既往や血清HDLコレステロール値が低い場合など）には薬物療法を行う。高リポたんぱく血症Ⅱb型やⅢ型の場合もほぼ同様である。治療薬としては，フィブラート系薬剤，ニコチン酸誘導体などが使われる。

▶ **PCSK9阻害薬（ヒト抗PCSK9モノクローナル抗体薬）**　PCSK9（proprotein convertase subtilisin/kexin type 9）は，LDL受容体の分解を促進するたんぱく質である。PCSK9阻害薬は，PCSK9を阻害してLDL受容体の活性を上昇させることで血清LDLコレステロール値を低下させる。家族性高コレステロール血症などを対象に2週間に1回皮下注射を行う。

4. LDLアフェレシス

薬物療法で十分な効果が得られない場合には，体外循環装置を用いて血漿からLDLを直接除去するLDLアフェレシスという治療法がある。家族性高コレステロール血症のホモ接合体や，重症のヘテロ接合体などを対象とする。

V 痛風（尿酸代謝異常）

A 痛風の定義・分類

1. 高尿酸血症・痛風の定義

高尿酸血症は，性・年齢を問わず，血清尿酸値 7.0mg/dL を超えるものと定義されている。血清尿酸値は通常 5.0〜6.0mg/dL で，思春期以降より男性が女性より高値になり，成人ではその差は 1.0〜1.5mg/dL である。閉経後には女性の尿酸値は上昇する。

高尿酸血症のうちの一部が，痛風を発症する。痛風は，高尿酸血症が持続し痛風関節炎を発症した疾患である。尿酸の細胞外液中での溶解濃度の限界値は 7.0mg/dL 程度であり，この閾値を超えると尿酸塩結晶が析出し，痛風関節炎が誘発される可能性がある。

一方，血清尿酸値は生活習慣病の指標としても注目されている。血清尿酸値の上昇とともに，生活習慣病のリスクが高まることが報告されており，このリスクの上昇は 7.0mg/dL 以下であっても認められる。ただし，リスクの増加は連続的であるため，生活習慣病の指標としては明確な基準値は設定できず，現時点では尿酸降下薬による治療も行わない。

最近の日本人成人男性における高尿酸血症の頻度は 30 歳以降では 30％ に達し，痛風の有病率は 1％ を超えていると推定され，現在も増加傾向にある。

2. 高尿酸血症・痛風の分類

高尿酸血症・痛風はその原因によって，一次性と二次性に分類される。

❶一次性高尿酸血症・痛風

痛風の大部分（95％）が一次性痛風に属する。原因については十分にはわかっていない。最近の研究では，30 か所以上の遺伝子座が血清尿酸値と関係していることが示されている。その多くは腎臓と腸管の尿酸排泄・再吸収に関係した遺伝子座（SLC2A9* や ABCG2 など）の多型性である。こうした遺伝子多型の頻度は高いが，尿酸値への影響度はそれほど大きくない。

また，プリン体代謝系に関与する遺伝性代謝疾患による痛風も，まれではあるが存在する。レッシュ・ナイハン（Lesch-Nyhan）症候群は，ヒポキサンチンホスホリボシルトランスフェラーゼ（hypoxanthine-guanine phosphoribosyl transferase；HPRT）欠損が原因で通常男性に起こり，痛風に加えて自傷行為や精神神経症状を示す。アデニンホスホリボシルトランスフェラーゼ（Adenine phosphoribosyl transferase；APRT）欠損症は日本人に多く，

＊**SLC2A9**：SLC2A9 の機能喪失型変異をもつヒトは，腎臓での尿酸の再吸収が障害されて低尿酸血症になる。また，運動後に急性腎不全になることがある。

2,8-デヒドロキシアデニン（dihydroxyadenine）という特殊な成分の尿路結石が起こる。

❷二次性高尿酸血症・痛風

基礎疾患に続発する高尿酸血症や薬剤が原因である病態が二次性高尿酸血症・痛風である。全体の約5％を占める。高尿酸血症は，中高年男性の飲酒家で，肥満と高血圧を伴う場合が典型像であった。しかし近年はこれとは異なり，高齢者で種々の疾患に対して薬物治療を受けている非典型例が増加している。

B 病態生理

血清尿酸値は，a. プリン体の食事性摂取と体内での産生，b. プリン体の代謝と腎臓および腸管からの排泄，これら両者のバランスによって決まる（図1-5参照）。**高尿酸血症**は，aがbを上回って起こる。

高尿酸血症は成因に基づいて，①尿酸産生過剰型，②尿酸排泄低下型，③両者の混在した混合型に分類される。日本での頻度は，尿酸排泄低下型60％，混合型25％，尿酸産生過剰型12％との報告がある。ただし，治療中に病型が変化することがあるので見直しも必要である。尿酸排泄低下型に尿酸産生過剰型の要因が加わることが多い。混合型は，肥満・飲酒・激しい運動や外傷で起こりやすい。

尿酸産生過剰型は，悪性腫瘍の細胞増殖に伴う細胞崩壊によって二次性に起こることがある。抗がん剤治療により腫瘍細胞が破壊されて起こる腫瘍融解症候群では，急性尿酸性腎症＊から腎不全に至る例がある。

尿酸排泄低下型による二次性高尿酸血症は，慢性腎疾患による腎機能低下，利尿薬や免疫抑制薬などの内服が原因として近年増加している。一次性では，家族性若年性痛風腎症がある。これは腎臓での尿酸クリアランスが低下して腎不全に進行する遺伝性疾患で，ウロモジュリン（uromodulin）遺伝子に変異が認められる。

近年，腸管から尿酸排泄が低下する病態＊が注目されており，④腎外排泄低下型を加えた新しい分類も提唱されている。

C 症状

高尿酸血症の多くは，無症状である。痛風の臨床症状は，痛風関節炎（図4-21）や痛風結節である。痛風の合併症には，痛風性腎症と尿路結石がある。

＊**急性尿酸性腎症**：過剰に産生された尿酸が腎臓の尿細管・集合管を閉塞して発症する急性腎不全である。血液系腫瘍の急性期未治療時や化学療法開始直後に腫瘍細胞が崩壊して起こることがある。

＊**腸管から尿酸排泄が低下する病態**：尿酸などを輸送するトランスポーターの一つにABCG2がある。この遺伝子多型の違いによって，尿酸の腸管排泄が低下して，痛風のリスクが上昇することが明らかになっている。

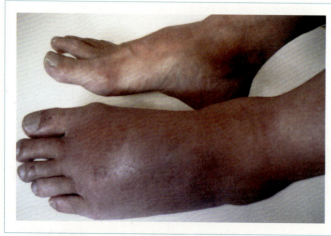

足背部の広範囲に発赤，腫脹を認める。

図4-21　左足関節に起こった痛風関節炎（痛風発作）

1. 痛風関節炎（痛風発作）

痛風関節炎（痛風発作）は，関節内に析出した尿酸塩結晶が引き起こす関節炎である。尿酸塩結晶が炎症細胞に貪食されて，急性炎症反応が起こる。

血清尿酸値が7.0mg/dLを超えると，痛風関節炎の発症リスクは高まる。さらに血清尿酸値が高くなるほど，発症リスクはより高まる。痛風関節炎は，中年以降の男性に多く，女性では閉経後に起こることがある。

痛風関節炎は①急性，②再発性，③慢性（痛風結節）の3段階で進行する。尿酸低下薬がなかった時代には，最初の痛風発作から慢性の痛風結節ができるまでの期間は平均約12年であった。

❶急性痛風関節炎（痛風発作）

急性痛風関節炎では，単関節炎が下肢，特に第一中足趾節関節に発症する。次いで，距骨下関節，足背，踵の順で関節炎が起こりやすい。膝・肘・手根・手指関節にも起こる。

急性痛風関節炎は，"前兆"（局所の違和感）の後，急激に始まり，数時間のうちにピークに達し，発赤・腫脹・激しい疼痛を伴う。この激痛発作は「風が吹くだけでも痛い」と形容される。夜間に起こることが多い。

急性発作は，数時間から2〜3日で自然に軽快することが多い。重症発作では数日から数週間続くことがあるが，やはり自然寛解する。

しかし高尿酸血症に対して適切な治療が行われない場合，痛風関節炎は反復して起こり，複数の関節で炎症が起こるようになる。こうした再発性では，しだいに発作が短い間隔で起こるようになり，関節炎の期間は長くなる。さらに進行すると，発作は完全には回復せず，増悪を繰り返しながら**慢性痛風関節炎（痛風結節）**になる。

❷慢性痛風関節炎（痛風結節）

痛風発作が慢性化すると，関節周囲の軟骨・滑膜に炎症が波及し，尿酸塩結晶を中心と

した肉芽組織ができて塊状の痛風結節になる。痛風結節の好発部位は耳介である。白〜黄色の米粒大で，皮膚が破れると尿酸の針状結晶が現れる。肘関節外側や下肢の罹患関節付近の骨内や皮下にも出来やすい。脱灰が起こるためにX線上では"打ち抜き像"になる。

痛風結節は，高尿酸血症の期間が長く，尿酸値が高いほど起こりやすい。現在の日本では高尿酸血症の治療が広く行われているため，痛風結節の頻度は減少している。

2. 痛風関節炎の誘因

痛風発作は全身的には血清尿酸値を変動させたり，局所的には析出している尿酸塩結晶を取り囲む炎症細胞を活性化させる条件により誘発される。外傷・捻挫・手術・脱水などが誘因となる。長時間の歩行や激しい運動後に起こることもある。

アルコール摂取量が増えるにしたがって，痛風発作は増加する。また，肉類・砂糖入りソフトドリンク・果糖の摂取量が多いと痛風発作が増加する。

利尿薬・免疫抑制薬の開始後や，心筋梗塞・脳梗塞などの発症後に起こることがある。また尿酸降下薬の開始直後に痛風発作が誘発されることがある。

D 検査・診断

痛風発作中には血清尿酸値は必ずしも高値ではなく，正常〜低値を示すことが多い。しかし，過去に高尿酸血症があったことがほとんどである。

❶ 痛風関節炎の診断

▶ **急性痛風関節炎**　高尿酸血症の既往があり，下肢に突然激しい関節炎が発症した典型的な場合には，急性痛風関節炎の診断は容易である。

鑑別診断としては，ピロリン酸カルシウム結晶沈着症（偽痛風），細菌性関節炎，急性リウマチ熱，外傷性関節炎などがある。診断に難渋する場合には，関節液の検査が必要になる。

▶ **慢性痛風関節炎**　慢性痛風関節炎は，罹患関節に尿酸塩結晶の沈着や，耳介に痛風結節を確認する。リウマチ様関節炎，外傷性関節炎や化膿性関節炎などと鑑別診断を行う。

❷ 痛風の検査

- 血清尿酸値を測定する。

  病型分類には，尿中尿酸排泄量とクレアチニンクリアランス，尿酸クリアランスを測定する。尿酸産生過剰型では尿中尿酸排泄量が0.51mg/kg/時以上である。尿酸排泄低下型では，尿酸クリアランスが7.3mL/分未満である。尿酸産生量については，尿中尿酸排泄量から推測する。

- 痛風関節炎の確定診断には，関節穿刺を行い偏光顕微鏡で関節液中の尿酸塩結晶を証明する。

- 慢性痛風関節炎の診断には，痛風結節の内容物を採取し，偏光顕微鏡で尿酸塩結晶を同

定する。また，骨や軟骨の典型的な変化を画像診断（超音波検査・MRI・X線撮影など）で検出する。

治療

1. 治療目的と方法

痛風の治療は，①急性痛風関節炎の治療と再発予防，②関節・腎臓への尿酸塩結晶の沈着とその合併症の予防，③高尿酸血症に合併する生活習慣病の治療からなる。

血清尿酸値が 7.0mg/dL を超え，痛風関節炎または痛風結節がある場合は，薬物治療を開始し尿酸値を 6.0mg/dL 以下に維持する。一方，無症候性高尿酸血症*については，合併症*を有する場合は血清尿酸値 8.0mg/dL 以上で，合併症がない場合も血清尿酸値 9.0mg/dL 以上では薬物治療を考慮する（図 4-22）。

2. 食事療法

食事療法は，プリン体の多い食品を極力控えることを勧め，肥満を是正するために総エネルギーの見直しを行う。プリン体の多い食品は，鶏・豚・牛のレバーなどの内臓や魚の干物があげられる。アルカリ性食品は尿中での尿酸溶解度を高めるので，摂取を勧める。さらに水分を十分に摂取して 1 日尿量を 2L 以上確保する。しょ糖・果糖の摂り過ぎは避ける。

アルコール飲料は，プリン体含量の多寡は別として，血清尿酸値を上昇させるので，飲み過ぎを慎む。目安としては，1 日当たり日本酒 1 合，ウイスキー 60mL，またはビール 500mL 程度である。ビールはプリン体の含量が多く，また高エネルギー飲料であるので肥満を助長する傾向があることにも注意を促す。

3. 薬物療法

❶ 痛風関節炎の治療

痛風発作の治療薬には，コルヒチン・非ステロイド性抗炎症薬・副腎皮質ステロイド薬の 3 種類がある。

▶ **コルヒチン**　痛風発作の前兆時に，コルヒチン 1 錠（0.5mg）を内服すると発作を頓挫させることができる。服用開始が早いほど有効性が高い。痛風発作が頻発する場合には，コルヒチン 1 日 1 錠を連日服用させる治療法がある（コルヒチン・カバー）。副作用として脱毛症・骨髄抑制・肝障害などがある。

---

* **無症候性高尿酸血症**：痛風発作（急性痛風関節炎）・痛風結節・腎障害などの臨床症状はないが，血清尿酸値が持続的に 7.0mg/dL を超えている状態。痛風関節炎を発症する可能性は常に存在している。

* **合併症**：尿路結石や腎障害，心血管障害のリスクである高血圧・虚血性心疾患・糖尿病・メタボリックシンドロームの合併。

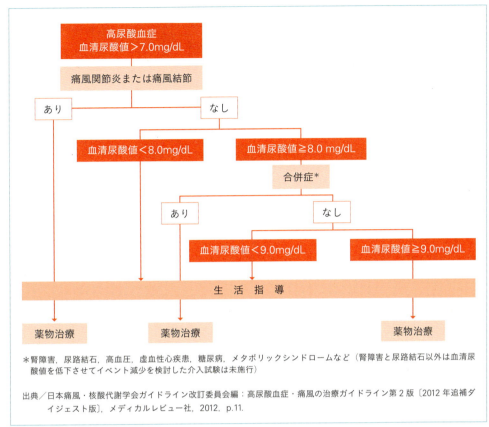

図4-22 高尿酸血症の治療方針

▶ **非ステロイド性抗炎症薬（NSAIDs）** 痛風発作の極期には非ステロイド性抗炎症薬を用いる（表4-27）。使用法は，比較的多量を短期間に限って内服させるパルス療法が主である。インドメタシン・ナプロキセンなどが痛風関節炎に適応がある。尿酸降下薬を内服していない場合に痛風関節炎が起こった場合は，発作が治るまで尿酸降下薬は開始しない。一方，尿酸降下薬内服中に起こった場合は，尿酸降下薬を中止しないでパルス療法を併用する。

▶ **副腎皮質ステロイド薬** コルヒチンや非ステロイド性抗炎症薬の投与が禁忌であるか，無効である場合には，副腎皮質ステロイド薬の全身投与が行われる。

❷高尿酸血症の治療

薬物療法による治療目標は，血清尿酸値を6.0mg/dL以下に維持することである。6.0mg/dL以下に維持できれば，痛風発作や腎障害などを予防でき，組織に沈着した尿酸塩結晶もしだいに溶解し，痛風結節の縮小が期待できる。

高尿酸血症の治療薬としては，①尿酸排泄促進薬，②尿酸生成抑制薬の2種類がある。高尿酸血症の病型分類を行い，尿酸排泄低下型に①を，尿酸産生過剰型に②を選択するのが基本である（表4-28）。

表4-27 痛風関節炎に用いる非ステロイド性抗炎症薬

- インドメタシン
- ナプロキセン
- オキサプロジン
- プラノプロフェン

表4-28 尿酸降下薬

尿酸排泄促進薬	プロベネシド ブコローム ベンズブロマロン
尿酸生成抑制薬	アロプリノール フェブキソスタット トピロキソスタット
尿酸分解酵素製剤	ラスブリカーゼ

▶ **尿酸排泄促進薬** 糸球体で濾過された尿酸が尿細管で再吸収される過程を阻害することによって，尿酸の尿中排泄を促進する。現在日本で使用できる薬物は，プロベネシド・ブコローム・ベンズブロマロンの3種類である。

尿中への尿酸排泄の増加によって起こる尿酸結石の形成を予防するために，重炭酸ナトリウム（重曹）などの尿アルカリ化薬を併用する。

▶ **尿酸生成抑制薬** ヒポキサンチン→キサンチン，キサンチン→尿酸という2つの尿酸生合成ステップを触媒する酵素，キサンチン酸化酵素を阻害することにより，尿酸の生合成を抑制する。日本で使用できる薬物はこれまでアロプリノールだけであったが，近年フェブキソスタット・トピロキソスタットが加わり3種類になった。尿酸結石の既往や合併がある患者には尿酸生成抑制薬を用いる。アロプリノールは腎障害の程度に合わせて用量を調整する必要があるが，フェブキソスタット・トピロキソスタットは腎機能低下例でもそのままの用量で使用可能である。

❸ **尿酸分解酵素製剤**

ラスブリカーゼ（Rasburicase）は遺伝子組み換え型の尿酸オキシダーゼで，尿酸を直接分解し水溶性のアラントインに変換し，尿中へ排泄することで血清尿酸値を低下させる薬剤である。腫瘍細胞の自己崩壊や化学療法により急激に破壊される腫瘍崩壊症候群では，急激な高尿酸血症と急性腎不全が起こる。こうした高尿酸血症に対して点滴静注する。

4. 患者教育

高尿酸血症・痛風は生活習慣病であり，生活習慣の是正が重要である。食事については，プリン体の摂り過ぎを控える（1日400mgを超えないように指導する）。肥満傾向にある患者には，総エネルギーの制限を指示して，適正体重を目指す。

アルコール飲料や果糖・しょ糖やエネルギーの過剰摂取を避け，週3回程度の軽い運動を指導する。過激な運動は血清尿酸値の上昇を引き起こすので，控える。痛風関節炎が起こった時は，患部を冷やして，禁酒し，できる限り早く受診するように指導する。

Ⅵ ビタミン欠乏症・過剰症

 ビタミンはヒトの正常な代謝に必須であるが，ヒトの生体内では合成できない物質であるので，食物から必要量を摂取する必要がある．ビタミンは脂溶性ビタミン（ビタミン A, D, E, K）と水溶性ビタミン（ビタミン B_1, B_2, ナイアシン，ビタミン B_6, B_{12}, 葉酸，パントテン酸，ビオチン，ビタミン C）に分類する．ビタミン欠乏は，摂取の減少・需要の増大・吸収障害・代謝障害のいずれかが原因となって起こる．古典的なビタミン欠乏症（壊血病やペラグラなど）は栄養状態の改善によって，日本ではほとんどみられなくなった．しかし，様々な基礎疾患や極端な食事療法によりビタミン欠乏症が起こり得る．

 ビタミンの食事からの摂取基準には以下の指標がある（図4-23）．

▶ **推定平均必要量**（estimated average requirement：EAR）　集団に属する 50% の人が必要量を満たす（同時に 50% の人が必要量を満たさない）と推定される摂取量である．摂取不足の回避を目的とする．

▶ **推奨量**（recommended dietaly allowance：RDA）　集団に属するほとんどの人（97〜98%）の必要量を満たすように設定されている．EAR から算出する．

▶ **目安量**（adequate intake：AI）　EAR を算出するためのデータが不十分な場合に，健常者の栄養素摂取量を観察した疫学的研究に基づいて AI を設定している．不足状態を示す人がほとんど観察されない量である．

▶ **耐容上限量**（tolerable upper intake level：UL）　大部分の人に健康障害をもたらすリスクなしに毎日摂取できる量である．

▶ **目標量**（tentative dietary goal for preventing life-style related diseases：DG）　生活習慣病の

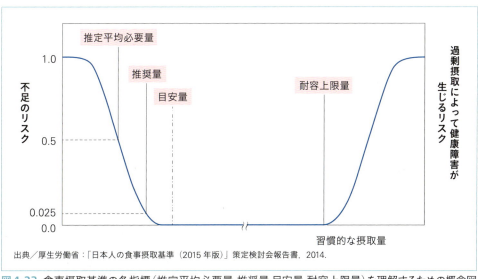

図4-23　食事摂取基準の各指標（推定平均必要量，推奨量，目安量，耐容上限量）を理解するための概念図

予防のために現在の日本人が当面の目標とすべき摂取量である。

　日本人が健康の保持・増進を図るうえで摂取することが望ましいエネルギーおよび栄養素の量の基準は，厚生労働省が策定した「日本人の食事摂取基準」に示されており，2015年版は2015〜2019年度の5年間有効である。

脂溶性ビタミン

1　ビタミンA

❶生理作用

　ビタミンA（レチノイド）はレチノール・レチナール・レチノイン酸に分類される。レチノールとレチナールは網膜桿状体の成分として視覚に関係し，レチノイン酸は遺伝子の転写に関与している。

❷欠乏症

　乳幼児では角膜乾燥症から角膜潰瘍・失明に至ることがあり，成人では暗順応障害が起こり夜盲症になる。ビトー斑（強膜に現れる泡状の沈殿物）や皮膚乾燥・角質化が起こる。栄養障害や肝疾患によるビタミンAの吸収障害が主な原因になる。ビタミンAの摂取量が不足していても，肝臓のビタミンA貯蔵量が20μg/g以下に低下するまで血漿レチノール濃度の低下はみられない。治療には，ビタミンAを補充する。

❸過剰症

　急性では頭蓋内圧亢進など，慢性では脱毛・口角炎などが起こる。妊娠期間中に過剰なビタミンAを摂取すると流産や胎児の先天奇形が起こりやすくなる。

　βカロテンはビタミンAに代謝される。βカロテンを多く摂取すると，手掌が黄色くなる（強膜は黄色くならない）カロテン血症が起こることがある。これは甲状腺機能低下症で起こりやすい（βカロテンからビタミンAへの代謝が低下しているため）。

2　ビタミンD

❶生理作用

　ビタミンDは，食品から摂取されるものと，体内で合成されるものの2系統から供給される。ヒトの皮膚には，プロビタミンD_3がコレステロール生合成の中間体として存在し，紫外線によりビタミンD_3が生成する。ビタミンDの生理作用は，腸管・腎臓でカルシウムとリンの吸収を促進して，骨の形成・成長を促すことである。

❷欠乏症

　小腸や腎臓でのカルシウム・リンの吸収が低下し，低カルシウム血症・低リン血症となる。その結果，副甲状腺から副甲状腺ホルモンの分泌過剰が起こり，骨石灰化障害・骨吸収亢進により小児ではくる病，成人では骨軟化症が発症する。ビタミンDの貯蔵量を示

す血清 25-ヒドロキシビタミン D 濃度を測定して，ビタミン D 欠乏を診断する．治療は，ビタミン D 補充である．

❸ 過剰症

高カルシウム血症・高リン血症・腎障害などが起こる．骨粗鬆症の治療に用いる活性型ビタミン D 製剤の過量によることがある．

3 ビタミン E

ビタミン E は，抗酸化物質であり，細胞膜のリン脂質二重層内に局在する．腸管から吸収されたのち，カイロミクロンに取り込まれて肝臓へ輸送され，肝臓でα-トコフェノール輸送たんぱく質により，VLDL へ輸送される．通常の食生活ではビタミン E の欠乏症や過剰症が起こることはない．しかし，小腸切除後などの吸収不良疾患やα-トコフェノール輸送たんぱく質欠損症ではビタミン E 欠乏が起こることがある．血中α-トコフェノールの濃度を測定して，ビタミン E 欠乏症を診断する．治療は，ビタミン E 補充である．

4 ビタミン K

ビタミン K は血液の凝固を促進する．ビタミン K が欠乏すると，プロトロンビン時間が延長して出血が起こる．新生児や小腸切除後患者などでビタミン K 欠乏症が起こることがある．抗凝固薬ワルファリンはビタミン K を拮抗阻害して作用するため，ワルファリン治療中はビタミン K を豊富に含む納豆やクロレラ食品の摂取を禁止する．

B 水溶性ビタミン

1 ビタミン B_1

❶ 生理作用

ビタミン B_1（チアミン）はピルビン酸（pyruvate）からアセチル（Acetyl）CoA への転換に作用して，グルコース代謝と分枝アミノ酸代謝など多くの代謝経路に関与している．また，神経伝達にもかかわっている．ビタミン B_1 は精米した白米には少ない．半減期は 10〜20 日であり，継続して摂取する必要がある．

❷ 欠乏症と過剰症

ビタミン B_1 欠乏により，①脚気（Beriberi）と②ウェルニッケ・コルサコフ症候群（Wernicke-Korsakoff syndrome）を起こす．まれに，ビタミン B_1 のトランスポーターが先天的に機能不全で巨赤芽球性貧血が起こる例がある．ビタミン B_1 の血中濃度の測定や，赤血球のチアミントランスケトラーゼ活性の測定を行う．

▶ **脚気**　ビタミン B_1 欠乏の母親が，母乳だけで育てると生後 2〜3 か月の乳児が心肥

大・チアノーゼなどを呈する脚気になる。成人の脚気は乾性と湿性に分類される。乾性では末梢神経障害が起こる。湿性では心症状（心肥大・心不全・浮腫など）が加わる。

▶ **ウェルニッケ・コルサコフ症候群**　ウェルニッケ脳症は急性症状として眼球運動障害・小脳失調・意識障害を示す。ほとんどが慢性アルコール依存症によるビタミン B_1 欠乏によって起こる。コルサコフ症候群は，ウェルニッケ脳症による慢性の後遺症を指す。短期記憶の障害・健忘を特徴とし，理解力などほかの知的能力は比較的保たれる。

　治療にはビタミン B_1 を補充する。ビタミン B_1 はほかの水溶性ビタミンと同様に蓄積せず，腎臓で過剰なビタミン B_1 は速やかに排泄されるため，過剰症は起こらない。

2 ｜ ビタミン B_2

❶ 生理作用

ビタミン B_2（リボフラビン）は，補酵素 FMN（flavin mononucleotide）および FAD（flavin adenine dinucleotide）として，エネルギー代謝にかかわっている。ビタミン B_2 が欠乏すると，成長抑制や，口内炎・舌炎・脂漏性皮膚炎などが起こる。神経性食思不振症や吸収不良症候群などではビタミン B_2 欠乏症が起こることがある。ビタミン B_2 単独の欠乏はまれで，通常はほかの水溶性ビタミンの欠乏も同時に起こり，類似の症状を示すことが多い。

❷ 欠乏症と過剰症

ビタミン B_2 濃度は直近の摂取量を反映するが，ビタミン B_2 欠乏の評価には赤血球グルタチオン還元酵素活性を測定する。

過剰なビタミン B_2 は溶解せず，腸管から吸収されないので過剰症は起こらない。

3 ｜ ナイアシン

❶ 生理作用

ニコチン酸とニコチンアミドがナイアシンとよばれる。酸化還元反応の補酵素として作用する。ナイアシンは体内でトリプトファンからも生成されるので，ナイアシンとともにトリプトファンが欠乏すると，ペラグラになる。中性アミノ酸輸送体の異常による遺伝病であるハートナップ病ではトリプトファンの吸収障害によるニコチン酸の合成低下のため，ペラグラを発症する。トリプトファンからセロトニンへの代謝が亢進しているカルチノイド症候群でも起こる。

トウモロコシはナイアシンとトリプトファンが少ないため，トウモロコシを主食とする国ではペラグラになりやすい。また，アルコール依存症でもペラグラになる危険性がある。

❷ 欠乏症と過剰症

ナイアシン欠乏では，皮膚炎・下痢・精神神経症状をきたし，ペラグラと呼称される。皮膚炎は日光過敏症で，色素沈着して鱗状になる。舌炎・口内炎も起こる。精神神経症状としてせん妄，認知症がある。治療はニコチンアミドの補充である。

脂質異常症の治療薬として大量のナイアシンを投与した際に，顔面の紅潮・瘙痒や肝障

害，血糖値の上昇が生じることがある。

4 ビタミンB_6

　ビタミンB_6は種々の酵素の補酵素として作用する。アルコール依存症や吸収不良症候群では、ビタミンB_6欠乏が起こり得る。症状はペラグラ様症候群、口角症・舌炎・脂漏性皮膚炎、リンパ球減少症、うつ状態、末梢神経障害などである。抗結核薬イソニアジドではビタミンB_6を不活性化するため、末梢神経障害予防のためにビタミンB_6を併用する。

　ビタミンB_6を大量摂取すると、感覚性ニューロパシーが起こる。

5 ビタミンB_{12}

❶生理作用

　ビタミンB_{12}は、コバルトを含有する化合物（コバラミン）で、ミトコンドリアや血液中に存在する。

❷欠乏症

　ビタミンB_{12}は赤血球やミエリンの産生に重要であり、欠乏すると巨赤芽球性貧血や神経障害が起こる。神経症状は、亜急性連合性脊髄変性症とよばれ、ミエリンがまだら状に失われて四肢の位置覚・振動覚の低下、両側性末梢神経障害や脊髄後索・脳の白質障害が起こる。また、精神障害・認知症も起こる。男女ともに不妊の原因になることがある。

　ビタミンB_{12}は肉・魚などの動物性食品に含まれる。厳格な菜食主義ではビタミンB_{12}欠乏が起こり得る。ビタミンB_{12}は、胃から分泌される内因子と結合した後に回腸で吸収される。このため胃切除術後にはビタミンB_{12}の吸収障害が起こるが、肝臓に貯蔵されているビタミンB_{12}が枯渇する3～4年が経過して初めてビタミンB_{12}欠乏状態に陥る。ビタミンB_{12}は胆汁に排出されるが、内因子と結合して大部分は再吸収される。

　悪性貧血は、内因子が欠乏しビタミンB_{12}欠乏が起こる疾患である。この疾患は臓器特異的な自己免疫疾患の一つであり、内因子に対する自己抗体が患者の血清中に存在する。

　ビタミンB_{12}欠乏症の診断には、血清ビタミンB_{12}濃度を測定する。治療はビタミンB_{12}の補充である。

6 葉酸

　葉酸は、核酸の合成や赤血球の成熟に関与している。葉酸が欠乏すると、巨赤芽球性貧血が起こる。また動脈硬化に関連するホモシステイン濃度が上昇する。舌炎や下痢を起こすことがある。

　葉酸は胎児の神経系発達に必要で、妊婦が葉酸欠乏になると、胎児の神経管閉鎖障害や無脳症が起こる。また、アルコール依存症や吸収不良症候群、抗痙攣薬（フェノバルビタールなど）や葉酸拮抗薬（メトトレキサートなど）の内服で葉酸欠乏が起こる。

　葉酸欠乏の診断をするために、血清葉酸濃度を測定する。治療は葉酸補充である。

7　パントテン酸

　パントテン酸は糖・脂肪酸代謝に関与しており，不足すると成長障害・不眠・食欲不振などが起こる。パントテン酸は食品に広く含まれているビタミンで，パントテン酸単独の欠乏は実際には起こらない。

8　ビオチン

　ビオチンはピルビン酸カルボキシラーゼの補酵素で，欠乏すると乳酸アシドーシスや皮膚炎・萎縮性舌炎・食欲不振が起こる。ビオチン単独の欠乏は実際には起こらない。

9　ビタミンC

　ビタミンC（アスコルビン酸）は，皮膚や細胞のコラーゲン合成に関与しており，重度に欠乏すると壊血病となる。壊血病では，コラーゲン合成が障害され結合組織の異常が起こり，皮下や歯茎からの出血・毛包角化症・貧血が起こる。小児では，骨病変および骨成長不良が起こる。治療はビタミンC補充である。

　ビタミンCをサプリメント類から過剰摂取すると悪心・下痢が起こり，腎機能障害がある場合は腎シュウ酸結石ができやすくなる。

国家試験問題

1 痛風で正しいのはどれか。 (94回AM90)

1. 血清尿酸値が3mg/dL以上をいう。
2. 疼痛部位は手関節が最も多い。
3. 食事の摂取エネルギー制限を行う。
4. 若年女性に多い。

2 成人期で，加齢に伴い糖尿病 (diabetes mellitus) を発症しやすくなる原因はどれか。 (100回AM50)

1. 腎機能の低下
2. 免疫機能の低下
3. 動脈硬化の悪化
4. インスリン感受性の低下

▶答えは巻末

文献
1) 日本肥満学会：肥満症診療ガイドライン2016，ライフサイエンス出版，2018.
2) 厚生労働省ホームページ：平成28年　国民健康・栄養調査報告，https://www.mhlw.go.jp/bunya/kenkou/eiyou/h28-houkoku.html（最終アクセス日：2018/8/21）
3) 厚生労働省保険局医療介護連携政策課：特定健康診査・特定保健指導の円滑な実施に向けた手引き，第3版，2018, p.21.
4) 日本動脈硬化学会編：動脈硬化性疾患予防ガイドライン2017年版，日本動脈硬化学会，2017, p.14.
5) 日本動脈硬化学会編：動脈硬化性疾患予防のための脂質異常症診療ガイド2018年版，2018, p.102.
6) 前掲書5), p.101.

国家試験問題 解答・解説

内分泌 1章 　1　　解答 4

× 1：サイロキシンは甲状腺ホルモンの1つで，甲状腺濾胞細胞から分泌される。副甲状腺ホルモンから分泌されるのはパラソルモンである。
× 2：テストステロンは精細管外の間質にあるライディッヒ細胞で合成，分泌される。
× 3：バソプレシンは下垂体後葉で合成，分泌される。副腎皮質で合成されるホルモンには，コルチゾルやアルドステロンなどがある。
○ 4：プロラクチンは下垂体前葉で合成，分泌される。乳汁分泌の促進に加え，卵胞の発育と排卵・エストロゲン分泌を妨げるゴナドトロピンの分泌抑制に働く。

内分泌 1章 　2　　解答 2

副腎髄質ではカテコールアミンと総称されるアドレナリン，ノルアドレナリン，ドパミンを合成・分泌する。

× 1：抗炎症作用を持つのは，副腎皮質ホルモンのコルチゾルである。
○ 2：アドレナリンとノルアドレナリンの分泌は，気管支拡張に作用する。
× 3：副腎髄質ホルモンは，脂肪分解および肝臓におけるグリコーゲンの分解に働き，血糖値の上昇に関与する。
× 4：血中カリウム値を低下させるのは，副腎皮質ホルモンのアルドステロンである。

内分泌 2章 　1　　解答 1

○ 1：褐色細胞腫は，るいそうの原因疾患の1つである。代謝や異化の亢進が起こり，これにより患者の体重は減少する。よって体重増加に関する質問の優先度は低い。
× 2：頭痛は褐色細胞腫の発作症状の1つであり，悪心や動悸とともに出現するため，褐色細胞腫が疑われる患者には確認を行う。
× 3：褐色細胞腫に伴う起立性低血圧は，立ちくらみの原因となる。
× 4：褐色細胞腫は精神症状を伴う内分泌疾患である。その精神症状には不安や焦燥感の高まりがあげられ，「イライラしやすい」「怒りっぽい」などといった主訴には注意する。

内分泌 2章 　2　　解答 2

○ 2：問題にあげられている疾患は，すべて内分泌性肥満の原因疾患である。
× 1，3，4：視床下部性肥満の原因疾患には，間脳腫瘍，フレーリッヒ（Frölich）症候群などがある。また遺伝性肥満の原因疾患は，常染色体劣性遺伝疾患のバルデー・ビードル（Bardet-Biedl）症候群，染色体異常によるプラダー・ウィリー（Prader-Willi）症候群などである。肥満の原因となる薬物としては，向精神薬，副腎皮質ホルモンがあげられる。

内分泌 3章 　1　　解答 1

○ 1：甲状腺がん検査で行う甲状腺全身シンチグラフィでは，実施前にヨウ素摂取が制限される。
× 2：慢性腎不全の治療時の食事では，たんぱく質や塩分，カリウムなどが制限される。
× 3：肝疾患の進行予防には，アルコールや鉄の摂取制限を行う。
× 4：貧血の治療で推奨されるのは，鉄，たんぱく質，ビタミンCの摂取である。

内分泌 3章 　2　　解答 4

× 1：手術後，手足や顔面にテタニー症状とよばれるしびれなどが生じる場合があるが，これは副甲状腺の切除や機能不全による血中カルシウム濃度の低下によるもので，必ず起こるわけではない。
× 2：必ずしも声を出さないようにする必要はない。ただし嗄声がみられた場合には，手術により声帯が麻痺している恐れがあるため，声を出さないよう指導する（選択肢4参照）。
× 3：手術直後の一定期間は頸部を動かさないよう安静を保つが，ネックカラーは使わない。
○ 4：左右の声帯はそれぞれ左右の反回神経により支配されており，手術によっていずれかの

反回神経を切断・損傷すると声帯に麻痺が生じ，嚥下障害や嗄声が起こる。

| 内分泌　4章　1 | 解答 4 |

原発性副甲状腺（上皮小体）機能亢進症では，副甲状腺ホルモンの自律的かつ過剰な分泌により，腎や骨において副甲状腺ホルモン作用の亢進が生じる。これにより高カルシウム血症と高カルシウム尿症をきたし，それに関連する症状を呈する。

× 1：破骨細胞の形成と活性化が刺激され，骨吸収の促進が起こり，骨量は減少する。
× 2：腎近位尿細管においてリンと重炭酸イオンの排泄が促進されるため，血中リン値は低下する。
× 3：骨からのカルシウムの遊離が促進され，さらに腸管や尿細管からのカルシウムの吸収も促進されるため，血中カルシウム値は上昇する。
○ 4：血中のカルシウム濃度が上昇するため，尿中カルシウム排泄量は増加する。

| 内分泌　4章　2 | 解答 1 |

○ 1：眼瞼浮腫のほかにみられる症状は，全身倦怠感，無力感，寒がり，皮膚の乾燥，発汗減少，低体温，低血圧，便秘，眉の外側の脱毛，声のかすれ（嗄声），体重増加，顔面の浮腫などである。ただし，眼瞼浮腫はバセドウ病でも認められることがある。
× 2，3，4：心悸亢進（動悸），発汗過多，手指振戦，体重減少や下痢などは，甲状腺ホルモン過剰による甲状腺中毒症で認められる。甲状腺機能亢進症の主な原因であるバセドウ病では眼球突出，複視など特有の眼症状があらわれる。

| 栄養・代謝　1章　1 | 解答 2 |

脂質 1 g あたりのエネルギー量は 9 kcal である。なお，たんぱく質 4 kcal/g，炭水化物 4 kcal/g，アルコール 7 kcal/g となる。

× 1
○ 2
× 3
× 4

| 栄養・代謝　1章　2 | 解答 4 |

血液中のリポたんぱく質は比重の違いによりカイロミクロン，超低比重リポたんぱく質（VLDL），低比重リポたんぱく質（LDL），高比重リポたんぱく質（HDL）に大別される。

× 1：HDL はコレステロールを末梢組織から回収する。
× 2：LDL の役割はコレステロールを運搬することである。
× 3：VLDL はトリグリセリドの運搬を行うが，肝臓から分泌，のちに LDL に代謝されて末梢組織に脂質を運ぶため，食事由来とはいえない。
○ 4：カイロミクロンは腸管から肝臓へトリグリセリドを運搬する。

| 栄養・代謝　2章　1 | 解答 4 |

× 1：高血糖時には空腹感が強くなり，食欲が亢進する。
× 2：頻脈は低血糖状態でみられる症状である。
× 3：低体温も頻脈同様，低血糖状態でみられる症状である。これらは血糖上昇作用のあるホルモンのうち，交感神経系に作用するカテコールアミンなどが分泌されることで生じる。
○ 4：血糖高値状態が長引くと尿糖排泄が増加し，浸透圧利尿といわれるメカニズムによって水分の排泄も促進され，尿量が増加する。
× 5：高血糖時にしばしばみられる感覚障害は，視力障害である。

栄養・代謝 2章 [2]　　解答 1

○1：ケトン体とは脂肪酸から肝臓で合成されるアセト酢酸，β-ヒドロキシ酪酸，アセトンの3者の総称で，血中にケトン体が異常に増加した状態をケトーシスとよぶ。
×2：ケトーシスでは食欲不振が起こる。
×3：ケトスティックス試験紙はアセト酢酸に反応する。このため糖尿病ケトアシドーシス時でβ-ヒドロキシ酪酸が大量に存在する場合には，ケトアシドーシスがあっても尿中ケトン体が陰性になることもあり，これだけでは診断がつけられない。
×4：ケトーシスは食事制限による体重減少や前日の食事から絶食時間が長い場合にも生じるため，すぐに治療が必要とはならない。

栄養・代謝 2章 [3]　　解答 4

×1：口渇は高血糖の症状である。血糖高値状態が長引くと尿糖の排泄が増加し，浸透圧利尿により水分排泄が促進され，尿量増加や血漿濃縮が起こる。これにより浸透圧が上昇し，口渇を感じる。
×2：低血糖に反応して分泌される血糖調節ホルモン（エピネフリン，ノルエピネフリン）により動悸が起こり，頻脈となる。
×3：選択肢1の解説で述べたように，尿量の増加は高血糖の症状である。
○4：頻脈同様，低血糖に反応して分泌される血糖調節ホルモンによって冷汗が起きる。
×5：低血糖状態では低体温となる。

栄養・代謝 3章 [1]　　解答 4

×1：トリグリセリドに関する脂質異常症の診断基準値は，150mg/dL以上とされている。
×2：総コレステロールの値は脂質異常症の診断基準値に含まれていない。
×3：低比重リポたんぱくコレステロール（LDL-C）は，140mg/dL以上で高LDLコレステロール血症，120〜139mg/dLで境界域高LDLコレステロール血症に分類される。
○4：高比重リポたんぱくコレステロール（HDL-C）に関する脂質異常症の診断基準値は40mg/dL未満である。

栄養・代謝 3章 [2]　　解答 3

矢印は皮下脂肪組織を指している。
×1：皮下脂肪組織に蓄積されているのは中性脂肪であり，中性脂肪はグリセロールと脂肪酸のモノ，ジおよびトリエステルである。
×2：BMI（body mass index；体格指数）は，体重（kg）÷身長（m）^{2}で算出され，皮下脂肪の厚さは関係しない。
○3：腹部の皮下脂肪が厚い場合は，皮下脂肪型肥満（洋ナシ型）体形となる。一方，内臓脂肪型肥満はリンゴ型とよばれる。
×4：メタボリックシンドロームは内臓脂肪症候群ともよばれ，着目すべきは血圧高値などの危険因子を増加させる内臓脂肪の蓄積である。

栄養・代謝 4章 [1]　　解答 3

×1：痛風は高尿酸血症が持続し痛風関節炎を発症した疾患であり，高尿酸血症の定義は血清尿酸値7.0mg/dLを超えるものとされている。
×2：痛風の臨床症状は，痛風関節炎や痛風結節であり，特に急性の痛風関節炎は第1中足趾節関節など下肢関節に好発する。
○3：痛風は生活習慣病である。食事についてはプリン体の摂取量（肥満傾向がみられる場合は総エネルギー摂取量についても）を制限する。
×4：血清尿酸値は，思春期以降，男性が女性より高値となる傾向がみられ，痛風患者の典型像についても，肥満と高血圧を伴う中高年男性の飲酒家が想定されていた。しかし近年は，高齢者で種々の疾患に対して薬物治療を受けている非典型例が増加している。

栄養・代謝 4章 [2]　　解答 4

×1：腎機能の低下は，糖尿病腎症など糖尿病発症後の合併症としてあらわれる。
×2：細菌やウイルスに対する免疫力が低下するのは糖尿病発症後であり，感染症に罹患しや

すくなる。
×3：高血糖は動脈硬化の促進因子の一つであり，様々な血管障害を誘発する。つまり，動脈硬化が糖尿病の原因となるのではなく，糖尿病が動脈硬化を悪化しやすくする。
○4：日本人は欧米白人に比べてインスリン分泌障害を示すものが多い傾向にある。また遺伝的素因に，運動不足やエネルギーの過剰摂取などの生活習慣の悪化が加わるとインスリン感受性が低下し，糖尿病の発症につながる。

内分泌　略語一覧

＊**略語** ▶ 欧文表記／和文表記

A

ACTH ▶ adrenocorticotropic hormone／副腎皮質刺激ホルモン
ADH ▶ antidiuretic hormone／抗利尿ホルモン（バソプレシン）
AHO ▶ Albright hereditary osteodystrophy／オルブライト遺伝性骨異栄養症
ANCA ▶ anti-neutrophil cytoplasmic antibody／抗好中球細胞質抗体
APS ▶ autoimmune polyglandular syndrome／自己免疫性多内分泌腺症候群

C

CaSR ▶ Ca sensing receptor／カルシウム感知受容体
CRH ▶ corticotropin-releasing hormone／副腎皮質刺激ホルモン放出ホルモン

D

DDAVP ▶ desmopressin acetate／デスモプレシン
DHEA ▶ dehydroepiandrosterone／デヒドロエピアンドロステロン
DOC ▶ 11-deoxycorticosterone／デオキシコルチコステロン

F

FSH ▶ follicle-stimulating hormone／卵胞刺激ホルモン

G

GH ▶ growth hormone／成長ホルモン
GH-RH ▶ growth hormone-releasing hormone／成長ホルモン放出ホルモン
Gn-RH ▶ gonadotropin-releasing hormone／性腺刺激ホルモン放出ホルモン
GPCR ▶ ／Gたんぱく共役型受容体

H

hCG ▶ human chorionic gonadotropin／ヒト絨毛性ゴナドトロピン

I

IGF-1 ▶ insulin-like growth factor 1／インスリン様成長因子1

L

LH ▶ luteinizing hormone／黄体形成ホルモン

M

MEN ▶ multiple endocrine neoplasia／多発性内分泌腫瘍症
MHC ▶ major histocompatibility complex／主要組織適合遺伝子複合体
MRI ▶ magnetic resonance imaging／磁気共鳴画像

O

OXY ▶ oxytocin／オキシトシン

P

PCOS ▶ polycystic ovary syndrome／多嚢胞性卵巣症候群
PRL ▶ prolactin／プロラクチン
PTH ▶ parathyroid hormone／副甲状腺（上皮小体）ホルモン
PTHrP ▶ parathyroid hormone-related proteins／副甲状腺ホルモン関連たんぱく

S

SACI試験 ▶ selective arterial calcium injection test／選択的動脈内カルシウム注入試験
SERM ▶ selective estrogen receptor modulator／選択的エストロゲン受容体調節薬
SIADH ▶ syndrome of inappropriate ADH secretion／抗利尿ホルモン不適切分泌症候群
SITSH ▶ syndrome of inappropriate secretion of TSH／TSH不適切分泌症候群

T

TBG ▶ thyroxine binding globulin／サイロキシン結合グロブリン
TPO ▶ thyroid peroxidase／甲状腺ペルオキシダーゼ
TR ▶ thyroid hormone receptor／甲状腺ホルモン受容体
TRH ▶ thyrotropin-releasing hormone／甲状腺刺激ホルモン放出ホルモン
TSH ▶ thyroid-stimulating hormone／甲状腺刺激ホルモン
TSS ▶ transsphenoidal surgery／経蝶形骨洞手術

V

VIP ▶ vasoactive intestinal polypeptide／血管作動性小腸ペプチド

栄養・代謝　略語一覧

＊略語 ▶ 欧文表記／和文表記

A

ABI測定 ▶ ankle brachial pressure index／ABI測定
ACTH ▶ adrenocorticotropic hormone／副腎皮質刺激ホルモン
APRT ▶ Adenine phosphoribosyl transferase／アデニンホスホリボシルトランスフェラーゼ
ASO ▶ arterio-sclerosis obliterans／下肢閉塞性動脈硬化症

B

BG ▶ biguanide／ビグアナイド
BMI ▶ body mass index／体格指数

C

CETP ▶ cholesteryl ester transfer protein／コレステリルエステル転送たんぱく
CSII ▶ continuous subcutaneous insulin infusion／インスリン持続皮下注入療法

D

DIC ▶ disseminated intravascular coagulation syndrome／播種性血管内凝固症候群
DKA ▶ diabetic ketoacidosis／糖尿病ケトアシドーシス
DPN ▶ diabetic polyneuropathy／多発神経障害

F

FH ▶ familial hypercholesterolemia／家族性高コレステロール血症

G

GAD ▶ glutamic acid decarboxylase／グルタミン酸脱炭酸酵素
GDM ▶ gestational diabetes mellitus／妊娠糖尿病
GLP-1 ▶ Glucagon-like peptide-1／グルカゴン様ペプチド－1

H

HbA1c ▶ hemoglobinA1c／ヘモグロビンA1c
HDL ▶ high density lipoprotein／高比重リポたんぱく質
HHS ▶ hyperosmolar hyperglycemic state／高浸透圧高血糖状態
HLA遺伝子 ▶ human leukocyte antigen／ヒト白血球抗原遺伝子
HMG-CoA ▶ 3-hydrox-3-methylglutaryl-coenzyme A／3-ヒドロキシ-3-メチルグルタリルCoA
HPRT ▶ hypoxanthine-guanine phosphoribosyl transferase／ヒポキサンチンホスホリボシルトランスフェラーゼ
HSL ▶ hormone sensitive lipase／ホルモン感受性リパーゼ

I

IDL ▶ intermediate density lipoprotein／中間比重リポたんぱく質
IRMA ▶ intraretinal microvascular abnormality／網膜内細小血管異常

L

LCAT ▶ lecithin：cholesterol acyltransferase／レシチン：コレステロールアシルトランスフェラーゼ
LDL ▶ low density lipoprotein／低比重リポたんぱく質
LPL ▶ lipoprotein lipase／リポたんぱく質リパーゼ

M

MC4R ▶ melanocortin 4 receptor／メラノコルチン4受容体
MCH ▶ melanin-concentrating hormone／メラニン凝集ホルモン
MODY ▶ maturity onset diabetes of the young／若年発症成人型糖尿病

N

NPY ▶ neuropeptide Y／ニューロペプチドY

P

PAD ▶ peripheral arterial disease／下肢末梢動脈疾患
POMC ▶ Proopiomelanocortin／プロオピオメラノコルチン
PYY ▶ Peptide YY／ペプチドYY

S

SU ▶ sulfonylurea／スルホニル尿素

T

TG ▶ triglyceride／トリグリセリド，中性脂肪

U

UCP1 ▶ uncoupling protein-1／脱共役たんぱく

VLDL ▶ very low density lipoprotein／超低比重リポたんぱく質

α

α-MSH ▶ α-melanin stimulating hormone／α-メラニン刺激ホルモン

索引

欧文

ABCA1 … 166
ACE … 16
ACTH … 4, 6, 16, 21
ACTH下垂体産生腫瘍 … 99
ACTH単独欠損症 … 173
ADH … 4, 9, 21, 104
ADH不適合分泌症候群 … 106
AI … 263
ANP … 22
ANP受容体 … 26
ASO … 206
BMI … 30, 160, 178, 230
BNP … 22
CaSR … 13
CETP … 166
CKD … 249
CRF … 16
CRH … 6, 21
CRP … 195
CT検査 … 72
C反応性たんぱく … 195
DG … 263
DHEA … 15
DIC … 192
DKA … 191
DOHaD仮説 … 234
DPN … 203
DPP-4阻害薬 … 219
EAR … 263
FDG-PET／CT検査 … 73
FGF … 22
FH … 246
FSH … 8, 18, 21
fT_3 … 6
fT_4 … 6
GAD … 184
GAD抗体 … 184
GDM … 182, 189
GH … 4, 21
GH-RH … 8, 21
GH産生下垂体腺腫 … 43
GLP … 18
GLP-1 … 18
GLP-1受容体作動薬 … 222

GLP-2 … 18
Gn-RH … 8, 21
GPCR … 25
GRP … 21
GTP結合たんぱく … 25
Gたんぱく … 25
Gたんぱく共役型受容体 … 25
Gたんぱく共役型受容体ファミリー … 21
HbA1c … 177, 210, 212
HDL … 164
HER2受容体 … 76
HHS … 194
HMG-CoA … 167
HMG-CoA還元酵素 … 167
IGF-1 … 6
IRI … 176
^{131}I内用療法 … 111, 125
LCAT … 166
LDL … 164
LDLアフェレシス … 246, 255
LDL受容体 … 165
LH … 8, 18, 21, 24
LHRH … 8
LHサージ現象 … 24
LPL … 165
MEN1型 … 136
MEN2 … 133
MEN2型 … 137
MODY … 187
MRI検査 … 72
mRNA … 27
OXY … 4, 9, 21
PAD … 206
PBC … 249
PRL … 4, 9, 21, 101
PTH … 11, 21
PTHrP … 129
PTHの骨作用 … 126
PTHの腎作用 … 127
PTHの分泌不全 … 128
RDA … 263
SGLT2阻害薬 … 219
SIADH … 106
SLC2A9 … 256
T_3 … 6, 21
T_4 … 6, 21
TBG … 6
TG … 159

TR … 10
TRAb … 108
TRH … 6, 9, 21
TSH … 4, 6, 21
TSH産生下垂体腫瘍 … 102
TSH受容体抗体 … 108
TSS … 82
UL … 263
VIP … 21, 135
VIP産生腫瘍 … 57, 135
VLDL … 164
WDHA症候群 … 135
XYY症候群 … 35

和文

あ

アイソトープ治療 … 111
亜急性甲状腺炎 … 67, 119
亜急性甲状腺炎(急性期)の診断ガイドライン … 120
亜急性連合性脊髄変性症 … 267
アキレス腱反射の弛緩相遅延 … 114
悪性腫瘍 … 123, 141, 173
悪性腫瘍による高カルシウム血症 … 129
悪性貧血 … 267
アジソン病 … 71, 132, 141, 173
アセチルCoA … 167
アセトン臭 … 193
アディポネクチン … 231
アドレナリン … 15, 21, 133
アニオンギャップ … 192
アブレーション … 125
アポたんぱく … 164
アポたんぱくCII欠損症 … 246
アポたんぱくの測定 … 250
アポたんぱくB … 165
アミロイドーシス … 57
アミンホルモン … 22
アルコール … 214
アルツハイマー型認知症 … 210
アルドステロン … 13, 15, 16, 22, 132
アルドステロン受容体拮抗薬 … 132
アルドステロン症 … 131

α-グルコシダーゼ阻害薬…219
α細胞…162
アンジオテンシンⅡ…16
アンジオテンシン変換酵素…16
アンドロゲン…39, 40, 132
アンドロゲン産生副腎腫瘍…41
アンドロゲンの過剰産生…139

い

意識障害…54
萎縮性甲状腺炎…115
Ⅰ型高リポたんぱく血症…245
1型糖尿病…182, 183
1,5-アンヒドログルシトール（1,5-AG）…177
一次性高尿酸血症・痛風…256
1,25水酸化ビタミンD…22
胃腸障害…204
遺伝因子…185, 235
遺伝性甲状腺機能低下症…113
遺伝性肥満…31
胃バイパス術…241
胃バンディング術…241
胃無力症…204
インクレチン…162
インスリノーマ…134, 173
インスリン…17, 21, 182
インスリン依存状態…190
インスリン拮抗ホルモン…162, 173
インスリン持続皮下注入療法…222
インスリン受容体…26
インスリン受容体異常症…187
インスリン受容体異常症Ｂ型…173
インスリン製剤…220
インスリン製剤の種類…221
インスリン治療…183
インスリン抵抗性…182, 207
インスリン抵抗性の指標…177
インスリンの分泌と作用…163
インスリン分泌…162
インスリンポンプ療法…222
インスリン様成長因子1…6
インスリン療法…220

う

ウィップルの三徴候…134
ウイルス感染…119
ウエスト周囲長…178
ウェルニッケ・コルサコフ症候群…266
右外側頸部リンパ節郭清…85
うっ滞性乳腺炎…142
運動療法…31, 215, 254

え

栄養素…158
栄養素のバランス…213
栄養素の分類…158
腋窩リンパ節郭清術…149
エストロゲン…18, 21
エストロゲン分泌…8
エネルギー…161
エネルギー産生栄養素バランス…160
エネルギー摂取量…213
エネルギーバランス…235
エネルギー必要量…160
エピネフリン…21
嚥下障害…86

お

黄色腫…246, 249
黄体形成ホルモン…8, 21
黄体ホルモン…8, 18, 21
横断的成長曲線…34
横断的標準身長・体重曲線…34
黄斑症…197
オキシトシン…4, 9, 20, 21
悪心・嘔吐…56
オルブライト遺伝性骨ジストロフィー…236

か

外因性経路…165
開頭術…82
外分泌細胞…162
カイロミクロン…164
核医学検査…72
下肢の非圧痕性浮腫…114
下肢閉塞性動脈硬化症…206
下肢末梢動脈疾患…206
下垂体…4
下垂体機能低下症…101, 102
下垂体機能低下症の原因…103
下垂体後葉…4
下垂体後葉ホルモン…21
下垂体手術…82
下垂体腫瘍…94, 136
下垂体性巨人症…35
下垂体腺腫…95
下垂体前葉…4
下垂体前葉機能低下症…71
下垂体前葉ホルモン…21
下垂体柄…4
下垂体ホルモン…95
下垂体門脈…4
ガストリノーマ…57, 134
ガストリン…17
ガストリン産生腫瘍…134
ガストリン放出ペプチド…21
家族性高コレステロール血症…246
家族性複合型高リポたんぱく血症…248
家族性傍神経節腫瘍…137
家族性リポたんぱくリパーゼ欠損症…246
家族歴…66, 178
過体重…230
脚気…265
褐色細胞腫…73, 88, 137, 188
褐色細胞腫感受性遺伝子…133
合併症…260
カテコールアミン…22
カテコールアミン産生腫瘍…133
カテコールアミン分泌…174
化膿性甲状腺炎…67
化膿性乳腺炎…142
下半身肥満…230
カルシウム感知受容体…13
カルシウム感知受容体作動薬…79, 82
カルシトニン…10, 21, 125
感覚・運動神経障害…203
眼窩減圧術…46
環境因子…235
肝疾患による糖尿病…188
患者教育…228, 262
緩徐進行1型糖尿病…184
感染症…195
感染症による糖尿病…188
感知装置…23
冠動脈硬化症…174
冠動脈疾患…205
冠動脈攣縮…174

き

偽性アルドステロン症…131

偽性副甲状腺機能低下症…128
偽性副甲状腺機能低下症Ia型…
　44
喫煙…236
希発月経…65
吸引式組織生検…77
吸収阻害薬…240
急性化膿性甲状腺炎…121
急性痛風関節炎…258
急性乳腺炎…142
急性尿酸性腎症…257
吸啜刺激…20
境界型耐糖能障害…190
狭心症…249
急性膵炎…249
虚血性心疾患…246, 249
巨赤芽球性貧血…265, 267
起立性低血圧…204

く

グアニル酸シクラーゼ型受容体…
　22, 26
空腹時インスリン値…177
空腹時血中インスリン値…177
空腹時血中Cペプチド値…177
空腹時血糖値…177
クスマウル呼吸…193
クッシング症候群…71, 73, 88, 98,
　130, 187
クッシング症候群の鑑別…101
クッシング病…71, 99, 187
クボステック徴候…55
クラインフェルター症候群…35, 47,
　138, 189
クリーピング現象…119
グリコアルブミン…177
グリコーゲン…161
グルカゴノーマ…57, 135
グルカゴン…17, 21, 162
グルカゴン産生腫瘍…135
グルカゴン様ペプチド…18
グルカゴン様ペプチド-1…233
グルコキナーゼ遺伝子異常…187
グルコ(糖質)コルチコイド…15, 21,
　37, 130, 141
グルタミン酸脱炭酸酵素…183
クレチン症…11, 112
グレリン…17, 21, 22, 233
クロム親和性細胞…133

け

経口血糖降下薬…215, 217
経口血糖降下薬のはたらき…218
経蝶形骨洞下垂体腫瘍摘出術…
　100
経蝶形骨洞下垂体腫瘍摘除術…4
経蝶形骨洞手術…82
劇症1型糖尿病…183
劇症肝炎…111
血圧上昇作用…9
血管作動性小腸ペプチド…21
血管作動性腸管ポリペプチド産生
　腫瘍…135
血管新生緑内障…197
月経異常…139
月経周期…19
月経不順…98, 101
血漿浸透圧…9
血清脂質…178
血清脂質検査…250
血清尿酸値…256
結節・腫瘤…64
結節性甲状腺腫…47, 84
血中カルシウム濃度…11
血中カルシトニン濃度…137
血中ケトン体…172
血中男性ホルモン高値…139
血中のインスリン値…176
血糖コントロール…185
血糖コントロールの指標…177
血糖コントロール目標…211
ケトアシドーシス…171
ケトアシドーシス昏睡…192
ケトーシス…171, 172
ケトン体…162, 172
下痢…56
牽引性網膜剥離…197
健康障害…237
腱鞘炎…209
原発性アルドステロン症…71, 88,
　131, 188
原発性高リポたんぱく血症…245
原発性性腺機能低下症…138
原発性胆汁性肝硬変…249
原発性肥満…30
原発性副甲状腺(上皮小体)機能亢
　進症…72, 87, 126, 137, 141
原発性副腎不全…71

原発性無月経…60
顕微鏡下TSS…83
倹約型体質…234

こ

抗TSH受容体抗体…11
高音発声障害…86
口渇…171
高カルシウム血症クリーゼ…141
口腔粘膜の色素沈着…67
高血圧…57, 207, 222
高血圧をきたす内分泌疾患…57
高血糖…170, 207
抗好中球細胞質抗体関連血管炎…
　111
高コルチゾル血症…130
高コレステロール血症…114, 207,
　246
高脂血症を示す脂質異常症の表現
　型分類…251
甲状腺…7, 10, 67
甲状腺亜全摘術…85, 112
甲状腺がん…72, 84, 124
甲状腺眼症…45
甲状腺がんの腫瘤…68
甲状腺がんの放射性ヨウ素内用療
　法に関するガイドライン…125
甲状腺機能亢進症…56, 67, 68,
　72, 108
甲状腺機能亢進症の皮膚湿潤…
　68
甲状腺機能低下症…67, 68, 78,
　103, 112, 140, 249
甲状腺機能低下症の症状…109
甲状腺クリーゼ…54, 140
甲状腺原発リンパ腫…116
甲状腺左葉切除術…85
甲状腺刺激抗体…45
甲状腺刺激ホルモン…4, 21
甲状腺刺激ホルモン産生下垂体腫
　瘍…102
甲状腺刺激ホルモン放出ホルモン
　…6, 21
甲状腺手術…84
甲状腺手術後合併症…86, 125
甲状腺手術後管理…125
甲状腺腫大…46, 47, 114
甲状腺腫大を伴う疾患…48
甲状腺腫瘍…121, 123

甲状腺髄様がん … 137
甲状腺摂取率 … 110
甲状腺全摘術 … 85, 112
甲状腺中毒症 … 140
甲状腺中毒症状 … 108
甲状腺超音波断層法 … 47
甲状腺ペルオキシダーゼ遺伝子変異 … 113
甲状腺ペルオキシダーゼ抗体 … 116
甲状腺ホルモン … 21, 22, 26
甲状腺ホルモン結合たんぱく … 6
甲状腺ホルモン受容体 … 10
高身長 … 34, 138
高身長をきたす疾患 … 35
高浸透圧高血糖状態 … 194
口唇の色素沈着 … 67
硬性白斑 … 196
高張食塩水負荷 … 105
行動療法 … 31, 239
高度肥満症 … 240
高トリグリセリド血症 … 224
高尿酸血症 … 256
高尿酸血症の治療 … 261
広汎性左右対称性神経障害 … 203, 208
高比重リポたんぱく質 … 164
高プロラクチン血症 … 50
抗利尿ホルモン … 4, 21, 104
抗利尿ホルモン不適切分泌症候群 … 56
高齢者糖尿病の血糖コントロール目標 … 212
誤嚥性肺炎 … 86
Ⅴ型高リポたんぱく血症 … 248
呼吸器感染症 … 195
骨格異常 … 43
骨格異常による容貌変化 … 44
骨芽細胞 … 11
骨シンチグラフィ … 148
骨折 … 209
骨粗鬆症の予防 … 209
ゴナドトロピン … 4, 8
コルチゾル … 6, 13, 15, 16, 21, 130, 132
コルチゾル過剰 … 98
コレシストキニン … 233
コレステリルエステル転送たんぱく … 166
コレステロール … 21, 159

コレステロール逆転送経路 … 165
コレステロール低下療法 … 223
混合型インスリン … 221
昏睡 … 171

さ

サーカデイアンリズム … 6, 16
細胞診 … 75, 76
細胞内シグナル伝達機構 … 25
細胞内受容体 … 26
細胞膜受容体 … 25
サイロキシン … 6, 21
サイログロブリン … 10
サイログロブリン異常症 … 113
サイログロブリン抗体 … 116
嗄声 … 86, 112
サブクリニカルクッシング症候群 … 130
Ⅲ型高リポたんぱく血症 … 248
三大栄養素 … 158
三大栄養素別エネルギー比率 … 214
3-ヒドロキシ-3-メチルグルタリルCoA … 167

し

シーハン症候群 … 103
持効型溶解インスリン製剤 … 221
視(神経)交叉 … 4, 95
自己抗体 … 11, 184
自己免疫機序 … 184
自己免疫性甲状腺疾患 … 108
自己免疫性多内分泌腺症候群 … 116
脂質 … 159, 160, 163, 214
脂質異常症 … 245
脂質異常症診断基準 … 245
脂質異常症の遺伝子解析 … 251
脂質異常症の治療薬 … 254
脂質異常症の表現型分類 … 251
脂質管理目標 … 251
歯周病 … 209
視床下部 … 4
視床下部性肥満 … 31
視床下部と食欲 … 234
視床下部と満腹 … 234
視床下部ホルモン … 95
視診 … 67
シックデイ … 227

シックデイの治療原則 … 227
シップル症候群 … 137
脂肪細胞 … 231
脂肪酸 … 159
視野異常 … 101
若年発症成人型糖尿病 … 187
視野障害 … 64, 95
周期性四肢麻痺 … 109
手根管症候群 … 209
手掌の色素沈着 … 67
術後甲状腺機能低下症 … 126
出産後甲状腺炎 … 118
授乳 … 20
シュミット症候群 … 114, 116
消化管神経節性神経腫 … 137
消化管ホルモン … 17, 21
消化器系感染症 … 195
消化器症状 … 56
症候性(二次性)肥満 … 230
硝子体手術 … 199
硝子体出血 … 199
脂溶性ビタミン … 264
常染色体優性遺伝 … 136
上半身肥満 … 230
食行動異常 … 235, 239
食後の血糖値 … 211
食事習慣の見直し … 213
食事療法 … 31, 213, 239, 253, 260
触診 … 67
食品交換表 … 214
食品分類表 … 214
食物繊維 … 158, 214
食欲の制御 … 233
助産師手位 … 55
女性化乳房 … 101
女性化乳房症 … 47
女性化乳房症の原因 … 49
女性の多毛 … 67
自律神経障害 … 204
自律性機能性甲状腺結節 … 122
腎遠位尿細管 … 12
腎機能障害 … 141
心筋梗塞 … 249
神経・筋症状 … 54
神経性やせ症 … 33, 139
神経性やせ症の重症度 … 33
神経線維腫症 … 133
神経内分泌腫瘍 … 57, 73

神経連絡路…4
新生血管…196
新生児バセドウ病…111
腎性尿崩症…106
振戦…55
身体活動量の目安…213
身体所見…67
心不全…58
腎不全…127
心不全をきたし得る内分泌疾患…58
心房細動…108
心房性ナトリウム利尿ペプチド…22

す

膵外分泌疾患による糖尿病…187
水牛様脂肪沈着…98
水晶体の調節異常…199
推奨量…263
膵神経内分泌腫瘍…134, 136
膵臓…162
膵臓β細胞に由来する腫瘍…134
吹田スコア…252
推定平均必要量…263
膵β細胞…162
睡眠時間…236
髄様がん…125
スクリーニング検査…237
スタチン…223
頭痛…55, 64
頭痛をきたす内分泌疾患…55
ステロイドパルス療法…46
ステロイドホルモン…14, 22, 26
ステロイドホルモン受容体スーパーファミリー…22, 27
ストレス応答性…6
スリーブ状胃切除術…241
スリーブバイパス術…241
スルホニル尿素薬…218

せ

生活習慣改善教育…228
生活習慣の悪化…184
生活習慣の改善…212
生活習慣の修正項目…203
精細管…9
精神症状…54
精神症状を呈する内分泌疾患…54
性腺…18, 22

性腺機能低下症…103, 137
性腺刺激ホルモン…8
性腺刺激ホルモン放出ホルモン…8, 21
精巣…8, 18
精巣ホルモン…21
成長の調節…37
成長ホルモン…4, 21
成長ホルモン分泌不全…71
成長ホルモン分泌不全症…104
成長ホルモン放出ホルモン…8, 21
青銅糖尿病…187
正のフィードバック…24
性ホルモン…21
生理的色素沈着部位の色調…67
生理的無月経…59
赤色皮膚線条…98
セクレチン…21
積極的支援…243
線維芽細胞増殖因子受容体…22
穿刺吸引細胞診…75, 122
腺腫様結節…121
腺腫様甲状腺腫…84, 121
染色体異常…138
選択的動脈内カルシウム注入試験…134
先端巨大症…43, 71, 96, 187
先端巨大症の皮膚湿潤…68
センチネルリンパ節生検法…149
先天異常症候群…31
先天性副腎過形成…42

そ

創感染…86
増殖前網膜症…197, 199
増殖網膜症…197, 199
足壊疽…208
続発性アルドステロン症…131
続発性高リポたんぱく血症…248
続発性骨粗鬆症…208
続発性副甲状腺機能低下症…128
続発性副甲状腺(上皮小体)機能亢進症…127
続発性無月経…60
組織診検査…75, 76
速効型インスリン…221
速効型インスリン分泌促進薬…219
ソマトスタチノーマ…57, 135
ソマトスタチン…17, 21

ソマトスタチン産生腫瘍…135
ソマトスタチン誘導体…79, 80
ソマトメジンC…6
ゾリンジャー・エリソン症候群…32, 135

た

ターナー症候群…43, 138, 189
ターナー徴候…138
体格指数…160
体質性(家族性)高身長…35
胎児の小奇形…111
胎児の神経管閉鎖障害…267
代謝促進薬…240
耐容上限量…263
多飲…171
ダウン症候群…189
打診…68
脱毛…40
脱毛の原因疾患…41
多尿…65, 171
多嚢胞性卵巣…139
多嚢胞性卵巣症候群…42, 139
多発神経障害…203, 208
多発性内分泌腫瘍症…125
多発性内分泌腺腫症2型…133
多毛…39, 139
多毛の原因疾患…40
単純性(原発性)肥満…230
単純網膜症…197
単神経障害…204
炭水化物…158, 160, 214
男性化徴候…41, 98, 139
男性化をきたす疾患…41
男性の性機能低下…65
男性の体毛欠如…67
男性不妊…65, 101
胆嚢炎…195
たんぱく質…159, 160, 214

ち

チアゾリジン薬…216
チアマゾール…111
蓄尿検査…69
窒息…125
中間型インスリン…221
中心性肥満…98
中枢性食欲抑制薬…240
中枢性尿崩症…78, 104

中枢性副腎不全…71
中枢ホルモン…23
中性脂肪…159
超音波検査…72, 75
蝶形骨洞…4
聴診…68
超速効型インスリン製剤…220
超低比重リポたんぱく質…164
腸内細菌叢…234
チロシン…22
チロシンキナーゼ型受容体…21, 26

つ

痛風…256
痛風関節炎…258
痛風関節炎の診断…259
痛風関節炎の治療…260
痛風関節炎の誘因…259
痛風の検査…259
痛風の治療…260
痛風発作…258

て

低HDLコレステロール血症…249
定位放射線照射…100
低血圧…58
低血圧をきたす内分泌疾患…58
低血糖…173
低血糖症…225
低血糖性昏睡…174, 226
低血糖による障害…226
低身長…36, 43, 138
低身長・成長速度低下をきたす疾患…38
低身長と成長速度低下…36
低ナトリウム血症…142
低比重リポたんぱく質…164
低マグネシウム血症…128
テストステロン…18, 22, 39
デスモプレシン負荷試験…105
テタニー…54, 112, 126, 128
手の病変…209
デヒドロエピアンドロステロン…15

と

動眼神経麻痺…199
動機づけ支援…243
糖新生反応…161
糖代謝異常の成因分類…183

糖尿病…182, 249
糖尿病合併妊娠…189
糖尿病患者の血圧管理基準…223
糖尿病患者のコレステロール管理基準…224
糖尿病ケトアシドーシス…140, 172, 191
糖尿病神経障害…196, 203
糖尿病腎症…196, 199
糖尿病腎症の病期に応じた食事療法…201
糖尿病腎症の病期分類…200
糖尿病性胃腸症…204
糖尿病性筋萎縮症…205
糖尿病性ケトアシドーシス…56
糖尿病性細小血管障害…196
糖尿病性大血管障害…186, 196
糖尿病足病変…208
糖尿病における成因と病態…191
糖尿病に合併した高血圧…222
糖尿病に合併した脂質異常症の治療…223
糖尿病の急性合併症…191
糖尿病の成因分類…183
糖尿病の病期…190
糖尿病の慢性合併症…191
糖尿病の薬物療法…225
糖尿病網膜症…196
糖尿病療養指導士による指導…229
糖尿病療養指導士認定試験…229
糖尿病を合併する高血圧の治療計画…224
動脈硬化…224
動脈硬化性疾患の危険因子…207
特定健康診査・特定保健指導制度…243
特発性肉芽腫性乳腺炎…143
特発性粘液水腫…115
特発性副甲状腺機能低下症…128
ドナヒュー症候群…187
ドパミン…15, 133
ドパミン受容体作動薬…79
トリグリセリド…159
トリヨードサイロニン…6, 21
トルソー徴候…55

な

ナイアシン…266

内因性経路…165
内視鏡下TSS…83
内臓脂肪型肥満…231, 237, 242
内臓脂肪症候群…207
内臓脂肪の蓄積…241
内臓脂肪面積…237
内臓脂肪量の評価…237
内分泌細胞…162
内分泌疾患に伴う皮膚変化…59
内分泌疾患による糖尿病…187
内分泌性肥満…31
75gOGTT…176, 190
75g経口ブドウ糖負荷試験…176, 190
軟性白斑…196
軟部組織感染症…195
軟便…65

に

II型高リポたんぱく血症…246
2型糖尿病…182, 184
2型糖尿病の成因…186
2型糖尿病の病態…186
二次性高尿酸血症・痛風…257
二次性肥満…30
二次性肥満の原因疾患…31
二次性副甲状腺機能亢進症…87
24時間尿中Cペプチド排泄量…177
日内変動…6, 16
日本人の食事摂取基準…161, 264
乳がん…143
乳管内乳頭腫…152
乳がんの家族歴…145
乳がんの手術…90
乳がんの病期分類…147
乳がんのリスク因子…144
乳酸アシドーシス…228
乳汁分泌…9, 20
乳汁漏出症…50
乳汁漏出症の原因疾患…50
乳汁漏出の治療法…51
乳腺…19
乳腺炎…142
乳腺手術…89
乳腺症…152
乳腺線維腺腫…151
乳頭がん…124
乳房再建術…149
乳房切除術…149

乳房断面…19
乳房超音波検査…73
乳房部分切除術…148
乳瘤…153
乳輪下膿瘍…143
ニューロペプチドY…21
尿酸…178
尿酸降下薬…262
尿酸代謝…168
尿酸分解酵素製剤…262
尿中ヨウ素排泄量…110
尿崩症…104
尿路感染症…195
妊娠…20
妊娠一過性甲状腺中毒症…111
妊娠中の明らかな糖尿病…189
妊娠糖尿病…182, 189
妊娠糖尿病の診断基準…189
認知症…210

【ね】
ネフローゼ症候群…249
粘液水腫…113
粘液水腫性昏睡…114, 140
粘膜神経腫…137

【の】
脳血管障害…205
脳血管性認知症…210
囊胞…121
囊胞内出血…121
ノルアドレナリン…15, 21, 133
ノルエピネフリン…21

【は】
ハーディの手術…100
ハーディ法…4
肺結核…195
配合薬…220
配合溶解インスリン製剤…222
排尿障害…204
排卵誘発…24
白癬症…98
白内障…198
破骨細胞…11
橋本病…67, 115, 117, 140
橋本病の急性増悪…121
播種性血管内凝固症候群…192
バセドウ眼症…45, 109

バセドウ病…11, 45, 56, 85, 108
バセドウ病(甲状腺)クリーゼ…109
バセドウ病の診断ガイドライン…110
バソプレシン…4, 9, 21
発汗異常…204
白血球数増加…195
パラガングリオーマ…133
パラソルモン…11
針生検…76
バルデー・ビードル症候群…30, 236
反回神経麻痺…112, 126
パントテン酸…268
汎網膜光凝固…199

【ひ】
ビオチン…268
皮下脂肪型肥満…231
非機能性下垂体腫瘍…102
ビグアナイド薬…216
非ケトン性高浸透圧性昏睡…194
ビタミン…158
ビタミンE…265
ビタミンA…264
ビタミン過剰症…263
ビタミンK…265
ビタミン欠乏症…263
ビタミンC…268
ビタミンD…264
ビタミンD過剰…141
ビタミンD欠乏…127
ビタミンB_{12}…267
ビタミンB_2…266
ビタミンB_6…267
ビタミンB_1…265
必須アミノ酸…159
必須脂肪酸…159
ヒト白血球抗原遺伝子…184
皮膚変化…59
肥満…30, 139, 230
肥満症…237
肥満症診断のフローチャート…238
肥満症の治療目的…239
びまん性甲状腺腫…47
肥満度分類…237
肥満の基準…230
肥満の成因…232
肥満の是正…213

標準体重…237
標準的ウエスト周囲長測定法…243
病的無月経…59
病的無月経をきたす疾患…60

【ふ】
フォンヒッペル-リンドウ病…133, 137
腹腔鏡下スリーブ状胃切除術…240
副甲状腺…7, 11
副甲状腺機能亢進症…56, 136
副甲状腺腫瘍摘出術…87
副甲状腺(上皮小体)機能低下症…86, 128
副甲状腺(上皮小体)手術…87
副甲状腺(上皮小体)ホルモン…21
副甲状腺全摘術…87
副甲状腺の手術…87
副甲状腺ホルモン…11
副甲状腺ホルモン関連たんぱく…129
副甲状腺ホルモンの作用…11
副甲状腺ホルモン負荷試験…44
副腎…13
副腎アンドロゲン…13, 15, 16, 21
副腎クリーゼ…141
副腎手術…88
副腎静脈…88
副腎静脈の位置…89
副腎髄質…133
副腎髄質機能障害…133
副腎髄質ホルモン…15, 17, 21
副腎性器症候群…41
副腎の構造と作用…14
副腎皮質…13, 22
副腎皮質機能低下…140
副腎皮質機能低下症…56, 103
副腎皮質刺激ホルモン…4, 21
副腎皮質刺激ホルモン単独欠損症…173
副腎皮質刺激ホルモン放出ホルモン…6, 21
副腎皮質ホルモン…15, 16, 21
副腎不全…78, 141
腹痛…57
浮腫…65, 98
不整脈…58, 65

不整脈をきたし得る内分泌疾患・電解質異常 … 58
ブドウ糖 … 161
不妊 … 65
負のフィードバック機構 … 6, 23
プラダー・ウィリー症候群 … 30, 189, 236
プランマー病 … 122
プリン体 … 167
フレーリッヒ症候群 … 30
プロゲステロン … 18, 21
プロピルチオウラシル … 111
プロラクチノーマ … 101
プロラクチン … 4, 9, 20, 21, 24, 101
プロラクチン産生下垂体腫瘍 … 101

へ
β細胞 … 162
ペプチドYY … 233
ペプチドホルモン … 20
ペプチドホルモン受容体 … 26
ヘモグロビンA1c … 177
ヘモクロマトーシス … 187
便通異常 … 65
ペンドレッド症候群 … 113
便秘 … 65

ほ
蜂窩織炎 … 195
放射線の球後照射 … 46
傍神経節組織 … 133
ポビドンヨード含嗽液 … 113
ホルモン … 20, 21
ホルモン感受性リパーゼ … 167
ホルモン拮抗薬 … 79, 81
ホルモン血中・尿中濃度測定検査 … 69
ホルモン合成阻害薬 … 79, 81
ホルモン濃度測定 … 69
ホルモン不応性 … 113
ホルモン負荷試験 … 70
ホルモン分泌過剰の診断 … 70
ホルモン分泌基礎値 … 70
ホルモン分泌不全の診断 … 71
ホルモン分泌抑制療法 … 79
ホルモン補充療法 … 77

ま
末梢ホルモン … 23
麻痺・しびれ … 55
マルファン症候群 … 35
マルファン体型 … 137
満月様顔貌 … 98
慢性合併症 … 195
慢性甲状腺炎 … 115, 117
慢性甲状腺炎（橋本病）の診断ガイドライン … 116
慢性腎臓病 … 249
慢性痛風関節炎 … 258
慢性乳腺炎 … 142
慢性副腎不全（アジソン病）… 132
マンモグラフィ … 74, 75

み
ミトコンドリア遺伝子 … 186
ミネラル … 158
ミネラルコルチコイド … 141
ミネラルコルチコイド受容体拮抗薬 … 132
ミネラル（電解質）コルチコイド … 15, 21, 130, 141
未分化がん … 121

む
無顆粒球症 … 111
無月経 … 59, 65, 101, 139
無自覚低血糖 … 174, 204
無症候性高尿酸血症 … 260
無痛性甲状腺炎 … 117
無痛性甲状腺炎の診断ガイドライン … 118
無力性膀胱 … 204

め
メタボリックシンドローム … 190, 207, 241
メタボリックシンドロームの診断基準 … 242
メッセンジャーRNA … 27
目安量 … 263
免疫力低下 … 195
綿花様白斑 … 196

も
毛細血管瘤 … 196

網膜光凝固 … 199
網膜症の病期分類 … 198
網膜静脈形態異常 … 196
網膜内細小血管異常 … 196
網膜浮腫 … 196
目標量 … 263
問診 … 64

や
薬剤による低血糖 … 173
薬剤や化学物質による糖尿病 … 188
薬物 … 236
薬物による肥満 … 31
薬物療法 … 31, 77, 215, 240, 254, 260
やせ … 32, 139
やせ形 … 138
夜盲症 … 264

ゆ
遊離T_3 … 6
遊離T_4 … 6

よ
葉酸 … 267
葉酸欠乏 … 267
葉状腫瘍 … 151
ヨウ素造影剤投与 … 140
ヨウ素の過剰摂取 … 113
IV型高リポたんぱく血症 … 248

ら
ラブソン・メンデンホール症候群 … 187
ランゲルハンス島 … 17, 162
卵巣 … 8, 18
卵巣機能低下 … 138
卵巣機能低下症 … 43
卵巣機能不全 … 79
卵胞 … 8
卵胞刺激ホルモン … 8, 21
卵胞ホルモン … 18, 21

り
リスク区分別脂質管理目標値 … 253
リフィーディング症候群 … 33
リポたんぱく質 … 164
リポたんぱく質代謝 … 165, 166

リポたんぱく質分析…251
両側中央区域リンパ節郭清…85
両耳側半盲…95
良性腫瘍…121
リンパ球性下垂体炎…103
リンパ節郭清による乳び漏…126
リンパ浮腫…51
リンパ浮腫の病期…52
リンパ浮腫の病態…52

る

るいそう…32
るいそうの原因疾患…33

れ

レシチン：コレステロールアシルトランスフェラーゼ…166
レニン…16
レフェトフ症候群…113
レプチン…22, 233
レボチロキシンナトリウム…117

ろ

濾胞…7, 10
濾胞がん…124
濾胞状腫瘍…84
濾胞腺腫…121

新体系看護学全書

疾病の成り立ちと回復の促進❾　疾病と治療6
内分泌／栄養・代謝

2018年11月30日　第1版第1刷発行　　　　　　　　　定価（本体2,200円＋税）

編　集｜代表　竹内　靖博 ©　　　　　　　　　　〈検印省略〉

発行者｜小倉　啓史

発行所｜株式会社 メヂカルフレンド社

http://www.medical-friend.co.jp
〒102-0073　東京都千代田区九段北3丁目2番4号　麹町郵便局私書箱48号
電話　(03) 3264-6611　　振替　00100-0-114708

Printed in Japan　落丁・乱丁本はお取り替えいたします
ブックデザイン｜松田行正＋日向麻梨子
印刷｜大盛印刷(株)　製本｜(株)村上製本所
ISBN 978-4-8392-3334-1　C3347　　　　　　　　　　　　　　000695-077

本書の無断複写は，著作権法上での例外を除き，禁じられています．
本書の複写に関する許諾権は，(株)メヂカルフレンド社が保有していますので，
複写される場合はそのつど事前に小社（編集部直通　TEL 03-3264-6615）の許諾を得てください．

新体系看護学全書

専門基礎分野

人体の構造と機能❶ 解剖生理学
人体の構造と機能❷ 栄養生化学
疾病の成り立ちと回復の促進❶ 病理学
疾病の成り立ちと回復の促進❷ 微生物学・感染制御学
疾病の成り立ちと回復の促進❸ 薬理学
疾病の成り立ちと回復の促進❹ 疾病と治療1 呼吸器
疾病の成り立ちと回復の促進❺ 疾病と治療2 循環器
疾病の成り立ちと回復の促進❻ 疾病と治療3 消化器
疾病の成り立ちと回復の促進❼ 疾病と治療4 脳・神経
疾病の成り立ちと回復の促進❽ 疾病と治療5 血液・造血器
疾病の成り立ちと回復の促進❾
疾病と治療6 内分泌／栄養・代謝
疾病の成り立ちと回復の促進❿
疾病と治療7 感染症／アレルギー・免疫／膠原病
疾病の成り立ちと回復の促進⓫
疾病と治療8 運動器
疾病の成り立ちと回復の促進⓬
疾病と治療9 腎・泌尿器／女性生殖器
疾病の成り立ちと回復の促進⓭
疾病と治療10 皮膚／眼／耳鼻咽喉／歯・口腔
健康支援と社会保障制度❶ 現代医療論
健康支援と社会保障制度❷ 公衆衛生学
健康支援と社会保障制度❸ 社会福祉
健康支援と社会保障制度❹ 関係法規

専門分野Ⅰ

基礎看護学❶ 看護学概論
基礎看護学❷ 基礎看護技術Ⅰ
基礎看護学❸ 基礎看護技術Ⅱ
基礎看護学❹ 臨床看護総論

専門分野Ⅱ

成人看護学❶ 成人看護学概論／成人保健
成人看護学❷ 呼吸器
成人看護学❸ 循環器
成人看護学❹ 血液・造血器
成人看護学❺ 消化器
成人看護学❻ 脳・神経
成人看護学❼ 腎・泌尿器
成人看護学❽ 内分泌／栄養・代謝
成人看護学❾ 感染症／アレルギー・免疫／膠原病
成人看護学❿ 女性生殖器
成人看護学⓫ 運動器
成人看護学⓬ 皮膚／眼
成人看護学⓭ 耳鼻咽喉／歯・口腔
経過別成人看護学❶ 急性期看護：クリティカルケア
経過別成人看護学❷ 周術期看護
経過別成人看護学❸ 慢性期看護
経過別成人看護学❹ 終末期看護：エンド・オブ・ライフ・ケア
老年看護学❶ 老年看護学概論／老年保健
老年看護学❷ 健康障害をもつ高齢者の看護
小児看護学❶ 小児看護学概論／小児保健
小児看護学❷ 健康障害をもつ小児の看護
母性看護学❶
母性看護学概論／ウィメンズヘルスと看護
母性看護学❷
マタニティサイクルにおける母子の健康と看護
精神看護学❶ 精神看護学概論／精神保健
精神看護学❷ 精神障害をもつ人の看護

統合分野

在宅看護論
看護の統合と実践❶ 看護実践マネジメント／医療安全
看護の統合と実践❷ 災害看護学
看護の統合と実践❸ 国際看護学

別巻

臨床外科看護学Ⅰ
臨床外科看護学Ⅱ
放射線診療と看護
臨床検査
リハビリテーション看護
生と死の看護論
病態と診療の基礎
治療法概説
看護管理／看護研究／看護制度
看護技術の患者への適用
ヘルスプロモーション
機能障害からみた成人看護学❶
呼吸機能障害／循環機能障害
機能障害からみた成人看護学❷
消化・吸収機能障害／栄養代謝機能障害
機能障害からみた成人看護学❸
内部環境調節機能障害／身体防御機能障害
機能障害からみた成人看護学❹
脳・神経機能障害／感覚機能障害
機能障害からみた成人看護学❺
運動機能障害／性・生殖機能障害

基礎分野

基礎科目 物理学
基礎科目 生物学
基礎科目 心理学
基礎科目 社会学
基礎科目 教育学